JN271663

# 心理のための精神医学概論

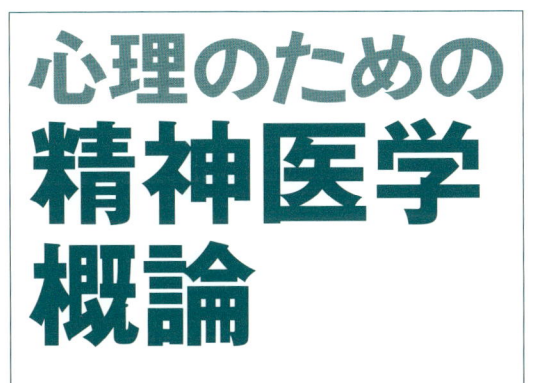

沼 初枝 著

ナカニシヤ出版

# はしがき

　大学時代，丸井文男先生の「異常心理学」を受講した。教科書はなく，板書される精神症状のドイツ語・英語・日本語，初めて耳にする用語ばかりだったが熱心にノートをとった。大学を出て単科の精神科病院に心理士として就職した時，またそのノートを取り出した。当時の精神科医のカルテは，ドイツ語で書かれ読みにくいというのが一般的であった。自分の書き取った精神医学用語とカルテを見比べて，学生時代のノートが少し役立つのが嬉しかったことを覚えている。そのノートは40年以上たった今でも私の手元にある。改めて頁を繰ってみると，参考文献の一冊にはヤスパースの「精神病理学原論」が書き留めてあった。

　大学の教員になり，精神医学を心理学部の学生に教える巡り合わせに驚いている。私の大学時代の経験からして，専門用語を一つ一つ理解するだけでも大ごとである。ましてや精神疾患の診断や症状を，学生は受けとめることができるだろうか。また精神医学の入門書は結構高価である。私もやはり自分で講義ノートを作り，板書の代わりに資料を配付し，10年近く経た今ではパワーポイントのスライドを駆使している。

　できることなら，心理のための手軽だがきちんとした（しかも役に立つ）精神医学概論書がほしい。今はDSMとICDの時代になってしまったが，その前に精神医学の歴史，精神病理学，症状学を学んでから，操作的診断を理解してほしい。薬物療法のような具体的治療手段をもたない心理職は，辛く苦しい（時には異常な）症状や体験をかかえる患者さんのこころの援助にかかわるわけだから。これらが本書を書くきっかけになっている。さらに大きな後押しは，2013年一年間の幸運なサバティカルであった。精神医学入門書や成書をかき集め，原稿を書きはじめ，しかしすぐにこれは「無謀なことだ」と気がついた。が，後の祭りであった。

　臨床心理を専門としてきた自分に，生化学，神経薬理学，神経生理学の領域を書くことはできないけれど，他に優れた成書で柔軟に学んでもらおう。自分

のできる範囲で背伸びせずに書けるものでいい，と納得できたのはサバティカルも終わろうとしている時期だった。この間に，DSM-Ⅳ は 19 年ぶりに改訂され DSM-5 となっている。初めて精神医学を学ぶ学生，精神医療の現場に足を踏み入れたばかりの多職種の人々にとって，本書の知識が少しでも経験や体験につながるお手伝いになれば幸いである。

　最後に，私を快くサバティカルに送り出し，貴重な時間をくださった立正大学心理学部の先生方にこころから感謝を申し上げたい。精神医療の現場で 40 年，私を指導してくださった医師，看護師，臨床心理士，作業療法士，社会福祉士など多職種の先生方，常によき上司と同僚に囲まれてきたことに感謝したい。何よりも，本当に私を育ててくれたすべての患者さんたちに「ありがとう」。

　筑波大学沢宮容子先生のご助言と激励がなければ，この私の無謀な挑戦は頓挫していたことだろう。「学生，ひいては患者さんのためになるように」と常に励ましてくださった沢宮先生には，どんなに感謝の言葉を尽くしても足りない。また本書の出版を気持ちよく引き受けてくださったナカニシヤ出版の宍倉由高編集長，遅い筆運びや幾度とない書き直しに辛抱強くつき合い適切な編集作業を進めてくださった山本あかねさんに厚くお礼申し上げたい。

　精神医療の現場に身を置く心理士として 40 年，原稿を書きながら見えてきた精神医学の変遷，いっぽう遅々として変わらぬ精神医療の隘路，複雑な思いと感慨が交錯している。

　　　　　　　　　　　　　　　2014 年 9 月初秋　　猛暑と豪雨を乗り越えて
　　　　　　　　　　　　　　　　　　　　　　　　沼　初枝

# 目　次

はしがき　i

## 【基礎編】

### 第1章　精神医学序論 …………………………………… 1
1. 精神現象　2
2. 精神の正常と異常　6
3. 精神病理学　8
4. 精神医学の特性　10

### 第2章　精神医学の歴史 ………………………………… 13
1. ギリシャから中世，鎖から解放される精神病　14
2. ドイツ精神医学の系譜　16
3. 心因論と神経症—異常心理学と精神分析の流れ　20
4. 米国の力動精神医学—精神分析の発展とその後　26
5. 生物学的精神医学の台頭　28
6. 実証的な精神医学として　28

### 第3章　精神医学診断—伝統的診断分類 ……………… 31
1. 診断—病気の症状・状態・経過をみる　32
2. 鑑別診断　36
3. 伝統的（病因論的）診断分類　38

### 第4章　精神医学診断—操作的診断分類 ……………… 43
1. 操作的診断分類—DSMとICD　44
2. DSM-5の概要　48

## 第5章　症状：意識・意欲・感情 …… 55
1. 意識の障害　56
2. 意欲・行為の障害　62
3. 感情の障害　66

## 第6章　症状：知覚・思考・自我意識 …… 75
1. 知覚の障害　76
2. 思考の障害　78
3. 自我意識の障害　86

## 第7章　症状：記憶・知能・パーソナリティ …… 91
1. 記憶の障害　92
2. 知能の障害　98
3. パーソナリティの障害　104

## 第8章　日本の精神医療と関連する法律 …… 111
1. 日本の精神医療　112
2. 精神医療に関連する法律　114
3. インフォームド・コンセントと守秘義務　120

# 【実践編】

## 第1章　精神科診断の実際 …… 123
1. 精神的現在症─精神症状をとらえる　124
2. 身体的現在症　128
3. 総合的判断から診断へ　130

## 第2章　統合失調症・双極性障害・抑うつ障害 …… 135
1. 統合失調症　136
2. 気分障害─双極性障害と抑うつ障害　148

## 第3章　不安，心的外傷・ストレス，強迫に関連する障害 …………165
1. 神経症概念の歴史と変遷　166
2. 不安症群／不安障害群　168
3. 心的外傷およびストレス因関連障害群　172
4. 強迫症／強迫性障害　178

## 第4章　身体症関連・解離・心身症 ……………………………………187
1. 身体症状に関連する障害　188
2. 解離症群／解離性障害群　192
3. 心　身　症　198

## 第5章　摂食障害・睡眠障害・性に関連する障害 …………………203
1. 摂食障害　204
2. 睡眠障害　210
3. 性に関連する障害　214

## 第6章　物質関連障害・認知症・せん妄 ……………………………221
1. 物質関連障害　222
2. 認　知　症　226
3. せ ん 妄　232

## 第7章　発達障害とパーソナリティ障害 ………………………………237
1. 知的能力障害と精神遅滞　238
2. 自閉スペクトラム症／自閉症スペクトラム障害　242
3. 注意欠如・多動症／注意欠如・多動性障害　244
4. パーソナリティ障害　250

## 第8章　薬物療法と精神療法 ……………………………………………257
1. 薬物療法　258
2. 精神療法　260
3. 臨床心理アセスメント　270

## 第9章　精神医療における治療と支援 ················· 277
1. 精神科治療の特徴と実際　278
2. 入院治療と通院治療　280
3. 心理社会的支援と精神科リハビリテーション　282
4. コンサルテーション・リエゾン精神医学　288

引用・参考文献　296
索　　引　305

✻✻ 基礎編 ✻✻✻✻✻✻✻✻

# 第 1 章

## 精神医学序論

精神医学は，精神障害の原因・診断・治療・予防を研究する医学の一分野である。その主な対象は異常，不健康な精神現象である。しかし異常や不健康な現象は，身体とは次元の異なる精神機能を含むため，一般身体医学にみられない大きな特徴がある。精神活動の基礎となる脳や身体の機能を追究するとともに，異常や不健康といった概念には心理的，環境的，社会的要因が含まれるので，それらを考慮した多面的で包括的な視点を欠くことができない分野なのである。

## 1. 精神現象

　私たちが何かを見たり，思い浮かべたり，考えたり，喜んだり，やりたいと思う，これら私たちの「こころ」のなかで起きていることは，難しくいえば「精神現象」であり，客観的に目に見えることではない。私たちの「からだ」のように，具体的に形が備わっているものでもない。しかし私たちは，あきらかにこころの存在を知っているし，こころのなかで起きていることが自分の行動や生活の中心にあることも知っている。

　この精神現象の仕組みを追究することは，これまであらゆる分野でおこなわれてきた。現代医学では，脳の活動がどのようにして精神現象とかかわっているかを科学的に探究し実証しようとしている。精神医学における主たる対象は「異常，不健康な精神現象」であり，その状態や状況はおそらく人類が人間として歩み出した時からあったにちがいない。にもかかわらず，脳と精神現象の解明は，人類の歴史において，ようやく入口に立ったと考えてもいいであろう。

　さまざまな精神現象を，私たちの日常に照らして，ある日，「私」（主体）が美術館に出かけ，「ある絵」（客体）の前で立ち止まった時のこころの動きを考えてみよう。

> 私は，いろいろな絵の前を通り過ぎ，一枚の絵の前で立ち止まり絵に注意を向ける（意識）。
> 四角い枠の中にあるいろいろな色が私の目に飛び込んできた（感覚：視覚をとおして色や形を感じる）。

1. 精神現象　3

---

**【一言】心身二元論**

　心身二元論は，プラトン（Platōn　428 or 427 BC–348 or 347 BC）やその弟子アリストテレス（Aristotelēs　384–322 BC）など，古代ギリシャ哲学の霊魂観にさかのぼる。近代哲学の父といわれるデカルト（Descartes　1596–1650）は「われ思う，故にわれあり（cogito ergo sum）」として，人間の本質は意識の主体，こころにあるとした。また物質と精神を異なる実体とする心身二元論を唱え，近代経験科学の出発点となった。

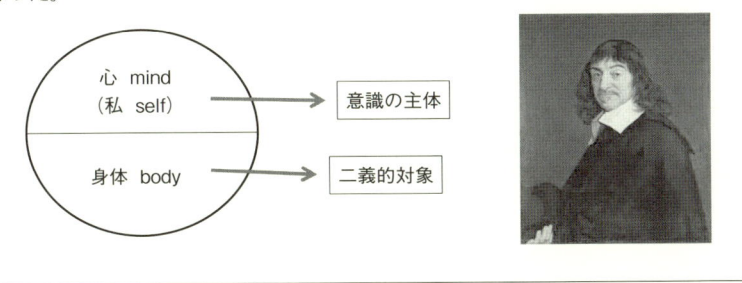

- 心 mind（私 self）→ 意識の主体
- 身体 body → 二義的対象

---

表 1-1　「こころ」と「からだ」をどう考えるか
(中井・山口，2004 より抜粋して改変)

①「こころ」と「からだ」は一人の人間にある。しかし「こころ」の問題を追究すると「からだ」には到達しない，「からだ（脳）」から研究すると「こころ」に達しない。

②「こころ」と「からだ」を分けて研究する方が，便利なことが多い（例：心身二元論）。しかし別物ではなく「紙の表と裏のようなもので，二つに分けることもできないが，同時に両方とも眺めることもできないようなもの」として表裏一体と考える。

③「こころ」と「からだ」は睡眠時にはその区別が曖昧になる。

④「こころ」と「からだ」は文化によって分け方がちがうところがある。
例：健康なドイツ人「精神の疲れ」と「身体の疲れ」，日本人「あたまの疲れ」「気疲れ」「身体の疲れ」といい，こころとからだのあいだに「気」がある。

⑤いろいろな分け方にはそれぞれ「モデル」があり，一般にはより多くの事柄をよりうまく説明できる「モデル」が良いとされる。時と場合によって「モデル」を使い分けることもある。

目の前には「黄色いひまわりをテーマにした絵」がある（知覚）。
「なんてきれいな迫力のあるひまわりの絵なんだろう」（感情：きれいで迫力を感じるというこころの状態を意識し価値づける）。
絵を見ているうちに，「この絵が欲しいな」（欲求・好奇心）と思うようになった。
でも今の私にこの絵が買えるかどうか，「後でこの絵の値段も調べてみよう」（意志：絵の値段についても調べようという行動につながる気持ち）と考え，展示室を出た。

一方，「ひまわり」について私たちはこう考える。

「これはひまわりである」（意味づけ：ある物体に「ひまわり」という名前をつける）
「ひまわりとは，黄色で夏に咲く代表的な花」（思考：目の前になくても「ひまわり」という言葉を聞けばその内容を理解できる）
「ひまわりと桜は植物に属するが，違う種類の花である」（判断：ひまわりと他のものの区別や関係の意味がわかる）
「そういえば，家の庭にも夏にはひまわりの花が咲く」（表象　イメージ：目の前のひまわりではないものを思い浮かべる）
「ひまわりをテーマにいろんな画家が絵を描いている」（連想：目の前のひまわりから，つながっていろいろなことを考える）

　以上のような私のこころに起こっていること（精神現象）は，「私」にはわかるが，他人にはわからない。「このひまわりの絵が好き」と言葉によって他人に伝えて初めて「私のこころ」が他人にわかる。また言葉でなくても，絵の前で立ち止まり真剣に見入っていれば（表情や行動），私の感動や気分は伝わる可能性が高い。私の知覚・感情・意志は，言語（verbal）や非言語的伝達手段（nonverbal behaviors）で他人に表現しないと伝わらない。

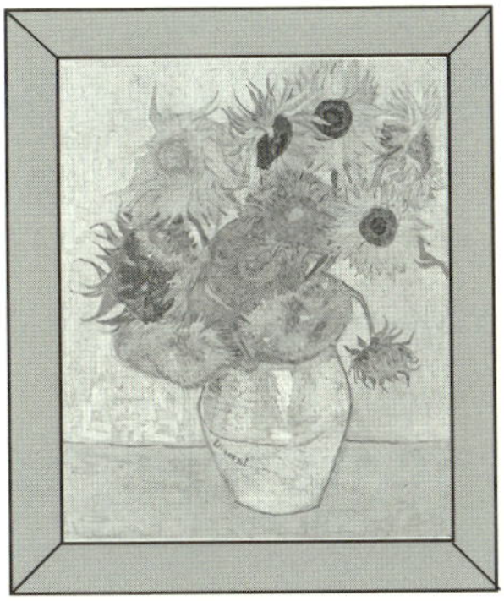

1. 精神現象　5

図 1-1　美術館のひまわりの絵

表 1-2　精神現象 1　ひまわりの絵

| 主体 | 客体 | 現象 |
| --- | --- | --- |
| 私が存在を知る | 目の前の絵 | 意識 |
| 視覚をとおして | 形，色 | 感覚 |
| 感覚をとおして認識する | 黄色いひまわりの絵 | 知覚 |
| 「きれいな絵だ」心の状態を意識し価値づける | 黄色いひまわりの絵 | 感情 |
| 「この絵がほしいな」客体に対する働きかけの気持ち | 黄色いひまわりの絵 | 欲求 |
| 「値段を調べよう」主体の行動につながる気持ちや考え | 絵の値段 | 意志 |

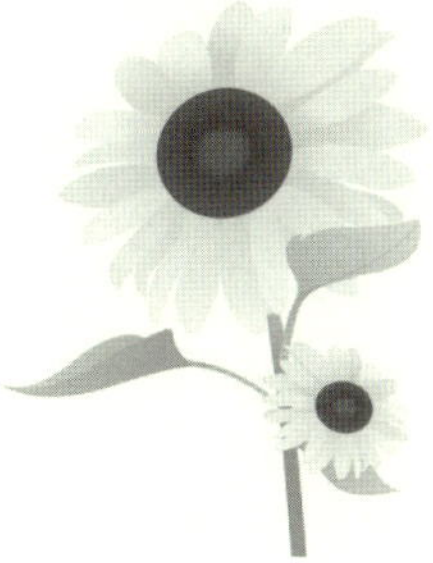

図 1-2　「ひまわり」とは

表 1-3　精神現象 2　ひまわりとは

| 主体 | 客体 | 現象 |
| --- | --- | --- |
| モノに名前をつける | ひまわり | 意味づけ |
| ひまわりを理解する | ひまわり | 思考 |
| ものの区別や違いがわかる | ひまわりと桜 | 判断 |
| 目の前にないものを思い浮かべる | 家の庭のひまわり | 表象イメージ |
| 「ひまわりといえばゴッホ」つながって他のことを考える | ゴッホのひまわりの絵 | 連想 |

## 2. 精神の正常と異常

　身体医学でも精神医学でも，診断においては異常な状態かそうでないか，異常であれば病的なものかということが常に問題とされる。

　正常か異常かを分ける一般的基準は，平均からの著しい偏りの状態にあるかどうか（例えば偏差知能指数は，ある集団の知能の平均からの偏りで表している（図1-3）），社会的にその状態が受け入れられているかどうかという社会的価値判断（例えば反社会的パーソナリティ障害）などがある。さらに医学においては疾病概念も用いられる。疾病概念が確立していれば，それに当てはまる事態が異常とされる。特に身体の異常は，患者の訴えから炎症や外傷・腫れなどの異常が形として目に見える場合もあるし，各種臨床検査（血液検査，画像診断など）の結果から，異常がどの身体的基盤にあるのか探ることが可能であり，患者の訴えの背後に何らかの身体的異常（疾病）があるという原則で成り立っている。精神医学においても「自分はテレパシーであやつられている（させられ体験）」という訴えは，統合失調症の疾病概念を構成する一要素なので異常と考えられる。

　しかし精神現象の異常は，身体疾患と異なり判別が難しいことが多い。例えば「不安でどうしようもない」という訴えはよく耳にする。はっきりとした理由があって不安になっているのか，特に何も思い当たることはないのに不安な気分になるのか，患者は異常な状態を訴えているが，身体の診察や検査からはわからないことが多い。このように精神現象の異常と身体（脳も含めて）の因果関係がまだまだあきらかになっていないため，患者の訴え自体（問診）から診断していかなければならない。

　「異常イコール病気」かどうかはさらに難しい問題を含んでいる。精神現象の正常と異常，この区分けは多分に恣意的・多義的である。例えばパーソナリティ障害といわれる現象は，どこからが「病気」でどこまでが「パーソナリティや個性」なのか明確に線引きをすることが難しい。「正常・異常」と「健康・不健康（疾病）」という概念は，精神保健学や心理学でも中心的研究テーマであるが，その場合は，正常・健康な側面からのアプローチを主とし，異常・不健康を対象とする精神医学とは現象をみる視点が異なる。

2. 精神の正常と異常　7

$-3\sigma$　$-2\sigma$　$-1\sigma$　$\mu$　$1\sigma$　$2\sigma$　$3\sigma$

← 平均からの偏り　　　　平均からの偏り →

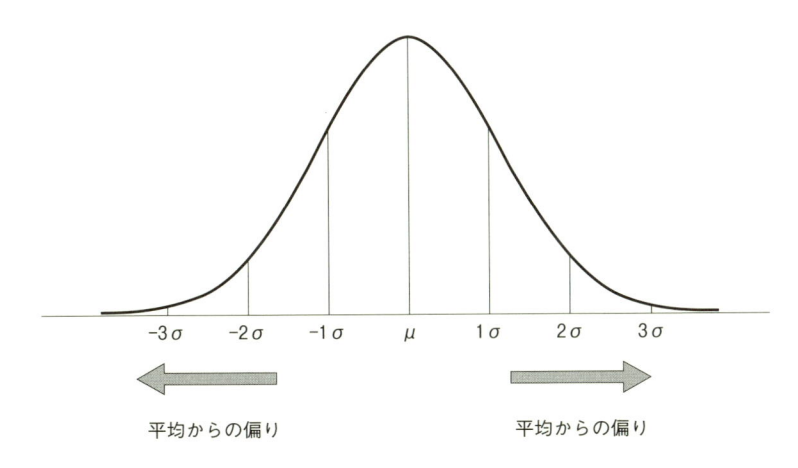

図1-3　正規分布図

表1-4　DSMにおいて参考にする知的能力

| DSM-Ⅳ-TR | | |
|---|---|---|
| 軽度精神遅滞 | 317 | IQ50〜55から70 |
| 中等度精神遅滞 | 318.0 | IQ35〜40から50〜55 |
| 重度精神遅滞 | 318.1 | IQ20〜25から35〜40 |
| 最重度精神遅滞 | 318.2 | IQ20〜25以下 |

DSM-5では,「知的機能は,個別施行の精神測定学的に信頼できる知能検査により測定する。ただしIQ検査の結果の解釈においては臨床的な判断が必要である」として,IQの数値をそのまま評価基準に取り入れてはいない。

## 3. 精神病理学

　病理学（pathology）とは，すべての病気（身体疾患を含む）について，原因・組織変化・症状・経過（特定の治療法）・転帰の組み合わせを想定した学問である。精神病理学（psychopathology）とは，精神現象の異常（体験，認知，行動など）を非生物学的手法（病理解剖学や遺伝学や生化学ではない方法）で体系的に研究する学問である。

### 1）記述精神病理学

　精神現象の異常について理論的説明を加えず，これらを純粋に記述し分類する作業をおこなう学問である。しかし心理・精神現象は外から観察するだけでは把握できないことが多いため，ヤスパース（Jaspers, K. 1883-1969）は，感情移入（empathy）という手法を用いて現象を理解し，了解と説明，形式と内容，発展と過程を区別して考えた。現象を取り扱うのが基本であるから，「無意識」というような外部に表出されないことがらや概念は対象にはならない。またその人にとって意味があり了解可能なことと，究極的には了解不能なものの区別が診断に際して重要と考える（表1-5）。

### 2）力動的精神病理学（精神分析学）

　記述精神病理学に対して，人間の精神現象を，生物・心理・社会的な要因による因果関係の結果として理解する方法論を基礎とする。狭義には，心理現象には無意識の葛藤という歴史的根源があるという精神分析的精神医学を意味する（基礎編第2章　精神分析を参照）。

### 3）人間学的精神病理学

　方法論として，フッサール（Husserl, E. 1859-1938）に始まるヨーロッパ現象学を取り入れ，精神疾患をもつ病者を，全体的，人格的，状況的に理解しようとする。ミンコフスキー（Minkowski, E. 1885-1972）は統合失調症の根本特徴を「現実との生ける接触の喪失」と規定した。他にビンスワンガー（Binswanger, L. 1881-1966）やボス（Boss, M. 1903-1990）などが代表的な学者である。

## 3. 精神病理学

```
                    ┌ 説明的 ┌ 精神力動論
                    │       │
                    │       └ 行動心理学など
         精神病理学 ┤
                    │       ┌ 観察
                    │       │
                    └ 記述的 └ 記述現象学
```

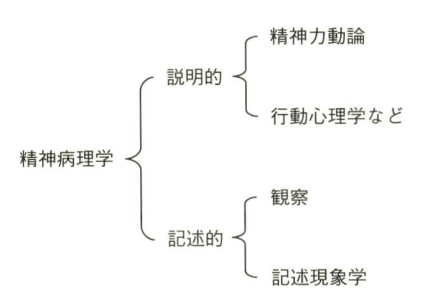

図 1-4　精神病理学とは（Sims, A. より）

表 1-5　記述精神病理学における，精神現象の理解

|  | 了解 | 説明 |
|---|---|---|
| 静的 | 精神現象をそのまま理解し記述 | 目・耳などによる観察 |
| 発生的 | 発生した事柄から成立した経過を感情移入して理解 | 科学的手法による因果関係の解明 |

　感情移入（empathy; Einfühlung, Empathie）：他者の心のなかで起きていることは直接観察できないため，他者と共有できる言語を利用し，他者の表情や行動を観察し，他者を理解する。他者の内的体験を追体験し，他者の体験を再構築し理解する方法

- 了解（understanding; Verstehen）：精神現象をそのまま理解し記述（静的了解），どのようにしてその状況に至ったか，感情移入により精神現象を理解（発生的了解）
- 説明（explanation; Erklärung）：外部からの客観的観察を通じ，その現象を記述し（静的説明），その因果関係を科学的方法で明示（発生的説明）

- 病的過程（process; Prozess）：それまでとまったく異質で新しい心理状態の発生，病的過程の最終的状態が，欠陥と人格荒廃と考えられていた
- 発展（development; Entwicklung）：個体が成長していく過程での了解可能な変化

## 4. 精神医学の特性

　精神医学は，異常や不健康な精神現象を対象として，その治療と予防をおこない，精神現象を脳機能の結果であるととらえる医学の枠組みを基本としている。治療の前提や診断の基礎となるのは精神病理学であり疾病概念も医学モデルである。近年は神経伝達物質の研究が進歩して精神現象と脳機能の関連は深いことがあきらかになっているため，自然科学的・生物学的アプローチが重要となっている。しかし精神医学は人間の心を対象とする学問でもあり，身体医学分野と異なり，心理学など人文・社会科学的アプローチも必要となる。

　精神医学は医学の一分野であるから，治療や予防に関しても，薬物療法を主要とした種々の身体的治療法が用いられ，その基礎を提供するのは行動科学，精神薬理学などである。また精神医学の特色として，扱う現象が可視化しづらい現象のため，客観化・定量化するには，精神症状や状態を検査だけでなく面接を中心に評価しなければならない。

　特に精神現象を心の問題と考える場合，心理学や異常心理学の成果から学ぶところが大きい。心理学はさまざまな心の現象として精神活動を取り扱い，そのレベルでの治療をおこなう。身体療法や薬物療法と同程度に，人間の心に働きかける心理療法・カウンセリングが特に重要となる。さらにリハビリテーション，患者を取り巻く家族や社会に働きかける環境調整など，きわめて広範囲の援助や介入が必須である。したがって，精神医学では，医師 - 看護師を中心とした伝統的な医療モデルだけではなく，さまざまな職種が協働して幅広い援助をおこなうチーム医療が重要となっている。不健康な状態に対して，地域や社会のなかで治療や予防をおこなう時は，社会システムや，社会現象について学ぶ必要もある。

　WHOは，健康の概念を「健康状態」「心身機能」「身体構造」「活動と参加」「環境因子」「個人因子」という要素が相互に作用しながら成り立っているものとしてとらえている（図1-5）。

　精神現象は発達や年齢，ライフサイクルによっても影響される。ライフサイクルによる区別から精神医学を考えると，乳幼児精神医学，児童青年期精神医学，老年精神医学という分類がある。犯罪の研究や精神障害（あるいは精神的

表 1-6 精神現象と精神医学

| | |
|---|---|
| 精神現象の多様性 | 精神現象にかかわる要因は，生物学的，社会学的，心理学的と多様である。 |
| 精神現象の定義・概念化の難しさ | 個人の内的な現象であり，目に見えないため客観的な記述や評価が難しい。 |
| 精神医学の普遍性 | 他の医学分野と同様に，異常および不健康な精神現象（精神疾患）の原因・診断・治療・予防を科学的に研究する学問である。 |
| 精神医学の特異性 | 多様で定義や概念化の難しい精神現象を扱うだけでなく，常に「こころ」と「からだ」という心身の問題が存在している。 |

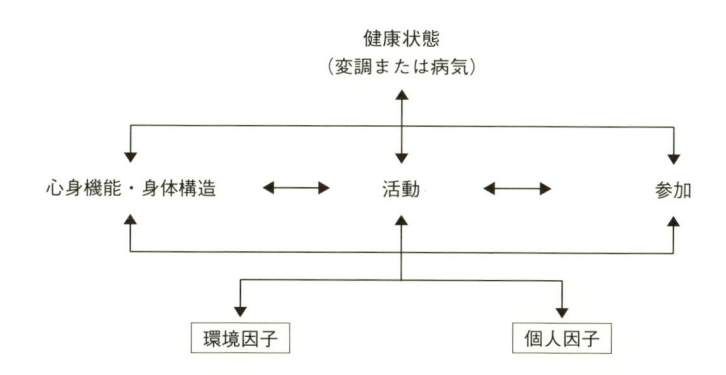

図 1-5 WHO の健康の概念について

**国際生活機能分類**（ICF: International Classification of Functioning, Disability and Health）

ICF は，人の健康に関係する状況を表すための標準的な概念的・言語的枠組みとして開発された，WHO（世界保健機関）の国際分類の1つである（2001年採択）。人の生活を「健康状態」「心身機能」「身体構造」「活動と参加」「環境因子」「個人因子」という要素（合計1424項目）が図のように相互に作用しながら成り立っているものとしてとらえ，これらの項目を用いて個々の状況を表す。

な異常）との関連を扱うのが司法精神医学である。このように精神医学の理解は，精神医学の総論・各論だけでなく，身体医学や心理学，さらには地域社会や法律との関連まで，きわめて広範囲にわたっている。

### ■■より理解を深めるための参考文献

カール・ヤスパース（著）西丸四方（訳）(1971). 精神病理学原論　みすず書房
クルト・シュナイダー（著）西丸四方（訳）(1977 初版). 新装版　精神病理学序説　みすず書房
松本雅彦 (1996). 増補改訂版精神病理学とは何だろうか　星和書店

# 第2章

## 精神医学の歴史

## 1. ギリシャから中世，鎖から解放される精神病

　精神疾患は古代エジプト，ギリシャでは宗教と深く結びついていた。しかし哲学者であり医学者であったヒポクラテス（Hippokratēs ca.460-370 BC）は，脳髄が心的活動の中心であり，脳髄の病理が精神疾患の原因であると考え，迷信・魔術・霊魂などによる疾患の概念を否定した。また病気を4つの体液（血液，粘液，黄胆汁，黒胆汁）の不調和によるものと合理的に考え，精神疾患はこの不調和が脳に影響し，気息（プネウマ）がいきわたらなくなるためとし，入浴，食事，放血などを勧めた。その4体液質という考えはガレノス（Galenus ca.130-200）に受け継がれ，治療に瀉血を勧め，カタレプシア，マニア，メランコリアなど近代精神医学で用いられる用語が整理されるようになった。

　ギリシャ・ローマ帝国の衰亡によりそうした考えが埋もれ，キリスト教会の勢力が増大した中世ヨーロッパの時代には，再び迷信や魔術的な思考が支配的となる。特に12世紀以降，教会異端派勢力の急速な拡大に脅威を感じた教会が，1252年に宗教裁判所の設置を完了し，1486年には「魔女の槌」（witches' hammer）という魔女狩りの説明書を出版した。こののち異端派の火あぶりや魔女狩りがヨーロッパ全土（特にドイツ地方）に拡がっていく。他の人々と異なるおこないをする人間は悪魔と契約を結んだ異端者であり悪霊に取りつかれた魔女として罰せられ，特に中世後半以降，魔女として火あぶりの刑に処された人々のなかには精神病者も含まれていた。

　17世紀に入ると自然科学の発見が相次ぎ，医学においても生命を物質現象ととらえ，物理学や化学で理解しようとする神経解剖学，神経生理学，神経病理学が進歩した。その一方17世紀末から18世紀にかけての科学革命や産業革命により，都市に多くの人々が流入した。治安を維持するため，浮浪者・犯罪者・貧民などの収容施設に精神病者も数多く収容され，非人道的な処遇がおこなわれていた。ロンドンにおける精神病者収容病院，通称ベドラム（bedlam）は狂乱の代名詞となり，ロンドン塔と並ぶ名所であった。ウィーンでも狂者の塔（Lunatics Tower）が通行人の見世物となっている。またルイ14世が1656年発令した大監禁により，パリにはビセトールとサルペトリエールという二大収容施設がもうけられた。

1. ギリシャから中世，鎖から解放される精神病　15

表 2-1　ガレノスによる 4 体液質性格分類

| | |
|---|---|
| 多血質 | 変動気質（活動的・楽観） |
| 粘液質 | 鈍重気質 |
| 黄胆汁質 | 興奮気質（怒って興奮しやすい） |
| 黒胆汁質 | メランコリー気質（陰気で憂うつ） |

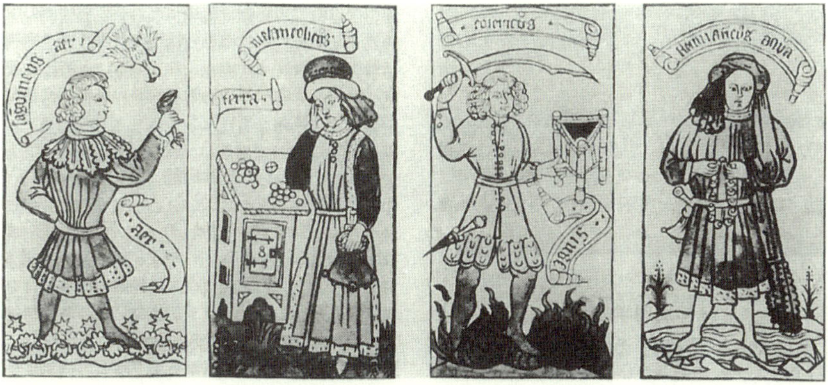

図 2-1　ガレノス学派（中世の木版画）（デビソンとニール，1998）

ガレノス学派によって考えられた 4 大気質を表現した中世の木版画。ガレノス学派は，上記 4 気質の原因は人間の 4 種の体液の過剰にあると見なしている。左から順に，変動気質の男：血液過剰，メランコリー気質の男：黒胆液過剰，興奮気質の男：黄胆液過剰，鈍重気質の男：粘液過剰。

こうした患者を解放し処遇を改善しようという動きはヨーロッパ各地で起こっている。特にピネル（Pinel, P. 1745-1826）は，フランス革命のなか，1793年ビセトール収容施設の大部分の患者を鎖による管理や拘束から解放した（図2-2）。彼の患者解放は，精神病者に対する人道主義的処遇の始まりとみなされている。ピネルの後継者である南仏出身のエスキロール（Esquirol, J.-É.-D. 1772-1840）は，メランコリーを抑うつ性のリペマニーと高揚性のモノマニーに分類し，前者はうつ病，後者はパラノイアの概念へと発展していく。また彼は，児童の心的欠陥の扱いについて，非行や不良から区別し精神遅滞（ちたい）という概念を提案した。

## 2. ドイツ精神医学の系譜

　1871年晋仏戦争に勝利したドイツ帝国は，大学教育に力を注ぐ。ドイツの精神医学は，各地の大学の精神医学講座を中心に，精神疾患の分類と脳病理を中心に発展した。ヒポクラテスによって説かれた精神疾患の身体因論が，ドイツのグリージンガー（Griesinger, W. 1817-1868）によって再び取り上げられた。

### 1) クレペリンによる疾病概念と早発性痴呆（Dementia Praecox）

　グリージンガーの後継者であるミュンヘン大学のクレペリン（Kraepelin, E. 1856-1926）は，「精神医学教科書1-9版」において，精神医学の基盤となる疾病概念と疾病分類を確立した。数年から数十年にわたる精緻な観察と記述に基づく経過観察によって疾病を同定するという縦断的診断法が用いられた（背景には，進行麻痺（まひ）の研究がある）。精神疾患も，特定の原因によって生じ，定型的な症状を表し，一定の経過をたどり，共通の予後（よご）や転帰（てんき）を示す，という疾病モデルとして定義した（図2-3）。彼は1896年「早発性痴呆（Dementia Praecox）」という疾病概念を提唱した。それは多彩な精神症状（それまで破瓜（はか）病（Hebephrenie），緊張病（Katatonie），妄想痴呆（paranoide Demenz）と別々の疾患と考えられていた）を示し，状態は慢性に進行し，最終的には痴呆（dementia）状態（感情鈍麻（どんま）などの人格荒廃（こうはい））に陥るという共通の経過をたどるとした。また彼は，精神疾患を早発性痴呆と躁うつ病（manisch-depressive

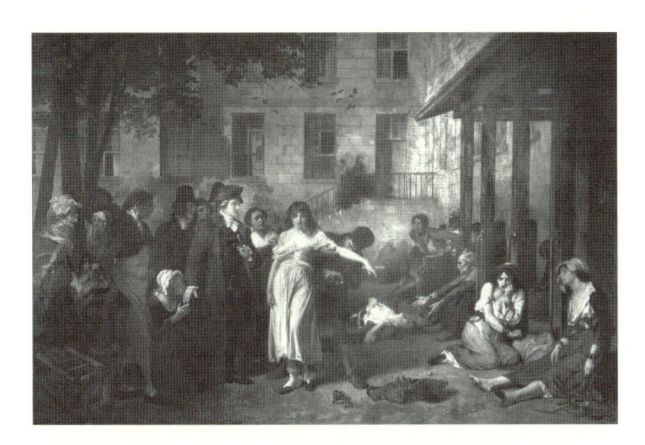

図2-2　ピネルによる収容施設からの患者解放

【一言】

　精神医学（Psychiatrie）という言葉は，1808年ライル（Reil, J. Ch. 1759-1813）が「精神的方法による治療法の促進への寄与」のなかで最初に用いたとされる。その意味は医師が用いる技術の第三の〈てこ〉であり，人体器官の精神的，機械的，物理学的感受性に応じて，治療法がおこなわれなければならない，感官と全体感情に治癒をもたらす精神的方法として精神医学を規定した。ライルの精神医学の定義は，今日でいう精神療法に近いものであった。

（加藤，2001 より）

一定の原因　→　一定の症状　→　一定の経過　→　共通の転帰　＝　疾患

例：梅毒病原体 → 躁うつ状態・幻覚妄想状態 → 進行（知能低下や人格変化）・死 ＝ 進行麻痺

図2-3　クレペリンの疾病モデル

【一言】

　日本の精神医学と精神医療の創設者ともいわれる呉秀三は，1897年から4年間ヨーロッパに留学しクレペリンのもとで学び，彼の学説を導入し，日本の精神医学界に支配的な影響を及ぼした。

Psychose) とに二大別した。

## 2) ブロイラーの統合失調症

チューリッヒ大学のブロイラー (Bleuler, E. 1857-1939) は，1911年クレペリンの早発性痴呆の疾病概念を継承しつつも，新たに心理学的な理解を加え「Schizophrenie（統合失調症）」の名称を提唱した。統合失調症の基本障害（本質）は，個々の精神機能の障害というより，人格の単一性が失われるような精神機能の解体・分裂であり，基本症状と副症状に分けられると考えた（表2-2）。これは疾患を「内」から心理学的にみる横断的診断法であり，連合心理学やフロイト (Freud, S.) の精神分析からも影響を受けている。

## 3) ヤスパースの記述精神医学

ハイデルベルク大学・バーゼル大学のヤスパースは1913年『精神病理学総論』において記述精神医学方法論の確立を模索している。それは精神現象をありのままに描き出し，記載された現象を厳密に概念規定するという方法論であり，ディルタイ (Dilthey, W. 1833-1911) の了解心理学をもとに，妄想における了解（独 Verstehen）の可能か不可能かをとらえ，「了解不能性」をもって統合失調症を特徴づけようとした。了解心理学の方法論の立場から，精神分析の理論に対して懐疑的な批判を向けた。しかし，「科学としての心理学は一定の客観的基準によって人間心理の一面をとらえうるだけで，人間的実存の全体をとらえることは哲学によってのみ可能である」として，のちには実存哲学者としてより有名になった。彼を中心に活躍した精神科医らを，ハイデルベルク学派と呼ぶ。

## 4) シュナイダーの臨床精神病理学

ハイデルベルク大学のシュナイダー (Schneider, K. 1887-1967) は，第二次大戦で荒廃した精神医学を再建し，彼の1950年『臨床精神病理学』は，20世紀における記述精神医学の最も基本的な教科書といわれている。クレペリンの客観的・自然科学的精神と，ヤスパースの記述現象学・了解心理学を継承している。「分析−記述的方法」として，臨床経験に基づき現象を忠実に観察，分析，

**表 2-2 ブロイラー　統合失調症の基本症状と副症状**

基本症状
　①思考を中心とする心理学的連合機能が弛緩
　②感情障害（平板化）
　③自閉
　④両価性
副症状
　幻覚，妄想，昏迷，興奮など

---

【一言】
　ブロイラーを中心にユング，ビンスワンガー，メダルト・ボス，ロールシャッハらが集まり，これらはチューリッヒ学派と呼ばれた。

---

**表 2-3 シュナイダーの一級症状と二級症状**

一級症状
　①思考化声
　②対話形式の幻聴
　③身体への被影響体験
　④思考奪取　思考吹入　その他の思考への干渉
　⑤思考伝播
　⑥妄想知覚
　⑦作為（させられ）体験
二級症状
　一級症状以外の幻覚，妄想着想，抑うつ性および上機嫌性気分変調，感情貧困化など

記載し，正確な概念規定をおこない，精神病理学の体系を確立した。統合失調症診断に際しての，一級症状（他の精神疾患から統合失調症を鑑別するのに役立つ主観症状・異常体験）を提唱し，のちの DSM や ICD 診断基準にも大きな影響を及ぼしている（表2-3）。また神経症の概念を避け，同様の現象を異常体験反応のなかに位置づけた。精神病質人格論として，性格障害の分類から「自分が悩み社会を悩ませる」異常性としての異常性格を定義し類型化をおこなった。

チュービンゲン大学のクレッチマー（Kretschmer, E. 1888-1964）は，ドイツにおいて力動精神医学を取り入れ，独自の精神医学を築いた。1921年『体格と性格』では，精神疾患を体質，性格，環境，体験が相互に絡み合うものとして，正常人格から病的人格をへて精神疾患にいたる連続性を認め，多次元的診断を唱えた。

ドイツの歴史においては，1933年ヒットラーが政権をとると，フロイトの著作は焼却され，「生きるに値しない」精神病者の断種を義務づける法律が公布された。1938年ドイツ精神医学会は従来の分類を廃止し，精神疾患を「治りうるもの」と「不治」とに分け，ナチス政権による「不治の患者」の安楽死（夜と霧作戦）に協力することになり，ドイツ精神医学はここで停滞する。ドイツ精神医学会が当時の精神病者の断種・安楽死に加担したことを公に謝罪するのは，2010年になってからのことである。

## 3. 心因論と神経症—異常心理学と精神分析の流れ

18世紀後半から19世紀にかけてフランスやオーストリアでは，精神の病は心的機能の不全によるという心因論の考え方が広がっていた。当時，知覚麻痺を伴うヒステリー症状が注目されていたためである。ヒステリーとは，無意識のうちにさまざまな身体症状（手足が動かない，声が出ない，手足の感覚がなくなる）を示し，もうろう・夢遊状態など意識が幻想的状態となり，霊媒師や心霊術をする女性に多くみられた。オーストリアの医師メスメル（Mesmer, F. A. 1734-1815）は，ヒステリー症状は体内の磁気の偏りによるものとして動物

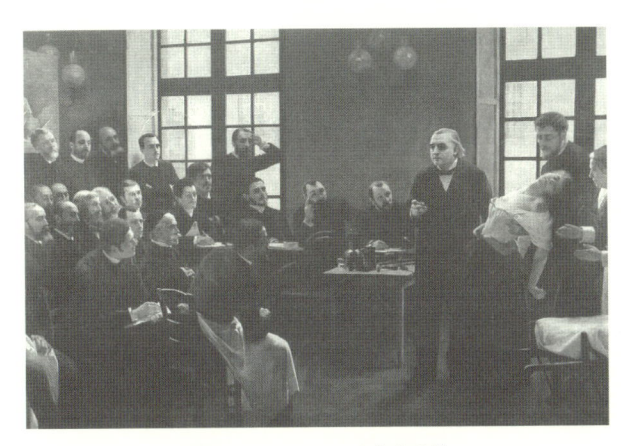

図 2-4　シャルコーの治療の絵

【一言】
ジャネの症例レオニー：催眠をかけた時，第三の人格まで出現した。
→ 現在の DSM 診断の解離性同一性障害に大きな影響を与える。

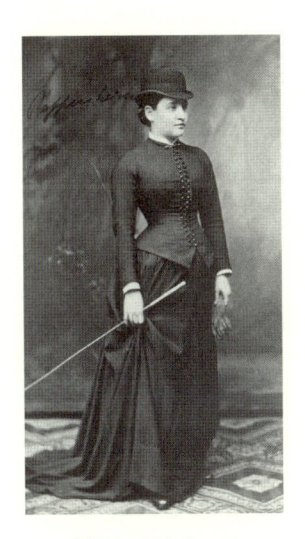

図 2-5　アンナ・O

アンナ・O（実名は Bertha Pappenheim）は，ブロイアーがカタルシス法を用いた有名な事例の患者であった。

磁気を唱え，麻痺を治したとされる。医学界はこの現象にきわめて懐疑的であったが，多くのヒステリー患者に効果があったことも事実であり，これは彼の治療のセッティングが，いわゆるのちの催眠法（hypnosis）と共通点があったためと考えられている。

パリの神経学者シャルコー（Charcot, J.-M. 1825-1893）はヒステリー研究において，実験研究として催眠を理論づけ，それを発展させたジャネとともにサルペトリエール学派と呼ばれている（図2-4）。シャルコーのもう一人の弟子であるフロイトは，シャルコーのもとへの留学をきっかけに，神経病理学から精神病理学に大きく転換をはかっている。

## 1）ジャネによる解離現象の研究

ジャネ（Janet, P. 1859-1947）は，ヒステリーの夢遊に注目し，『心理自動症』（1889）で解離（dissociation）という言葉を初めて用いる。彼は，心理的諸機能を統合し，より高次の行動を可能にする創造的な活動性と，過去の行動を繰り返す，より低次の保存的活動性を区別して考えた。心的緊張の低下によって，低次の反復・保存的な行動が出現するものを心理的自動症と定義した。そのなかでも心的緊張が部分的に低下し，人格の一部が人格の意識から切断されて独走するのがヒステリーであり，心的緊張が全般的に低下し，人格全体に自動症が及ぶのが精神衰弱であるとした。またその原因は，意識下の過去の心的外傷記憶にあるとした。しかし彼は，疾病の原因としては，心的外傷そのものよりも体質的な素因に外傷体験が加わり，統合能力が低下した結果，意識野の狭窄が起こり意識との連絡が途絶えると考え，これを「解離」と呼んだ。

ウィーンの医師ブロイアー（Breuer, J. 1842-1925）は，ヒステリー症状で寝たきりの女性患者アンナ・O（図2-5）に催眠をかけ，過去の忌まわしい出来事にまつわる感情を語らせ，ヒステリー症状の消失がみられることを発見した。これはカタルシス法（cathartic method: 浄化法）として知られ，1895年フロイトと共著で『ヒステリー研究』を著している。

## 2）フロイトによる転換ヒステリーの研究と精神分析の誕生

フロイト（Freud, S. 1856-1939）（図2-6）は1890年代にパリのサルペトリエ

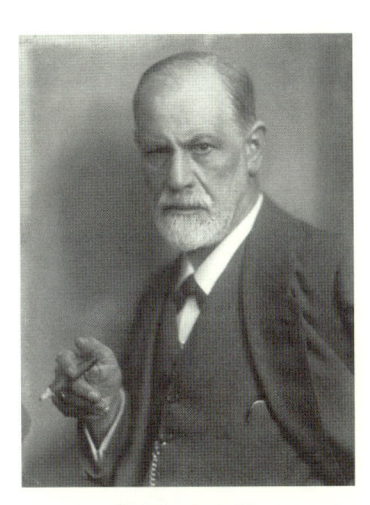

## 3. 心因論と神経症—異常心理学と精神分析の流れ

図2-6 フロイト

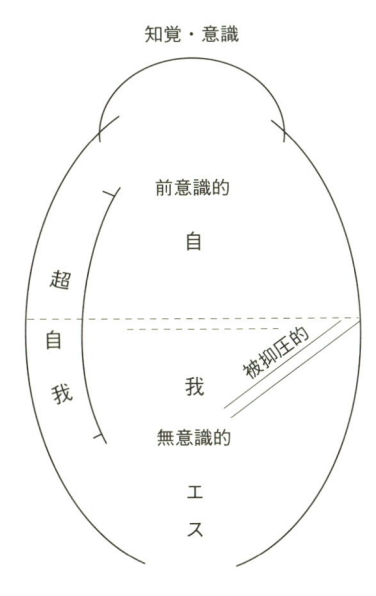

図2-7 フロイトの構造理論（心的装置）

表2-4 意識と無意識

---

人間の心（氷山）：意識（水面上に現れている一部）
　　　　　　　　無意識（水面下の見えない氷）
　　　　　　　　前意識（努力によって必要な時に取り出す・浮かべられる部分）

無意識の領域には，さまざまな本能衝動（欲動）や感情を伴った観念や記憶が抑圧されている。それらは絶えず意識に上ろうとし，再生しようとする強い力をもっている。人の精神生活や行動は，無意識的な力に操られることが多い。

コンプレックス（complex）：無意識の領域にある，ある感情によって結びついた記憶や観念の集合体。エディプス・コンプレックス，去勢コンプレックスなど。
夢判断：フロイトは多くの夢分析から，夢（dream）は無意識的願望の変装した代用品であり，夢では無意識的願望の充足がみられているとした。夢判断は，夢を手がかりとして，無意識的な潜在内容を掘り起こしていく作業である。

ール病院の神経医シャルコーのもとに留学したのち，ウィーンにおいて催眠を用いたヒステリー患者の治療を始める。先輩ブロイアーの症例アンナ・Oなどからヒントを得て精神分析を創始し，1896年「精神分析」という言葉を初めて用いる。催眠を用いるカタルシス法から，のちには自由連想法を治療に使用し，精神分析療法を確立する。当時は性愛に対する禁止や厳しい道徳観念のため，特に女性は潔癖感や罪悪感から，性愛の欲動を意識化することができなかった。彼は，性愛に関する葛藤を無意識のなかに抑圧し，その抑圧された欲動が身体症状（四肢の麻痺，失声，呼吸困難など）に置き換えられると考え，転換ヒステリー（conversion）と呼んだ。

　1890-1910の間には，防衛と抑圧の機制，強迫神経症とその機制（隔離），心因性の幻覚精神病のメカニズム（否認，投影），不安神経症など，神経症概念とその病型を確立した。1896年には夢判断を，1918年には父の死を契機に，友人フリース（Fließ, W. 1858-1928）との間でおこなわれた自己分析「喪の作業（mourning work）」をとおして，自分の無意識に潜むエディプス・コンプレックスと幼児性欲を自覚し，心理・性的発達段階の理論を著し，真の意味の精神分析が誕生する。『精神分析入門』（1916）を著し，精神分析を体系的に講義する。その後精神分析療法は，精神療法の源泉となり，多くの精神療法の流れを生み出すこととなる。また無意識的な心身相関の解明は心身医学の誕生を促し，正常と異常の境界を越えた無意識の心理学（精神力動論）は，今日の力動精神医学と臨床心理学の理論的基礎となった。

　1930年代には，精神分析もナチスによる迫害対象となり，多くの精神分析学者がロンドンと米国に移住した。このため精神分析は米国精神医学界に取り入れられ，米国における力動精神医学の発展をもたらした。1938年ナチスがウィーン占拠した年に，フロイトはロンドンに亡命，1939年逝去する。

### 3） ユングの夢分析

　ユング（Jung, C. G. 1875-1961: 図2-8）はスイスに生まれ，チューリッヒ大学でブロイラーの指導を受け，フランスに留学しジャネのもとで研究する。その後統合失調症の妄想や幻覚内容を心理的に了解しようとし，精神療法的接近を試みる。1907年フロイトと知り合い，1913年両者は離反する。ユングは主

## 3. 心因論と神経症—異常心理学と精神分析の流れ

### 表 2-5 構造理論（心的装置）

| 領域 | 内容と機能 |
|---|---|
| イド（エス） | 無意識的なものの代表：幼児期以来抑圧されたもの，古い祖先の時代から抑圧され受け継がれてきたものが貯留している領域<br>1. 本能エネルギー（リビドー）の貯蔵庫<br>　～がしたい，～がほしい…<br>2. 快感原則　衝動の即座の満足追求 |
| 自我（エゴ） | 外界とエスを仲介する領域（心の中心部分）<br>1. 現実原則<br>2. 知覚，注意，判断，学習，記憶，言語などの現実的思考<br>3. エスの外界への突出の見張り「一寸待て」<br>4. 不安の防衛，処理<br>5. 適応機能　パーソナリティの統合 |
| 超自我（スーパーエゴ） | 幼児期の両親のしつけが内在化されてできた領域<br>1. 良心の禁止「～してはならない」<br>2. 理想の追求「～であれ」「～でなければならない」 |

### 表 2-6 主な防衛機制（神経症的防衛機制）

| 種類 | 内容 | 意識のレベル |
|---|---|---|
| 抑圧 | 苦痛な感情や欲動，記憶を意識から閉め出す | 抑制 |
| 逃避 | 空想，病気，自己へ逃げ込む | 回避 |
| 退行 | 早期の発達段階へ戻る，幼児期への逃避 | 童心に帰る |
| 置き換え<br>転移<br>転換<br>昇華<br>補償 | 欲求が阻止されると，要求水準を下げて満足する<br>特定の人へ向かう感情を，よく似た人へ向け換える<br>不満や葛藤を身体症状に置き換える<br>反社会的な欲求や感情を，社会的に受け入れられる方向に換える<br>劣等感を他の方向で補う | 妥協する<br><br><br><br>碁で負けたら将棋で勝つ |
| 反動形成 | 本心と裏腹なことを言ったり，したりする | 弱者のつっぱり |
| 打ち消し | 不安や罪悪感を別の行動や考えで打ち消す | やり直し |
| 隔離 | 思考と感情，感情と行動が切り離される | |
| 取り入れ（込み）<br>同一視（化） | 相手の属性を自分のものにする，同化して自分のものとする（取り込み）<br>相手を取り入れて自分と同一と思う，自他未分化な場合は一次的同一化 | 相手にあやかる<br>真似をする |
| 投射（投影） | 相手へ向かう感情や欲求を，他人が自分へ向けていると思う | 疑心暗鬼 |
| 合理化 | 責任転嫁 | いいわけ |
| 知性化 | 感情や欲動を直接に意識化しないで，知的な認識や考えでコントロールする | 屁理屈 |
| 解離 | 人格の統合が分離してしまう | |

クライン派の対象関係論においては，（自我）分裂，投影性同一視，否認，原始的理想化，価値下げ，躁的防衛などの原始的防衛機制（精神病的防衛機制）を取り上げている．

として統合失調症に関心をもち，フロイトは神経症に興味をもっていたため，無意識のとらえ方も異なっていた。ユングの提唱する無意識は，個人的無意識と普遍的無意識の二層化であり，神話・昔話・夢などの研究をとおして，元型（Archetypus）の概念を明らかにすることであった。1929年チューリッヒにユング研究所を設立，第二次世界大戦後は河合隼雄（1928-2007）をはじめ多くの日本人がその研究所に留学している。

## 4. 米国の力動精神医学――精神分析の発展とその後

米国精神医学の始祖といわれるアドルフ・マイヤー（Meyer, A. 1866-1950: 図2-9）は，個人を生物・心理・社会的要因の統合体と考える精神生物学的な立場の指導者として米国精神医学会をけん引した。精神障害を個体の環境に対する反応としてとらえる反応型の概念（concept of reaction-type）を発展させ，一人の人間が環境に適応し，自己を発展させていく過程で起こす不適応反応として精神障害をとらえた。実際の診療にも，精神科医のみならず心理学者・ソーシャルワーカー・弁護士・地域のボランティアなど，社会適応のためにそれぞれの立場から援助するという方向性がとられた。これが今日の精神保健（mental health）活動の始まりとなっている。

アメリカ心理学会の初代の会長であり児童心理学の父と呼ばれているホール（Hall, G. S. 1844-1924）は，1909年，フロイトをクラーク大学の講演会に招き，ホールの学生であったマイヤーは1893年フロイトの「ヒステリー現象の心的機制について」という論文を米国に紹介している。このように米国の精神生物学と精神分析が統合され，米国における力動精神医学の発展の素地となった。またナチスドイツの侵攻のため多くの精神分析家が米国に移住し，フロム（Fromm, E. S. 1900-1980）やホーナイ（Horney, K. 1885-1952）は新フロイト派を，A.フロイト（Freud, A. 1895-1982），エリクソン（Erikson, E. H. 1902-1994），コフート（Kohut, H. 1913-1981）は自我心理学を，シカゴのアレキサンダー（Alexander, F. 1891-1964）は心身症の研究から心身医学の道を開いた。

第一次世界大戦後には神経症の心因論が確立され，第二次世界大戦における戦争神経症に対する研究と治療に，力動精神科医が大きくかかわった。背景に

## 4. 米国の力動精神医学—精神分析の発展とその後

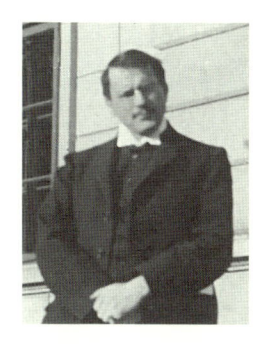

図 2-8　C. G. ユング

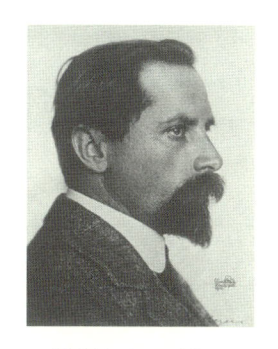

図 2-9　A. マイヤー

```
              S. フロイト (1856-1939)
              [精神分析の創始・40 歳の時]
    ┌──────────┬──────────┬──────────┬──────────┐
C. G. ユング  M. クライン    A. フロイト      H. S. サリバン
[分析心理学]  H. スィーガル  E. フォン ハルトマン  K. ホーナイ
              D. ウィニコット  P. フェダーン    F. フロム・ライヒマン
              [対象関係学派]  E. H. エリクソン   E. フロム
                            [自我心理学派]   [文化・対人関係学派]
    ↓           ↓                            ↓
  (スイス)    (主にイギリス)                (主にアメリカ)
```

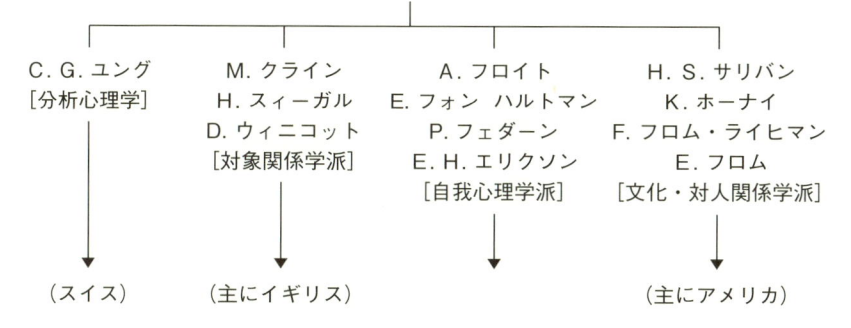

図 2-10　力動心理学の系譜 (内山・上里, 1989)

---

**【一言】精神分析の基本技法**

　技法としての精神分析は，フロイトから始まり，今日までに大きな変化をとげ多くの理論が発展してきた。したがって精神分析技法といっても各精神分析家がどのような理論の立場によっているのかで大きくちがう。しかし精神分析の基本技法として，トンプソン (Thompson, C. 1893-1958) は以下の 6 項目を挙げている（トンプソン，1972)。

　①自由連想の使用
　②無意識的プロセスに対する共感的な理解
　③無意識的プロセスに対する言語的な解釈
　④転移の重視
　⑤時間性の重視
　⑥分析家の厳しい訓練の構造化

は，精神障害の軍人の半数以上が神経症であったこと，個人尊重的な精神分析が個人主義的な米国社会に適応したということもある。1950-60年代の米国では，精神科の教授は精神分析医であることが条件になるほどであった。

## 5. 生物学的精神医学の台頭

　1970年代になると，米国精神医学は人間モデル（力動精神医学）から医学的疾患モデル（神経生物精神医学モデル）に大きく方向転換する。その歴史的背景として，ドレー（Delay, J. 1907-1987）らによる抗精神病薬クロルプロマジンの臨床応用の開始（1952）や，イミプラミンの発見（1957）などがあり，精神現象に対しても身体医学と同様な薬物療法という治療構造の変化をもたらし，患者の社会復帰を促進した。精神薬理学の急速な進歩は，神経伝達物質などの生化学仮説を可能にし，それが統合失調症の「ドーパミン仮説」につながり，さらにはSSRI・SNRIなど抗うつ剤の爆発的な普及という状況をもたらす。パニック発作やストレス反応など心因によるものと思われていた現象も，新たな物質的機序の発見により，なんらかの生物的基盤の可能性が考えられることになる。

　一方この時期の米国は，ベトナム戦争による経済力の低下，帰還兵の外傷神経症が表面化してくる。フェミニズムが明らかにしたレイプ被害女性のトラウマの問題をはじめ，離婚・再婚という家族形態の変化のみならず，近親姦や性的虐待といった親子関係の露呈，境界例，多重人格，薬物依存など，精神医学はより社会問題と密接な関連を取り扱わざるをえなくなっていた。そして，精神力動的な治療や支援の側面を，臨床心理士やソーシャルワーカーが担当するようになっていった。精神分析治療の費用効率に対して，保険会社による医療経済的圧力がかかることもあり，精神分析は衰退し，精神医学界も記述的疾病分類・カテゴリー的分類に立ち戻っていく。

## 6. 実証的な精神医学として

　1913年ワトソン（Watson, J. B. 1878-1958: 図2-11）は，「行動主義者からみた

> **【一言】ベトナム帰還兵とレイプ被害女性に関連する米国映画**
>
> 長期戦の果てに政治的勝利を得られなかったベトナム戦争以降,徒労感を味わった帰還兵のPTSD問題は深刻化,そうしたベトナム戦争と帰還兵のPTSDを扱った米国映画は多い。
>
> 『7月4日に生まれて』『プラトーン』『ディアハンター』など多くあるが,まさに帰還兵が語る戦争体験に正面から取り組んだ映画として,『ウィンター・ソルジャー ベトナム帰還兵の告白』(第22回ベルリン国際映画祭フォーラム部門インターフィルム賞受賞)がある。
>
> ＊ ＊ ＊
>
> 『リップスティック』(原題:Lipstick)は,マーゴ・ヘミングウェイ主演,1976年のアメリカ映画。アメリカで社会問題化しているレイプをテーマにしている。
>
> 『告発の行方』(原題:The Accused)1988年 ジョディ・フォスター主演,6分に1件の割合で発生し,そのうち4件に1件は複数犯によるというアメリカのレイプ事情を背景に,酒場のレイプ事件から発展する裁判映画。当時,実際の裁判ではむしろ被害者がさらに傷つくという状況があった。

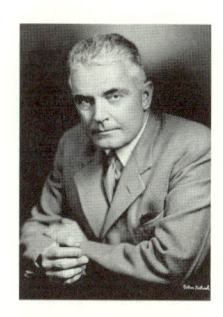

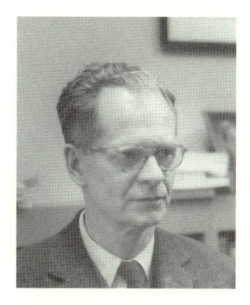

図2-11 J.B. ワトソン　　　図2-12 B.F. スキナー　　　図2-13 J. ウォルピ

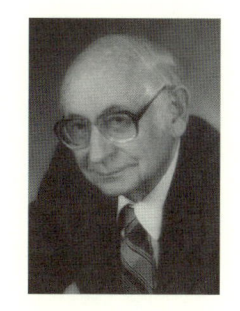

心理学」において S-R（刺激 - 反応）理論を発表し，心や意識ではなく行動を対象とする自然科学としての行動主義を提唱した。その後さまざまな行動主義の流れが展開し，スキナー（Skinner, B. F. 1904-1990: 図 2-12）はオペラント条件づけの概念を確立し，行動医学や行動療法への道を開いた。ウォルピ（Wolpe, J. 1915-1997: 図 2-13）は動物実験によって確認された行動変容技法を人間に適用し，恐怖症に対する系統的脱感作法の有効性を確認し，神経症の治療を見出した。その後も認知行動変容モデルとして，論理療法や認知療法などが生み出されていく。

　コンピューターの医学への導入は，画像診断への道を開き，症状や状態の評価尺度の統計処理を可能にし，いわゆる実証的な研究の土台となっていく。1970 年代の CT から始まる MRI，SPECT，PET などの画像診断開発は，脳だけでなく生物学的研究の成果が明らかになり，1990 年代以降医学会全体にエビデンス（実証的な根拠）に基づく研究や実践が求められるようになる。これは治療者の経験や理論に頼るのではなく，信頼性と妥当性のある診断や効果の証明された治療技法を用いるという理念である。こうした医学界での動向を反映し，1980 年米国精神医学会は DSM-Ⅲ を刊行した。それまでの伝統的病因論的な診断を排し（神経症概念を排除し），疾患分類を明確にすることで，実用的・操作的な診断基準を設定した。これは WHO の ICD にも大きな影響を与えている。

　今日の精神医学は，ヒトのゲノム解析に伴う精神障害の遺伝子探究，脳の生化学を中心とした生物学的精神医学が中心となっている。

■■ より理解を深めるための参考文献
小此木啓吾・河合隼雄（2013）．フロイトとユング　講談社
ジークムント・フロイト（著）懸田克躬・高橋義孝（訳）（1971）．フロイト著作集 1　精神分析入門　人文書院
中井久夫（1999）．西欧精神医学背景史　みすず書房

# 第3章

## 精神医学診断
### 伝統的診断分類

健康とは，病気でないというだけでなく，身体的にも心理的にも社会的にも well-being（良好）な状態であることをいう（WHOの定義）。「精神的に健康な状態とは，精神障害がないこと，行動に著しい異常性がなく安定性と柔軟性があること，環境への適応が可能で，自己ならびに社会を正しく認識できること」（大熊，2005）といえる。

健康ではない，病的な状態を病気（illness）という。疾病・疾患（disease）とは，病気のなかでも，「一定の原因があり，一定の症状，経過，予後を呈し，病理組織学的所見を備えた状態である」という自然科学的・生物学的概念である。従来精神医学において「精神疾患（disease）」という用語は，身体的基礎の明らかなもの（器質性精神病），統合失調症や躁うつ病（内因性精神病）に対して用いられ，「精神障害（disorder）」という用語は，精神疾患に加え神経症，パーソナリティ障害，精神遅滞など精神の異常や病的状態をまとめて指す時に用いてきた。しかし現在では精神疾患と精神障害の用語の区別は曖昧となり，意味をもたなくなってきている。DSMではDSM-Ⅲ以降で，またICD-10でも正確な用語ではないと断った上で，「障害（disorder）」という用語が用いられている。

## 1. 診断─病気の症状・状態・経過をみる

精神疾患をどのように見立てる（診断する）かは，症状をとらえ病気の治療や予防へと向かう出発点であり，医学的働きかけの基礎作業である。

歴史的には精神機能と行動のレベルで表現される異常や偏りによって，精神疾患が分類・定義されてきた。精神機能の障害は，主として体験されるもの（症状）であり，体験している本人（患者）から報告されないと観察できない。「気分が落ち込む」「不安になる」という感情は個人の主観的な内的体験であり，外部から客観的に観察はできない。一方，内的感情が表情・身振りや会話に表出されたものが情動であり，それは外部から観察できる行動となる。したがって情動や行動から観察できる内的体験が精神現象を評価する際の対象となる。そのためには，まず精神現象の概念を規定し名称を与えることが大前提となり，これを症状学という。特に異常な精神現象の概念規定は，例えば，一

## 1. 診断—病気の症状・状態・経過をみる

> **【一言】WHO 憲章の「健康」とは**
>
> WHO 憲章では，その前文の中で「健康」について以下のように定義している。日本での定訳をその下に付す。（1951 年 6 月 26 日　条約第一号）
>
> Health is a state of complete physical, mental and social well-being and not merely the absence of disease or infirmity.
>
> 健康とは，完全な肉体的，精神的及び社会的福祉の状態であり，単に疾病又は病弱の存在しないことではない。
>
> The enjoyment of the highest attainable standard of health is one of the fundamental rights of every human being without distinction of race, religion, political belief, economic or social condition.
>
> 到達しうる最高基準の健康を享有することは，人種，宗教，政治的信念又は経済的若しくは社会的条件の差別なしに万人の有する基本的権利の一つである。
>
> <http://www.japan-who.or.jp/commodity/kensyo.html>

**用語の問題**

日本の特殊事情として，明治以降多くの学問的知見が欧米から導入され，それが日本語に翻訳された。翻訳作業はその時々の研究者が随時おこなったため，一つの用語に複数の日本語，一つの日本語が複数の用語の訳語として使用されてきた経緯があり，時に用語の混乱が起きている。したがって日本語の記載を読む場合には，対応する欧米語の確認が大事となる。この著書では，特に大事な専門用語は，基本的には英語も記載するが，時にドイツ語（記述精神病理学はドイツにおいて発達した経緯から，ドイツ語のみの場合や，対応する適切な英語がなく，英語の文章中でもドイツ語がそのまま使用されることもある）を記載する。

> **【一言】症状学とは**
>
> 症状学とは，異常な精神（心理）現象の概念について明確に定義する作業が中心となる。例えば「不安」を専門用語として使用する場合，一時的限定的であっても，その定義を約束しないと意思の疎通や情報交換の際に，誤解と混乱が生ずる。

般の会話でも用いられる「不安」という言葉を専門用語として用いる場合があり，その定義を明確にしないと専門領域での意思疎通や情報交換の際に誤解と混乱が生ずる。

## 1) 症状学の基本

症状（symptom）とは，患者などが主観的に体験する内的現象（気分が憂うつ，幻聴）であり，徴候（sign）とは，観察し診察できる外的現象（熱がある，血圧が高い）である。特に身体医学（内科など）では症状と徴候を明確に区別しているが（表3-1），精神現象の記載や精神医学では，症状と徴候は，用語として厳密に区別せず，双方を症状と呼ぶことが多い。

症候群（syndrome）とは，いくつかの症状の組み合わせではあるが，病名そのものではなく実用的な概念である。複数の症状が同時に出現する場合，ともに出現しやすい症状の組み合わせがある。特に伝統的精神医学では，ある複数の症状の出現と消退の時期が一致することの多い組み合わせについて，その特定の病態や症状に症候群と名称をつけた（例えば，ダウン症候群，アスペルガー症候群，ガンザー症候群など）。その背景には一定の病態生理や成因が存在するという考えがある。

状態像（state; Zustandbild）も同義で使われることが多いが，症候群よりもう少し大きな症状のグループをイメージする場合もある。例として，西丸（1957）による6つの状態像（神経衰弱状態，減動増動状態，幻覚妄想状態，錯乱状態，記憶減退状態，欠陥状態）がよく知られている。

症状・症候学とは，患者の訴える主観的な自覚症状の組み合わせと医師が把握した客観的所見を合わせて，病気の成り立ちを考える学問である。疾患（disease）には，症候群や状態像を経由し疾患という診断の道筋が必要である（図3-1）。

## 2) 主症状

症状には，量的な異常（正常からの偏り，例えば抑うつ気分は正常な気分の落ち込みから継続した気分状態の異常）と，質的な異常（正常な状態とはつながりのない異質なもの，感情鈍麻は正常な感情とは質が異なる）がある。病

表 3-1　症状と徴候（北村，1997 を改変）

|  | 症状 | 徴候 |
|---|---|---|
| 観察者 | 患者 | 医療従事者 |
| 体験 | 主観的・内的 | 客観的・外的 |
| 評価 | 主訴・病歴 | 現在症 |
| 身体現象の例 | 食欲低下<br>関節痛<br>寒気 | 体重減少<br>関節の腫脹<br>体温の上昇/低下 |
| 精神現象の例 | 不安発作<br>「自分の手が不潔に思え，洗わないと気が済まない」 | 種々の自律神経症状<br>何十回も手を洗い続ける |

---

一定の原因　→　一定の症状　→　一定の経過・転帰　＝　疾患
例：梅毒病原体 → 躁うつ状態・幻覚妄想状態 → 進行（知能低下や人格変化）・死 ＝ 進行麻痺

図 3-1　医学における疾病モデル

気の特徴を表し診断の役に立つものを主症状といい，いつもあるとは限らないし他の病気にもある症状を副症状という。例えば，シュナイダーの一級症状は，統合失調症の主症状である。また同じ病気でも，時期によって主症状が変化することもある。例えば，器質性精神障害は，急性期の主症状は意識混濁が中心であるが，慢性期には認知機能障害が主症状となる。

### 3）経過―病気の時間的な展開

病気の経過（course）と診断について知能障害の場合を考える（図3-2）。

精神遅滞，外傷性認知機能障害と老年期認知症について，その知的能力の変化を縦軸に年齢を横軸にとってみてみよう。同じように知能に障害があっても（例えば知能検査で同じIQ55であったとしても），障害が生じた時間的な因子がまったく違う場合は，異なる疾患（あるいは疾病）であると考える。精神医学の診断とは同じような状態や障害でも，時間的な因子の違いによって診断が異なってくるのである。経過や時間的因子の関連用語を表3-2，表3-3に示す。

### 4）病像の形成

病像ないし臨床像（clinical picture, clinical state）とは，症状や症候群と経過から構成される病気の全体的姿のことをいう。症状の現れ方や時間的な経過，他の症状との関係は疾患ごとにおおよそ決まっていると考え，ある症状の意味や疾患の成り立ちを知ることが，症状学の目的である。この場合，一人の患者において同時期に複数の疾患がある場合，双方の診断を併記することを避けようとする暗黙の決め事がある。疾病分類においては「より重大・重症・予後不良・治療困難・家族負因濃厚と判断される疾患の方が診断上「上位」に位置する。重大・重症な疾患は出現頻度が低く，軽微・軽症の疾患は出現頻度が高いと考えられる（逆だと人類が滅んでしまう）。重大・重症な疾患にも，軽微・軽症な疾患の症状が存在しうる」（北村，1997）という考えがある。

## 2. 鑑別診断

鑑別診断とは，症状の集合から微妙な違いを見分け，病気を区別する操作で

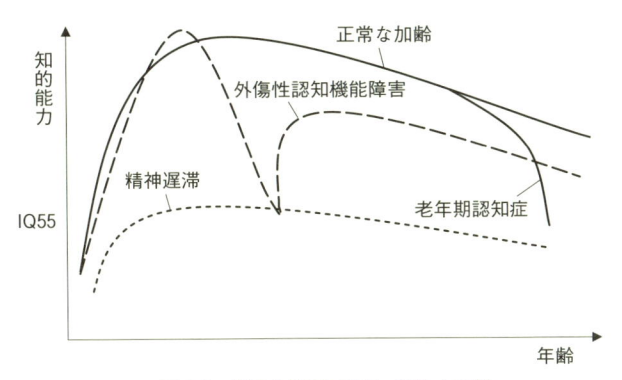

図 3-2 経過と診断（福島，1985 を改変）

表 3-2 経過・時間的因子に関連する専門用語

| | |
|---|---|
| 病相（phase） | 一定の長さで反復する病期。<br>例：気分障害のうつ病相は 6〜9 カ月，躁病相は 3〜6 カ月。間欠期のないラピッド・サイクリング（rapid cycling）。 |
| 周期（period） | 間欠期をはさんで規則的に繰り返す。 |
| 挿話（episode） | 通常の流れのなかにさしはさまれる短く異質な後を残さない精神異常状態（てんかんはより短時間なので発作とする）。 |
| シューブ（Schub） | 統合失調症の急性増悪のことで，元のレベルに戻らず繰り返すごとに社会水準が低下することを暗に意味する。 |
| 転帰（outcome） | 経過の行き着く先。疾患などが一定の経過を経た後の状態。すでに知られている状態。 |
| 予後（prognosis） | 転帰を予測すること，疾患などが今後どのような経過や結果を示すかを予測する作業。 |
| 危険因子（risk factors） | 発病をもたらす要因。 |
| 予後因子（prognostic factors） | 生じた病気の転帰を左右する要因。<br>例：統合失調症で，人嫌いな性格は危険因子，短期間での寛解は良好な予後因子。 |

表 3-3 急性（acute）および慢性（chronic）概念の文脈による使い分け

| | 急性 acute | 慢性 chronic |
|---|---|---|
| 発症形態（onset） | 何らかの異常が発生してから診断特異的症状が発現するまでの期間が短い | 何らかの異常が発生してから診断特異的症状が発現するまでの期間が長い |
| 病期（phase） | 疾病経過の初期 | 疾病経過の後期 |
| 症状（symptoms） | 急性期にみられる症状 | 慢性期にみられる症状 |

慢性とは，必ずしも一定の見解にはいたっていないが，2 年以上を指すという場合が多い。

ある。うつ状態の症状をいろいろ示す患者の場合，「気分の落ち込み・やる気が起きない」というのはどちらにも共通であるが，「気分の日内変動・行動の強い抑制・目立った心理的ストレスがなく発症」という症状・状態が顕著な場合は内因性うつ病を疑う。また「行動抑制より悲哀感が強い・環境や人間関係で睡眠が影響されやすい・仕事や人間関係の強いストレスから発症」という特徴が強い場合は，心因性・抑うつ神経症の診断を考える，といったように病気を区別していく操作である（図3-3）。

また，過去に同じような状態になったことがあるか，その時はその状態がどれだけ続いたか，反対に「気分が高揚して，夜も寝ないで仕事に没頭する」状態があったか，というその状態にかかわる時間経過も診断には重要となる。前者はうつ病の反復になり，後者は双極性障害の可能性が考えられる。

精神疾患の診断とは，①現在症の把握・横断面的症状→状態像診断（必要な症状の組み合わせや症状数）＋②その経過の特徴・病歴（病態や挿話の最小持続期間）→③鑑別診断，という流れを意味している。

## 3. 伝統的（病因論的）診断分類

精神疾患の分類において，従来は心因・内因・外因という伝統的診断が主であった。

心因性とは，社会的・心理的な出来事がストレスとなり精神疾患が起きる場合である。内因性とは，個人のもつ素因が原因となって精神疾患を発症する場合であり，素因とは「精神疾患へのなりやすさ」とでもいうもので，「脆弱性」ともいわれる。脆弱性には，脳の情報処理特性が背景にあり，このような精神疾患の発病メカニズムを説明する包括的なモデル（仮説）として「脆弱性－ストレス・モデル」が提唱されている。または脳の神経伝達物質の異常などが考えられている。「素因」といっても，必ずしも「遺伝」のみを意味しない。外因性とは，外部からの影響，脳の「形の異常」，あるいは臓器などの病変により，精神症状が生じる場合のことを指す。

しかし，この３つのいずれかが単独で原因となるというような単純なことではなく，多くはこれらが複合しあって原因となっている。心因性・内因性どち

## 3. 伝統的（病因論的）診断分類　39

---

**【一言】重畳（ちょうじょう）（superimpose）と併存（へいぞん）（comorbidity）**

　二つの精神疾患の症状が一定期間同時に存在する場合，以下の三つの考え方がある。
①ある疾患が持続している上に他の疾患が上乗せ的に発生すると考える（重畳）。
②双方の疾患が独立して存在するとして双方の診断名を記す（併存）。
③一方の診断が他方の疾患の症状を説明できると考えて前者の病名のみ記す。
　精神症状の評価には，個別の症状の有無，症状の継時的特徴（いつ始まりいつ消えたか，重症度はどのように推移したのか），他の症状との重畳または併存の様子（どちらが先に現れ，先に消えたのか）に注意を払う。

---

うつ状態に共通な症状の集合（気分が落ち込む，やる気が起きない）

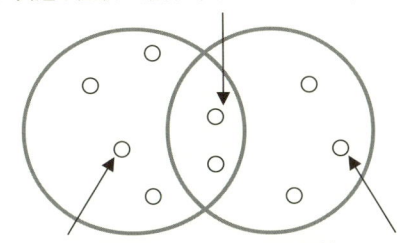

内因性にみられる症状の集合　　　心因性にみられる症状の集合

図 3-3　うつ状態の鑑別診断

---

**【一言】診断に関して注意すべき専門用語**

　psychosis という用語は，歴史のなかでさまざまに使用されてきた。
①精神疾患のすべて
②神経症（neurosis）の対語としての精神病（psychosis）
③統合失調症の同義語
④幻覚・妄想・思考形式の障害・著しく奇異な行動のいずれかを有する病態（DSM-Ⅲでは限定的に，現実検討能力の障害を有する精神状態を示す術語として使われ，陽性症状と同義であり，形容詞形の psychotic として使われることが多い）。
　語源は，psyche（心，心理，精神，霊魂）＋ osis（病気，病的状態）→ psychosis。
psychosis の日本語訳は，多くは「精神病」を当てはめるが，mental illness を「精神病」と訳すこともあり，誤解を招きやすい。

らも，心理・社会的ストレスが発症に関係する場合は多い。しかし同じストレスがあっても，一般的にはそれが精神疾患を起こすことはなく因果関係が説明しにくい時，個人の素因が問題とされ内因性といわれる。ストレスのある出来事が，明らかに病気との因果関係を説明しうるものを心因性としている。

## 1）発達・素質・反応の異常

狭い意味での物質的な基礎がない心の異常。「病気」といえるかどうかわからない「異常」。または心理的ストレスが発症に明らかに原因となっているもの。

　　A　知能の異常　　精神遅滞，認知症
　　B　性格の異常　　異常性格，精神病質，異常性欲
　　C　反応の異常　　異常体験反応（心因反応，拘禁反応，驚愕反応），神経症

## 2）内因性（機能性）精神障害

今のところ，まだ病気の原因がはっきりわかっていないが，遺伝的・体質的なもの（脳の神経伝達物質が関係しているのではないか？）。

　　A　統合失調症
　　B　非定型精神病，混合精神病
　　C　うつ病，躁病

## 3）外因性（身体因）精神障害

全体として器質性精神障害と呼ばれることもある。身体に原因があって起こる心の病気。

　　A　器質性精神病（脳腫瘍，老化，脳外傷など）
　　B　中毒精神病（アルコール，覚せい剤，有機溶剤などによる）
　　C　症状精神病（甲状腺機能の異常，尿毒症，高熱など身体疾患による）
　　D　てんかん（精神運動発作，大発作など）

表 3-4　器質性（organic）と機能性（functional）

| | |
|---|---|
| 器質性 | 症状・症候群・疾患の原因（成因）として，脳または身体臓器の異常を何らかの検査結果から推定できるもの |
| 機能性 | 脳または身体臓器の異常が見出されない場合 |

この区分けは，多分に便宜的であり，現時点で検査所見の異常があるかないかということでしかない。しかし病気の予後見通しや治療方針の決定に，この区分けは重要となる。ある精神状態に検査所見の異常が発見される時，①偶然の一致，②心理状態が原因となって起こった結果としての異常，③検査所見が原因となってその心理状態が発生，などの可能性があることに留意する必要がある。

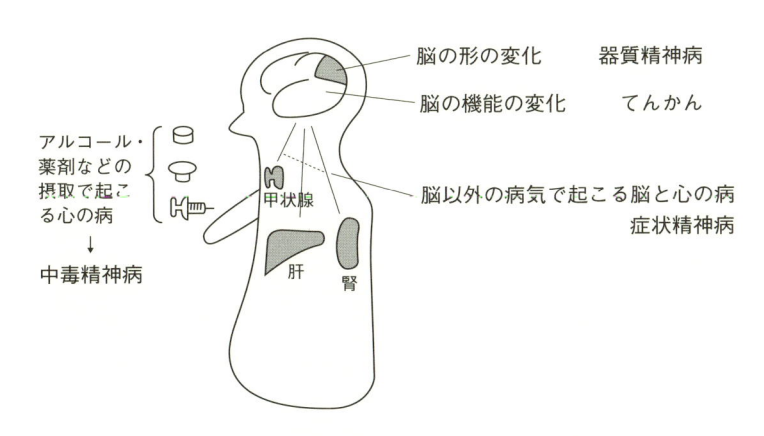

図 3-4　外因性精神障害の区別（福島，1985）

### ■■より理解を深めるための参考文献

臺　弘・土居健郎（編）(2010)．精神医学重要文献シリーズ　精神医学と疾病概念　みすず書房

クルト・シュナイダー（著）針間博彦（訳）(2007)．新版臨床精神病理学　文光堂

ハリー・スタック・サリヴァン（著）中井久夫・宮崎隆吉・高木敬三・鑪　幹八郎（訳）(1990)．精神医学は対人関係論である　みすず書房

安永　浩 (2013)．精神医学の方法論　松下正明（総編集）　精神医学エッセンシャル・コーパス 1　中山書店

# 第4章

## 精神医学診断
### 操作的診断分類

## 1. 操作的診断分類—DSM と ICD

### 1）操作的診断

　第 3 章でみたように，従来の（伝統的な）疾病分類学的診断は病因に基づき症状を見立て，鑑別診断していくものである。

**　　現在の症状→状態像診断＋症状の経過→鑑別診断**

　ところが精神疾患の診断は，背景や理論，地域によっても大きく異なる。精神疾患の歴史を振り返るまでもなく，精神分析の神経症概念は無意識という心的構造を想定し，学習理論に基づく行動療法における神経症は，刺激に対する反応として定義されている。心の状態（精神現象）や異常心理の原因を，客観的に測定し診断するのは難しい。しかし精神病理や治療のために，地域や文化を越えて意見を交換するには，共有できる診断概念や基準が必要となってくる。世界各国の精神科医が共有しうる診断分類基準を作成するために，精神障害の症状を各精神科医がどう評価するか，「症状評価」の一致のための尺度開発も重要である。20 世紀後半から大きく発展した自然科学は，精神医学領域においても同様であり，薬物の有効性に対する評価，生物学的研究や神経伝達物質（うつ病における脳内モノアミン類など）の研究のためには，信頼性の高い診断が必要となってきた。現在の臨床研究では，EBP（evidence-based practice）に基づく研究が求められるようになっている。そうした状況を背景に，精神疾患の研究や統計において，原因を特定することを保留し，横断面の精神症状を評価する診断法が提唱された。

**　　診断基準の項目に該当するかを評価→決められた項目数を満たす→診断**

　このように具体的基準に従い，訓練を受けた者であれば誰でも同じ診断になるよう，半ば自動的に診断できる操作的なものである（操作的診断基準）。現在広く用いられている操作的診断基準は，ICD（国際疾病分類：International Statistical Classification of Diseases and Related Health Problems）と DSM（精神障害の診断・統計マニュアル：Diagnostic and Statistical Manual of Mental Disorders）の 2 つである。

> **【一言】EBP（evidence-based practice）**
>
> 「実証的な証拠に基づく実践」と訳される。広い意味においては，治療者の経験と勘だけに頼るのではなく，効果が客観的に証明された治療技法を用いるという理念のことである。1990年代から欧米の医療現場で重視されるようになり，臨床心理学やカウンセリングにおいてもこの動きが盛んになった。治療効果を客観的に調べるために，診断基準面接や症状評価質問紙などを用いて症状を量的に測り（正確な統一されたアセスメントをおこなう），比較試験をおこない，そうした結果をデータベース化しガイドラインなどの形にまとめる。こうしたガイドラインに沿って，クライエントごとに質の高い最適の治療技法が選択されることは，インフォームド・コンセントの観点からも必須のことである。代表的なものに1993年アメリカ心理学会がまとめた心理的治療のガイドラインがあり，一定の基準に基づいて，「十分に確立された治療」「おそらく効果のある治療」が選び出されている。

表 4-1　操作的診断分類 DSM と ICD

|  | DSM | ICD |
| --- | --- | --- |
|  | Diagnostic and Statistical Manual of Mental Disorders（精神障害の診断・統計マニュアル） | International Statistical Classification of Diseases and Related Health Problems（国際疾病分類） |
| 作成元 | 米国精神医学会（APA） | 世界保健機関（WHO） |
| 2013年現在 | DSM-5 | ICD-10 |
| 目的 | 学問的研究を促進し治療のガイドラインを提供するため作成 | 国家機関による疫学調査や国際的調査で使われることを想定し，発展途上国でも使えるように診断基準が複雑になり過ぎないよう工夫 |
| 構造化面接 | SCID（DSM-Ⅳ対応） | CIDI |

表 4-2　DSM-Ⅳの多軸診断

Ⅰ軸：臨床疾患　障害を2つ以上もっている時は，主診断を最初に記載する。
Ⅱ軸：パーソナリティ障害　精神遅滞
Ⅲ軸：一般身体疾患　ICD-9-CM　または　ICD-10で分類される。
Ⅳ軸：心理社会的および環境的問題
Ⅴ軸：機能の全体的評定　GAF 尺度（10の機能範囲に分割されている）

## 2）DSM における診断基準の変遷

　米国における疾患概念と診断分類の変化は，DSM の変遷から読み取ることができる。DSM-Ⅰ（1952）・Ⅱ（1968）は精神力動的な症例の理解を原則とし，そこから導き出された治療計画や心理療法が中心であった。特に DSM-Ⅰ では，精神疾患は反応として記載され，すべての診断に「反応（reaction）」，例えば Schizophrenic Reaction，がつけられていた。クレペリン以降のヨーロッパ診断体系と米国における精神力動論が混在していた。

　しかし DSM-Ⅲ（1980）診断分類では，記述的に事実を重んじる方向に大きく転換し，精神分析用語は多義的で診断分類には曖昧すぎるとして「神経症」という用語が排除された。当時から精神医療領域では，精神分析の治療費払い戻しに保険会社の圧力がかかり，新しい向精神薬の開発のため，薬剤効果の評価に均一共通の診断基準が必要であった。

　DSM-Ⅳ（1994）は診断的な妥当性と正確性を高め，ICD-10 の症状記録のように（身体疾患をモデルに）明確な記述をおこなう試みが続けられた。一方で精神力動的な理論や見解を徹底的に排除し，特定な理論に偏らない中立性を目指した。しかし DSM-Ⅳ 改訂後の疫学調査において，DSM-Ⅳ による診断では，特に米国において子どもの注意欠如・多動性障害（AD/HD）や広汎性発達障害（PDD），うつ病性障害や双極性障害などの患者数が予想を上回る増加となり，過剰診断の問題が浮かび上がっている。精神疾患は原因が特定できない曖昧な部分があるという特徴をもつが，DSM-Ⅲ 以降では診断基準に従って該当するか否か判断するため，操作的定義だけを取り上げ曖昧な部分を切り捨ててしまう紋切り型診断に陥りかねない。これらは，臨床現場からも批判が上がっている。一方，操作的診断は臨床研究においてすでに広く普及し，2013 年 5 月には DSM の全面的改訂が 19 年ぶりにおこなわれ，DSM-5 が発表されている。

## 3）構造化診断面接と治療のための診断フォーミュレーション

　DSM や ICD の診断手順は症状記述に沿って考案されている。訓練すれば誰もがマニュアルに従って同じ診断ができるような手引書になっており，各診断基準に沿った構造化診断面接が作成されている（表 4-1）。SCID（Structured Clinical Interview for DSM-Ⅳ Axis Ⅰ Disorders）は，DSM-Ⅳ 第Ⅰ軸の臨

表 4-3　多軸診断の一例（DSM-IVマニュアルより引用）

| | | |
|---|---|---|
| I 軸 | 296.23 | 大うつ病性障害，単一エピソード，重症，精神病性の特徴を伴わない |
| | 305.00 | アルコール乱用 |
| II 軸 | 301.6 | 依存性パーソナリティ障害 |
| | | 否認の頻回使用 |
| III 軸 | なし | |
| IV 軸 | 失業の危機 | |
| V 軸 | GAF = 35　（現在） | |

【多軸方式を用いないやり方での診断記録】

| | |
|---|---|
| 296.23 | 大うつ病性障害，単一エピソード，重症，精神病性の特徴を伴わない |
| 305.00 | アルコール乱用 |
| 301.6 | 依存性パーソナリティ障害；否認の頻回使用 |

表 4-4　ICD-10 による精神および行動の障害の分類

| | |
|---|---|
| F0 | 症状性を含む器質性精神障害<br>organic, including symptomatic, mental disorders |
| F1 | 精神作用物質使用による精神および行動の障害<br>mental and behavioural disorders due to psychoactive substance use |
| F2 | 統合失調症，統合失調症型障害および妄想性障害<br>schizophrenia, schizotypal and delusional disorders |
| F3 | 気分（感情）障害<br>mood (affective) disorders |
| F4 | 神経症性障害，ストレス関連障害および身体表現性障害<br>neurotic, stress-related and somatoform disorders |
| F5 | 生理的障害および身体的要因に関連した行動症候群<br>behavioural syndromes associated with physiological disturbances and physical factors |
| F6 | 成人の性格および行動の障害<br>disorders of adult personality and behaviour |
| F7 | 精神遅滞<br>mental retardation |
| F8 | 心理的発達の障害<br>disorders of psychological development |
| F90 ～ 98 | 小児期および青年期に通常発症する行動および情緒の障害<br>behavioural and emotional disorders with onset usually occurring in childhood and adolescence |
| F99 | 特定不能の精神障害<br>unspecified mental disorders |

床疾患の診断を下すための構造化面接であり，第Ⅱ軸パーソナリティ障害を評価するためのSCID-Ⅱもある。他にICD-10に対応するCIDI（Composite International Diagnostic Interview）やM.I.N.I（The Mini-International Neuropsychiatric Interview，精神疾患簡易構造化面接）などがある。

しかし患者の治療を考える場合には，現在の症状だけでなく，病前性格，身体疾患の既往，ライフイベント，生育歴，家族歴など，患者に対する治療方針の決定や予後判定のために幅広い情報が必要となる。これを診断的フォーミュレーションとして定式化した代表的なものは，DSM-Ⅲ以降の多軸診断であったが，DSM-5では廃止された。多軸診断とは，Ⅰ～Ⅴ軸について評定をおこなうが，それぞれが異なった情報に関するもので，実際の臨床現場で治療計画を立てたり病気の転帰を予測したりするのに役立つようになっている（表4-3）。

## 2. DSM-5の概要

2013年に発表されたDSM-5は，セクションⅠ～ⅢとⅣ附録で構成されている。セクションⅠはDSM-5の導入と基本情報，セクションⅡが診断基準とコード，セクションⅢには今後さらに研究が必要な病態やこれまでとは異なる評価尺度としての新しい尺度とモデルが記載されている。その「序」では，以下のように述べている。

「DSM-5はおのおの独立した疾患のカテゴリー的分類のままであるが，精神疾患は，常に一つの障害に完全に一致するわけではない。抑うつや不安の症状は，複数の診断カテゴリーに含まれ，広範な疾患群に潜在的に共通する脆弱性を反映している可能性がある。こうしたことを認識し，DSM-5では疾患の新しい臨床的展望を促進する構成に改変した。この改変は2015年のICD-11に計画されている編成に対応する。」

以下にあるDSM-5の主な改善は，これからの精神医療の方向性を示していると考えられる。

1) 診断にかかわる発達的事項の視点：小児期に概ね診断される神経発達障害から成人期後期に適用されることの多い神経認知障害など，生涯発達アプ

表 4-5 DSM-5 による分類

| 神経発達症群／神経発達障害群 | Neurodevelopmental Disorders |
| 統合失調症スペクトラム障害および他の精神病性障害群 | Schizophrenia Spectrum and Other Psychotic Disorders |
| 双極性障害とその関連障害群 | Bipolar and Related Disorders |
| 抑うつ障害群 | Depressive Disorders |
| 不安症群／不安障害群 | Anxiety Disorders |
| 強迫症および関連症群／強迫性障害および関連障害群 | Obsessive-Compulsive and Related Disorders |
| 心的外傷およびストレス因関連障害群 | Trauma-and Stressor-Related Disorders |
| 解離症群／解離性障害群 | Dissociative Disorders |
| 身体症状症および関連症群 | Somatic Symptom and Related Disorders |
| 食行動障害および摂食障害群 | Feeding and Eating Disorders |
| 排泄症群 | Elimination Disorders |
| 睡眠－覚醒障害群 | Sleep-Wake Disorders |
| 性機能不全群 | Sexual Dysfunctions |
| 性別違和 | Gender Dysphoria |
| 秩序破壊的・衝動制御・素行症群 | Disruptive, Impulse-Control, and Conduct Disorders |
| 物質関連障害および嗜癖性障害群 | Substance-Related and Addictive Disorders |
| 神経認知障害群 | Neurocognitive Disorders |
| パーソナリティ障害群 | Personality Disorders |
| パラフィリア障害群 | Paraphilic Disorders |
| 他の精神疾患群 | Other Mental Disorders |
| 医薬品誘発性運動症群および他の医薬品有害作用 | Medication-Induced Movement Disorders and Other Adverse Effects of Medication |
| 臨床的関与の対象となることのある他の状態 | Other Conditions That May Be a Focus of Clinical Attention |

ローチをより反映させている。障害の現れ方が生涯にわたりどのように変化するか，年齢によって異なる症状の現れ方や有病率などを示し，年齢に関連する要因を基準自体に加えている。例えば，睡眠障害やPTSDの基準では，特定の基準が小児期にはどのように症状として現れるかを記載している。疾患を年齢，性別，文化的期待などの文脈の中でとらえ，各章内を重要なライフスパンに沿って構成している。

2) 遺伝学や神経画像処理分野における最近の研究知見を組み込み，精神医療における生物学的エビデンスをより追究する。

3) セクションⅡでは，疾患別カテゴリー内の関連性に従い，主要疾患を統合または再構成している。

・自閉スペクトラム症に統合　従来の自閉症・アスペルガー障害・広汎性発達障害は，異なった障害というより，社会的なコミュニケーションの制限，反復的な行動と興味という2つの領域における，軽度から重度の障害の連続体を表している。ASDの診断基準の感度と特定を改善し，より焦点を当てた治療目標を設定できるようデザインし，支援のための詳細な重症度評価を導入している。

・双極性障害と抑うつ障害群の流線型の分類　どちらも非常によく診断される疾患であり，臨床的にも教育的にも使いやすくするために，各エピソードから双極Ⅰ型・双極Ⅱ型・大うつ病性障害を定義するやり方ではなく，構成要素である診断基準のすべてを各障害に含めることにした。このアプローチは臨床場面での診断と治療を容易にするとしている。「不安性の苦痛を伴う」「混合性の特徴を伴う」といった新しい特定用語は記述的な形で示されている。

・物質使用障害に再編　物質乱用と物質依存のカテゴリーは一貫性と明確さを目的に物質使用障害という新カテゴリーに再構成している。'依存'は'中毒'という言葉と混同されやすいこと，今まで依存の定義であった耐性と離脱は，中枢神経系に影響を及ぼす薬剤でも普通にみられる反応であり，必ずしも中毒が存在するとは限らない。DSM-5では，これらの基準を改訂し明確にすることで，広まっているこの問題に対する誤解を少しでも解消しようとしている。

表 4-6　ASD（自閉スペクトラム症）の重症度の特定（DSM-5 に準拠）

| 重症度 | 社会的コミュニケーション | 限局的な反復行動 |
|---|---|---|
| 〈レベル3〉きわめてきちんとした支援が必要 | 言語的および非言語的な社会的コミュニケーション能力が高度に障害されており、そのためコミュニケーション機能が著しく減損し、社会的なかかわりの開始が非常に制限され、他者からの働きかけへの反応が限定されている。例えば、理解できるような言語は乏しく、他者とはめったにかかわらず、かかわったとしても、必要を満たすためだけに奇異な仕方でおこない、非常に直接的な仕方でのみ（他者に）反応する。 | ぎこちない行動、変化への対応は非常に困難、あるいはすべての領域にわたって著しい機能障害を伴った限定的／反復的行為。注意の方向を変えたり、行動を変えることには大きな不快感や困難を伴う。 |
| 〈レベル2〉きちんとした支援が必要 | 言語的および非言語的な社会的コミュニケーション能力が著しく障害されており、支援があっても社会的機能は明らかに低下している。社会的なかかわりの開始は制限され、他者からの働きかけには、反応が鈍かったり、異常な反応をする。例えば、簡単なセンテンスしか話さず、関心の範囲は狭く、他者とのかかわりはこれに限定される。またあきらかに奇異な非言語的コミュニケーションをおこなう。 | ぎこちない行動、変化への対応は困難、限定的／反復的行為が見られ、そうした行動は関与している観察者には頻繁であることがはっきりわかり、さまざまの領域の機能障害を伴う。注意の方向を変えたり、行動を変えることには不快感や困難を伴う。 |
| 〈レベル1〉支援が必要 | 社会的コミュニケーションの障害のために、支援なしではあきらかな機能低下が生じる。社会的なかかわりを始めるのに困難があり、他者からの働きかけには、非定型的（奇異）反応を示したり、うまく反応できない。社会的かかわりには興味がなさそうである。例えば、整ったセンテンスを話すことができ、コミュニケーションも可能だが、他者との相互的会話はできず、友達を作るやり方は奇妙で、通常は失敗してしまう。 | ぎこちない行動が、一つ以上の領域において明らかに機能の障害となっている。注意の方向を変えたり、行動を変えることには不快感や困難を伴い、組織化や計画の立案をすることに問題（自立を妨げている）がある。 |

- 神経認知障害において，認知症および軽度認知障害の特異性を高める　神経科学，神経心理学，脳画像の急激な発展に伴い，以前の「dementia」あるいは器質性脳疾患の診断については，最先端のものを記載している。脳血管疾患や外傷性脳疾患に対する画像所見や，アルツハイマー病やハンチントン病のように分子遺伝学的所見により特定された生物学的指標が，臨床診断を飛躍的に前進させ，これらの疾患では特定のサブタイプに分類する。
- パーソナリティ障害の概念の移行，多軸診断Ⅱ軸の廃止　パーソナリティ障害に対する次元的なアプローチの利点は認められつつあるが，従来のカテゴリー的診断体系から性格特性に基づく体系への移行が広く受け入れられているとはいえない。DSM-5においてもカテゴリー的なパーソナリティ障害診断は，実質的に変わらない。しかしセクションⅢにおいて，「複合（ハイブリッド）方式」として，対人関係機能評価と病的パーソナリティ特性の表現を分離し，6つの特定基準別にするという将来的な研究指針を提示し，パーソナリティ特性のよりディメンジョナルなプロフィールを提案している。

4) 新しく設けられたセクションⅢでは，日常臨床における精神障害としてまだ十分に確立されていないが，このところ注目されている障害——例えば，減弱精神病症候群（Attenuated Psychosis Syndrome），インターネットゲーム障害（Internet Gaming Disorder），自殺行動障害（Suicidal Behavior Disorder）や非自殺的な自傷行為（Nonsuicidal Self-Injury）など——が提示されている。

　また，従来の多軸診断Ⅴ軸に使われてきたGAFに代わって，ICF（International Classification of Functioning, Disability and Health）に基づき，精神疾患に関する広範囲な重症度を示す尺度として世界保健機関能力低下尺度WHODAS 2.0を提示している。障害と健康，支援の考え方はWHOの方向に沿っており，今後改訂されるICD-11とDSMの統合をはかっている。また患者評価のモデルや尺度として，患者自身が直接診断や治療にかかわる自己評価ツールを導入している。症状重症度については，患者自身による13項目の自記式臨床評定（Cross-Cutting Symptom Measure），治療者による8項目の症状重症度尺度（Dimensions of Psychosis Symptom Severity：

## 2. DSM-5 の概要

**表4-7 臨床家による重症度尺度（Clinician-Rated Dimensions of Psychosis Symptom Severity）DSM-5**

臨床判断に基づき，以下の症状の有無と重症度を，過去7日間について評価する（Ⅰ～Ⅷのうち，ⅦうつとⅧ躁の領域のみ抜粋）

| 領域 Domain | 0 | 1 | 2 | 3 | 4 | スコア |
|---|---|---|---|---|---|---|
| Ⅶ うつ | 存在しない | うたがわしい（悲しんだり，沈んだり，落ち込んだり，希望をもてなかったりすることが，時にある；誰かの期待に沿えなかったことなど何かについて懸念するが，とらわれてはいない） | 軽度（非常に悲しんだり，沈んだり，中等度に落ち込んだり，希望がもてなかったりする期間が，しばしばある；誰かの期待にそえなかったことなど何かについて懸念し，そのことにいくらかとらわれている） | 中等度（深く落ちこんだり，希望がもてなかったりする期間がしばしばある；罪悪感や過ちにとらわれている） | 重度（日常的に深く落ち込んだり，希望がもてなかったりする；妄想的な罪悪感，根拠のない状況に著しく合わない後悔） | |
| Ⅷ 躁 | 存在しない | うたがわしい（高揚した，開放的な，イライラした気分，いくらかの落ち着きのなさが，時に起こる） | 軽度（かなり高揚した，開放的な，イライラした気分，落ち着きのない期間が，しばしばある） | 中等度（非常に高揚した，開放的な，イライラした気分，とても落ち着きのない期間が，しばしばある） | 重度（日常的に非常に高揚した，開放的な，イライラした気分，とても落ち着きなさがある） | |

表4-7）を組み込んでいる。
5) オンライン利用の推進：DSM-5はオンラインでの補足情報を特徴とし，当該の疾患における横断的重症度のアセスメント，「文化的定式化面接」と「文化的定式化面接－情報提供者版」もオンラインで利用できる（www.psychiatry.org/dsm5）。

### ■■より理解を深めるための参考文献

アレン・フランセス（著）大野　裕・中川敦夫・柳沢圭子（訳）（2014）．精神疾患診断のエッセンス―DSM-5の上手な使い方　金剛出版
大野　裕（2014）．精神医療・診断の手引き―DSM-Ⅲはなぜ作られ，DSM-5はなぜ批判されたか　金剛出版
森　則夫・杉山登志郎・岩田泰秀（編）（2014）．臨床家のためのDSM-5虎の巻　日本評論社

# 第5章

## 症状：意識・意欲・感情

## 1. 意識の障害

### 1）意識の概念

意識（consciousness; Bewußtsein）とは，人間の最も基本的かつ直接的な体験であり，哲学，心理学，医学などに広がる概念である（表5-1）。精神医学では，身体医学（特に脳の器質的障害）を基礎とする意識混濁・意識変容などの意識障害を踏まえ，意識とは何かを問い，意識の働きを概念化する。意識を働きとしてとらえる場合，外界からの刺激を体験して受け入れることと，こうした心的活動がおこなわれる「場」としての働きがあるとも考えられる。また意識する主体を自我，自我が内省し自覚するものを自我意識と定義することで，自我障害の概念まで含まれる（基礎編第6章を参照）。特に精神医学では，醒めている意識に対して，自覚はされないが意識の下で支え，意識に大きな影響を及ぼす無意識という概念もある（基礎編第2章を参照）。

### 2）意識の障害

医学における「意識」とは，環境や周囲の刺激に対する注意を保ち，個体が目的的な思考や行動をするための精神活動すべてを含む領域である。意識は精神構造の最も基本的領域であるから，意識障害の症状は非常に幅広く，精神活動全般に影響する重大な障害といえる。通常は，このように全般的な障害は，脳機能に障害が認められる場合に起こる。その場合，脳そのものの障害だけでなく，多くの身体疾患が脳機能に影響を及ぼしている。

①意識清明

意識清明とは，自分自身や自分の周囲の状況を正しく認識し，適度な注意を払い，的確に反応できる状態であり，この状態に障害があることが意識障害である。したがって意識障害は，知覚，注意，認知，思考，判断，記憶などすべての精神活動の一過性または持続的な障害である。

②意識の明るさ（清明性）の量の障害（図5-1）

　　意識の深さや覚醒度の変化（明晰性⇔意識混濁）
・意識混濁（clouding of consciousness）　明るさの低下した状態（表5-2）。
・過度覚醒（hyperarousal）　明るさが高まった状態。注意散漫，思考がまとま

1. 意識の障害　57

表 5-1　意識の概念

| ヤスパース | 意識とは，現在の瞬間における精神生活の全体である自我意識「内に体験をもち，主観と客観が分離し，自己を反省する」 |
|---|---|
| エー（Ey, H.） | 場とは，精神活動が展開される空間と時間であり，意識の本質的な構成要素である |
| ジャネ | 意識の階層構造の概念 |
| フロイト | 精神分析理論の無意識という概念 |
| フィッシュ | 自己と環境を認識する状態 |
| シムズ | 外界の出来事を分類する以前に，①それを認識すること，②対象に意図的に反応すること，③意識する主体としての自我の認識，の三大要素 |

表 5-2　意識混濁（clouding of consciousness）とは

①注意の集中不良
②理解力が悪くなる
③見当識が障害される
④記銘力が低下し，回復後健忘を残す
⑤思考の流れが緩慢
⑥反応性が低下し，意欲・気力の低下
⑦脳波が徐波化

意識清明　　正常な意識状態
意識混濁

軽　明識困難（めいしき）　ややぼんやりしているが，外界との交通は保たれている
　　昏蒙（こんもう）　浅眠でうとうとした状態
　　傾眠（けいみん）（somnolence）　半醒半眠，呼べば覚めるが放置すると眠り込む
　　昏眠（こんみん）（semicoma）　刺激が加わらないと眠り込む
重　昏睡（こんすい）（coma）　強い刺激を与えても反応がないか，ごくわずかに反応

図 5-1　意識混濁のレベル

らず，表象は活性化する。
③複雑な意識障害（質的な意識変化）
- 意識変容（alteration of consciousness）　軽い意識混濁に錯覚や幻覚などさまざまな精神症状が加わる。臨床的に代表的な病態として，せん妄がある。
- 意識野（field of consciousness）の障害　意識の広がりの障害。
　　意識の狭窄：意識野が狭まってしまう状態。催眠（hypnosis），もうろう状態（twilight state）（意識狭窄を前景に出す意識混濁状態。発生と終止の時期が明確。突然の暴力や感情の激昂がみられ，事後に健忘を残す「ねぼけ」状態），ガンザー症候群など。
- 夢幻様状態（dreamy state, oneiroid state）　夢のようなイメージにとらわれる。時空間が変化し既視感，離人症を伴う。意識混濁や意識変容に，多彩な幻覚（幻視）を伴い，精神運動興奮や昏迷の状態となる。経過は短く，以後に記憶欠損を残す。てんかんにおける夢幻様状態などがある。
- アメンチア（amentia）　軽度の意識障害，高度の散乱思考，困惑。産褥精神病，感染症などで起こる。

④見当識（orientation：表5-5）の障害
自分自身に関する基本的見当づけの能力が障害される。
- 失見当識（disorientation）　意識障害下では広くみられることが多い。

⑤病的酩酊（mania a potu, pathological intoxication）
薬物（アルコール）の急性または一過性の中毒状態（図5-2）。

なお，意識障害には含まれないが，一見意識障害とみられる状態として，昏迷（stupor）がある。昏迷とは，外界に対する意識は保たれているが，意志表出がなくなり，自発的行動がなくなる緘黙（mutism）・無動（akinesis），そのため周囲と意思の疎通がほとんどできない状態を指す。

また，錯乱（confusion; Verwirrtheit）とは，急性で重篤な思考や行動の混乱を示すかなり漠然とした用語である。発症が急性で，一過性，転帰もよく，多くは病前の人格・機能に回復する状態を指す。

表5-3　日本昏睡スケール JAS（Japan Coma Scale）

| I 刺激しないで覚醒している状態 | 1 | ほぼ意識清明だが，今一つはっきりしない |
|---|---|---|
| | 2 | 見当識（時・場所・人の認識）に障害がある |
| | 3 | 自分の名前や生年月日が言えない |
| II 刺激すると覚醒する状態，刺激をやめると眠り込む | 10 | 普通の呼びかけで目を開ける。「右手を握れ」などの指示に応じ，言葉も話せるが間違いが多い。 |
| | 20 | 大声で呼ぶ，体を揺するなどで目を開ける |
| | 30 | 痛み刺激を与えながら呼ぶとかろうじて目を開ける。「手を握れ」など簡単な指示に応じる。 |
| III 刺激しても覚醒しない状態 | 100 | 痛み刺激に対し，払いのけるような動作をする |
| | 200 | 痛み刺激で少し手足を動かしたり，顔をしかめる。 |
| | 300 | 痛み刺激に反応しない |

3-3-9度方式と呼ばれる。
開眼しているか閉眼しているか，閉眼している場合は刺激で開眼するかどうかを観察する。

表5-4　グラスゴー昏睡尺度（Glasgow Coma Scale）

| Eye opening（E）開眼 | | Verbal response（V）発語 | | Motor response（M）運動 | |
|---|---|---|---|---|---|
| 自発的に開眼する | 4 | 見当識良好 | 5 | 指示に応じた運動 | 6 |
| 呼びかければ開眼する | 3 | 混乱している | 4 | 痛みを払いのける | 5 |
| 痛みを加えれば開眼する | 2 | 不適切な言語 | 3 | 逃避的な屈曲運動 | 4 |
| 開眼しない | 1 | 理解不能な発声 | 2 | 異常な屈曲運動 | 3 |
| | | 発声なし | 1 | 異常な伸展運動 | 2 |
| | | | | 運動なし | 1 |

表5-5　見当識

時間：今は何年何月何日何曜日　何時ごろ　季節
場所：ここはどこか　どこの建物か　どんな場所か
人物：自分は誰か，名前は？　ここにいる人は誰か
状況：今はどんな状況か

### 3）精神分析概念や異常心理概念としての無意識

　フロイトが創始した精神分析理論の基本概念として，無意識（unconsciousness）がある。無意識とは，心的構造において自分が意識していない領域や内容を示し，さまざまなコンプレックスや欲動・葛藤が無意識内に抑圧されている。

- コンプレックス（complex）　無意識内にあり一定の情動に結びついている心的内容の集合体（例えば，去勢コンプレックス，エディプスコンプレックス，エレクトラコンプレックス）
- 解放（解除）反応（abreaction）　無意識内に抑圧された欲動や感情を外に放出することで緊張がほぐれる。その効果をカタルシス（catharsis）という。
- 夢や神経症症状　無意識内に抑圧された欲動が，意識に侵入する際に検閲（censorship）を受け，内容が歪曲されたもの。
- 防衛機制（defense mechanism）　不安や不快をもたらす欲動を無意識化することで排除し，主観的安定を得ようとする自我の働き。例えば，抑圧（repression），転換（conversion），隔離（分離）（isolation），反動形成（reaction formation），投影（projection），分裂機制（スプリッティング）（splitting），否認（denial），原始的理想化（primitive idealization）など。

## 【一言】せん妄(delirium)

意識混濁が短時間のうちに軽度から中等度とさまざまなレベルに変化し，そこに活発な幻覚（特に幻視），錯覚（特にパレイドリア），強い不安や恐怖，精神運動興奮が加わる特殊な意識障害。夜間せん妄，振戦せん妄（アルコール依存の急激な断酒により発生するせん妄の一種，手指の振戦を伴う）などがある。

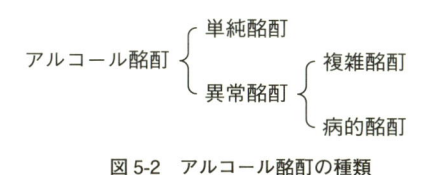

```
アルコール酩酊 ┬ 単純酩酊
               └ 異常酩酊 ┬ 複雑酩酊
                          └ 病的酩酊
```

図 5-2　アルコール酩酊の種類

## 【一言】錯乱は国によって意味が異なる

錯乱（confusion；Verwirrtheit）とは，急性で重篤な思考や行動の混乱を示すかなり漠然とした用語である。発症が急性で，一過性，転帰もよく，多くは病前の人格・機能に回復する状態。

英語圏：confusion　患者の会話の論理性が低下し脈絡がなくなる状態。要因は追及しない。

ドイツ語圏：akute Verwirrtheit　急激な出現，持続期間は短い，思考の滅裂，知覚の異常，せん妄，幻視を主とした幻覚，見当識障害，意識水準の変動，精神運動性興奮か寡動，不安，焦燥などの症状の集合体を指す。

## 2. 意欲・行為の障害

### 1）欲動・意志・行為

人間が外界に向かってなにかしようとする時，こころのなかにはいろいろな欲求の動きがあり（欲動），それを取捨選択・判断・調整し（意志），外に表出する（行為）（図5-3，表5-6）。欲動の充足またはその妨害に対する心理的・内的反応が感情（affect）である。関連する精神現象としては表5-7のようなものがある。

### 2）意欲・行為の量的障害

意欲の量的な障害として，意欲が高まりすぎる意欲高揚（増進）から，意欲の低下した意欲減退があり，この間にはいろいろな程度がある（図5-4）。またまったく意欲の欠如した統合失調症に特徴的な病的状態を無為と呼ぶ。意欲や行為の量的障害には，以下のようなものがある。

①無為（abulia）

自らすすんで何も行為を起こそうとしない意欲の病的な欠如。進行した統合失調症の周囲に無関心な感情鈍麻を伴う生活を表現する。

②エネルギーポテンシャル減衰

こころのエネルギーが全般的に低下し，意欲・興味・志向などが失われる統合失調症の残遺状態。

③発動性欠乏（独 Antriebsmangel）

外傷や血管障害などによる前頭葉損傷の際にみられ，無気力を呈する。

④抑制消失（脱抑制）（独 Enthemmung）

抑えが効かないこと，例えば，過食・アルコール依存など。

⑤意志制止（独 Willenshemmung）

あれこれ迷って決断がつかず決められない，例えば，うつ病など。

⑥意志薄弱・意志欠如

意志が弱く周囲の言いなりになること，K. シュナイダーの精神病質人格のなかに，意志欠如型がある。

## 2. 意欲・行為の障害

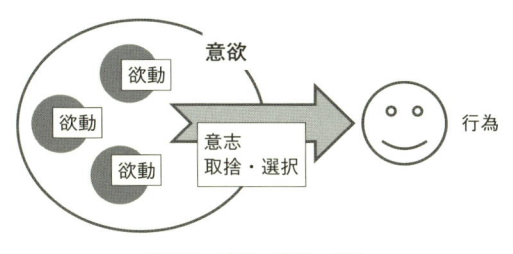

図 5-3 欲動・意志・行為

表 5-6 欲動・意志・行為

| 欲動（drive） | 精神活動のもととなる力，こころのエネルギー<br>精神機能の能動側面（知覚や感情は精神の受動側面） | 意欲 |
|---|---|---|
| 意志（will） | 多くの欲動から選択・決定・抑制をおこないこれに方向性を与えるもの | |
| 行為（conduct/act） | 外部に表出され，他覚的に観察される人の動き | |

表 5-7 意欲に関連する精神現象

本能（instinct）：生物的ニュアンスが強く，遺伝的に受け継がれる固有な行動様式

衝動（impulse）：欲動はその人の人生を根本から動かすようなエネルギー，それに対して衝動は日常生活に顔を出してくる表面的なものの概念

葛藤（conflict）：欲動と意志の対立する状態

行動（behavior）：表出された部分に加え思考や感情といった主観的活動も含意することが多い

自発性（initiative）：目的に向かって意志的に行動を起こすこと

①意欲の障害

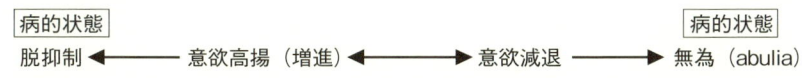

病的状態　　　　　　　　　　　　　　　　　　　　　　　　　　病的状態
脱抑制 ←――― 意欲高揚（増進） ←―――→ 意欲減退 ―――→ 無為（abulia）

②精神運動の異常：精神活動が表情や行動など運動面に反映される病的状態

精神運動興奮 ←―――――――――→ 精神運動制止 ―――→ 昏迷（stupor）

図 5-4 意欲や行為の障害

⑦衝動性，衝動行為
　原因・動機がはっきりせず，衝動的に，抑制がきかず行動化されるもの。抜毛症（trichotillomania），窃盗癖（kleptomania），放火癖（pyromania），病的賭博など。
⑧短絡行為
　動機はあるが，理性的な意思決定や抑制がきかないための極端な行為。
⑨被暗示性
　意思決定力が弱いため過度に他人の影響を受けやすい。
⑩両価傾向
　相反する欲動が同時に起こり，結果として行動ができなくなる。

## 3）意欲・行為の質的障害
①緊張病症候群（catatonic syndrome）
　精神活動が行動など外に異常な状態で表出される精神運動性の症状で，精神運動興奮から昏迷状態に移行することがあり，昏迷状態においては独特の症状を呈する（表5-8）。
②衒奇症・わざとらしさ（mannerism）
　話，書字，服装，身振り，態度，行動が属する文化においても奇妙なもの。
③強迫欲動（独Zwangstrieb）
　ある行動を起こしそうな欲動が意志に反して繰り返し生じる。「ナイフで人を刺してしまうのではないか」など破壊的・性的・反道徳的な内容が多い。
④被影響性・させられ体験
　自分の意志や考えが他の力で支配される自我の障害。

## 4）それぞれの欲求とその異常
　人間はさまざまな欲求をもっているが，その欲求の量や内容に異常が起きる。心理的な要因であっても，症状は身体的状態と強く結びついている。
①食欲の障害
　代表的なものは，神経性やせ症，神経性過食症，過食性障害（binge eating），異食症（pica）など。

> **【一言】**
> フロイトが「死の欲動」と呼んだドイツ語Todes*trieb*が，英語でdeath driveと訳されたことから，英語では欲動をdriveというが，ドイツ語でTriebを単独に名詞で使うことはほとんどない。当初日本では「生の本能」「死の本能」と訳されてきたが，あきらかに「本能」（独 Instinkt, 英 instinct）とは区別されるべきとの考えから，欲動と訳されるようになっている。

表 5-8　緊張病症候群の主な症状

昏迷（stupor）：外の刺激に対する反応が減退または喪失した状態。自発的発語や運動がまったく欠如する。しかし筋緊張や開眼・眼球運動はみられ意識障害とは異なる。

強硬症・カタレプシー（catalepsy）：外部から一定の姿勢や四肢の位置をとらされると，それを自ら変えようとせず不自由な姿勢を保ち続けること。重度のものは蝋屈症（waxy flexibility）と呼ぶ。

反響症状（echophenomenon）：眼前の人物の言葉や動作を山びこのように繰り返す行為であり，自発意志ではなく意志の低下によると考えられる。反響言語（echolalia），反響行為（echokinesia）。

命令自動（command automatism）：命令の内容によらず本人の意志でなく，外からの指示に自動的に従う　⇔　拒絶症（negativism）：外からの働きかけを，反射的に拒む。

常同症（stereotypy）：個々の行動，身振り，姿勢，言葉が同じ形で何度も繰り返される。外見上，強迫行為との区別が難しい。児童の自閉性障害にもみられる。

表 5-9　欲求のいろいろ

| 欲求 | 生理的欲求 |
|---|---|
| | （自己保存：食欲・攻撃欲・逃走欲・睡眠欲・活動欲など） |
| | （種族保存：性欲・母性の養育・母性への依存など） |
| | 社会的・対人的欲求 |
| | （同情・反感，支配・服従，愛・憎しみ，社会的安全など） |

表 5-10　食欲・哺食の障害

神経性やせ症
神経性過食症
過食性障害：制御不能の強い食欲が突発し，短時間に大量の食物を摂取する。
異食症：通常は食べ物と見なさない物質（土，ごみなど）を摂取すること。

②物質を摂取する行動の障害（飲酒と薬物）
　精神作用物質（中枢神経系に抑制あるいは興奮作用を有する化学物質）の摂取，経口摂取（アルコールや睡眠薬），煙（タバコ）や蒸気（コカイン）にして吸入，筋肉や血管（覚せい剤）に注射で取り入れる。その結果，乱用や依存を起こし，時には急性中毒に陥る。
③自己破壊欲求（衝動）
　自殺，自傷行為，抜毛症など。
④攻撃性（aggression）・暴力（violence）の欲求・衝動
　攻撃欲求が行為として，主に身体表現として周囲に向かう時（身体的攻撃）は暴力となり，言葉によって向かう時（言語的攻撃）は暴言となる。攻撃の欲求や衝動そのものは，誰にでもあり病的な状態ではないが，攻撃性の量的な異常や向かう対象によっては，精神医学的な対応が必要となる。
　虐待（abuse）：身体的虐待，心理的虐待，性的虐待，保護の怠慢（neglect）
　家庭内暴力 DV（domestic violence），デート DV
　さまざまなハラスメント

## 3. 感情の障害

### 1）感情・気分・情動

　感情（feeling, emotion）とは，認知した対象や表象に抱く主観的な印象のことで，快・不快を基本として，喜び／悲しみ，愛／憎しみ，苦しみ／楽しみなど相反する二極性をもつ。類語として，気分（mood），情動（affect），情熱（passion）がある（表5-12）。しかし，英語・日本語では感情・気分・情動は厳密に用いられていない。feeling という単語は，日本では感情と訳されるが，feeling of inferiority など認知スタイルを表現していることもあり多義的である。
　感情は言語や行動として外部に表出され，それを観察することで周囲の者は，相手の内的感情を測り知る。自らは経験していないが，他人の内的体験を推し測り理解することを追体験と呼ぶ。追体験することであたかも自らの感情であるように感じることを感情移入（empathy）と呼び，精神科診断では感情移入

表 5-11 物質摂取の障害

| |
|---|
| 乱用（abuse）：社会的・職業的・精神的・身体的問題が反復的に起こっているにもかかわらず，その物質の使用を中止しない |
| 依存（dependence）：耐性（tolerance）と離脱症状（withdrawal）という身体的依存に特徴づけられ，心理的にも物質に依存している状態 |
| 急性中毒：物質を摂取した結果発生する病的状態 |

---

**【一言】虐待について**

　虐待という問題行動は，精神障害そのものではないが，精神保健や医療福祉の重要な問題として取り上げられなければならない。特に乳幼児・児童虐待は，幼児と養育者の関係の障害が重度であり，養育者の不適切な養育行動の背景に，自身が被虐待経験をもちアルコール依存やパーソナリティ障害などを認めることが多い，などが指摘されている。また虐待を受けた結果として，その後さまざまな心理的障害や行動障害，精神障害を子どもに引き起こしている。特に慢性化した虐待は，思春期以降のPTSDや境界性パーソナリティ障害，解離性障害（性的虐待における解離性同一性障害）発症に大きく影響している。

　日本では，「児童虐待の防止などに関する法律」が，2000年に成立施行され，児童虐待の定義や虐待の通告義務などが明文化されている（厚生労働省のホームページ <http://www.mhlw.go.jp/bunya/kodomo/dv22/01.html> 参照）。

---

表 5-12　感情に関連する用語

| | |
|---|---|
| 感情（feeling/emotion） | 認知した対象や表象に抱く主観的な印象 |
| 気分（mood） | 日常生活の背景をなす持続性の感情 |
| 情動（affect） | 感情・気分が，表情・身振りなどを経て外部への表出されたもの |
| 情熱（passion） | 特定の対象に向けられた持続的で熱狂的で激しい感情 |

が重要な手がかりになる。

感情は心的機能や身体と密接な関係がある。例えば、怒りを感じると身体的には全身の骨格筋の緊張やアドレナリンの分泌などが起こり、感情の変化は一定の身体機能の変化を伴う。

## 2）感情の量的な障害

感情には極性（polarity）という特徴があり、その両極端の状態が、感情の病的状態と考えられる。単極性 vs 双極性（図 5-5，図 5-6）。

①気分爽快（高揚）（elation, hyperthymia）

気分が爽快で快活、生き生きとして楽天的な状態 躁病で典型的に認められる。

②発揚気分（exaltation）

全身が生命力や活力に満ちた感覚、幸福感や自信の増大を伴う。精神運動性の亢進に伴う感情のニュアンス。

③気分沈滞（hypothymia），抑うつ気分

気が滅入って沈んだ状態、悲哀感・自責感・興味の喪失を伴う。うつ病をはじめさまざまな病気に生じる抑うつ状態。

④病的抑うつ（depression）

depression には 3 つの意味がある。ⅰ抑うつ感情，ⅱ抑うつ症候群，ⅲうつ病性障害（うつ病）。

⑤気分変調（dysthymia; Verstimmung）

従来は、抑うつ的不機嫌、イライラ、心気傾向を気分変調と呼んでいたが、DSM-Ⅲ以降では 2 年以上続く慢性のうつ病を dysthymia と呼ぶ。

⑥混合状態（mixed state）

躁とうつの混在する病像。躁性昏迷や観念奔逸うつ病など。

## 3）感情の質的な障害

①多幸症（上機嫌）（euphoria）

自分の置かれている客観的状況にそぐわない、内容のない空虚な爽快気分。老年認知症、進行麻痺などにみられ、人格水準の低下が想定されるもの。

## 3. 感情の障害

表 5-13 感情の分類

| | |
|---|---|
| 身体的感情 | 全身の状態に伴う感情，健康な時の快感や疲労・緊張・病気の不快感 |
| 感覚的感情 | 特定の感覚に伴う感情，不快・快の匂いや味，汚い色，美しい色彩など |
| 心的感情 | 心的欲求に対する反応としての満足，悲しみ，また対人関係に伴う愛，憎しみ，尊敬，軽蔑など |
| 精神的感情 | 論理的，知的作業や道徳・宗教的体験に伴う感情 |

図 5-5 感情の極性

気分爽快（高揚） ←——————————————→ 気分沈滞

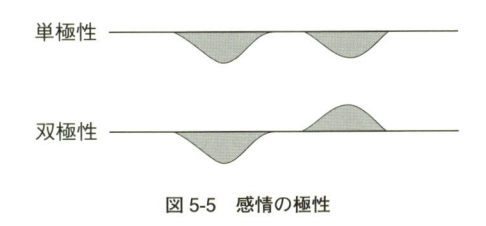

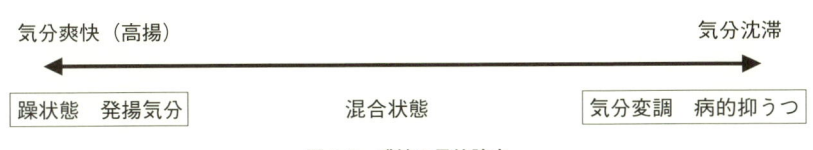

躁状態　発揚気分　　　　混合状態　　　　気分変調　病的抑うつ

図 5-6 感情の量的障害

---

**【一言】depression の意味**

　古典的精神病理学では，うつ病において認められる抑うつ感情は身体感情の抑うつであると考えられていた。患者は「気分の異常，悲哀感や落ち込み」を訴えるより「身体感覚の異常」を訴え，「頭痛，正確には頭になにか被せられているような圧迫感」「両足が重くて，疲れて歩けない」などと表現する。従来はこうした身体感情の抑うつ感が内因性うつ病の診断的特徴であると考えられた。DSM や ICD におけるうつ病の診断基準では，身体感覚に近いものとして，「精神運動性の焦燥，または制止」「易疲労性や気力の減退」といった症状が該当するが，内因性や心因性の区別はしない。

②情動麻痺（emotional numbness）
　突然発生した重大な出来事に遭遇した場合，感情が「麻痺」したように何も感じられなくなった状態。離人症状を伴うこともある。
③アレクシサイミア（失感情症）（alexithymia）
　自己の感情を認知せず，空想力や想像力の欠けた状態，感情の生理的変化はあるが，内的な感情を体験できない。心身症の基礎障害として提案された概念。
④アンヘドニア（失快楽）（anhedonia）
　快感情が希薄になり何をしても心が弾まない。通常であれば楽しめることに喜びの感情が発生しない。
⑤恍惚（ecstasy）
　感激してうっとりし我を忘れる気分状態，幸福感の亢進した状態。自我と外界の境界が薄れ外界が自己に関連している，「自分は地球の一部」全能感，悟りの体験，神秘体験など。
⑥精神病後抑うつ（post psychotic depression）
　統合失調症の陰性症状。

## 4）感情の調節障害
①感情（情動）不安定（emotional lability）
　些細な刺激で感情が動きやすい。
②感情（情動）失禁（emotional incontinence）
　少しの刺激で激しい気分が発生し，自らこれを統制できない気分状態。感情は過剰であっても刺激状況と発生する感情の間に理解できる関連性が保たれ，本人が感情の自己所属性を認識している。
③刺激性・焦燥感・易怒性（irritability; Reizbarkeit）
　少しの刺激で怒りや攻撃性を突然発生する気分状態。「イライラ」感。
④両価性（両面感情）（ambivalence）
　同一の対象に矛盾相反する感情を同時に抱く。
⑤気分倒錯（感情倒錯）（parathymia）
　思考内容と感情の表出や表情に著しい乖離がある状態。「場にそぐわない感情」。

> **【一言】感情鈍麻(どんま)(emotional blunting)**
> 統合失調症急性期後の抑うつ(defect state)にみられる状態。感情的感受性の欠損で,陰性症状の1つ。類語として,感情の平板化(感情の振幅が狭まっている状態),無感動(apathy 意欲の減退が含まれる,student apathy とは別物)があり,統合失調症はこうした感情鈍麻や感情の平板化を経て,感情荒廃(独 Gefühlsverödung)にいたると考えられた。

> **【一言】強迫泣き(独 Zwangsweinen)・強迫笑い(独 Zwangslachen)**
> 内的体験として感情変化がないのに出現する泣き笑い。特異的な刺激で誘発され,意志で抑制することができない。脳血管障害や多発性硬化症など脳器質性疾患の症状として出現することがある。「強迫」という言葉が用いられているが,感情の自己所属感がないことで,強迫観念・行為には分類されない。

## 5) 不安と恐怖

不安（anxiety; Angst）は漠然とした未分化な恐れの感情と定義され，明確な対象に対する持続的な恐れとしての恐怖（fear）とは区別される。特定の対象がないその時ごとに恐れの対象が変動する恐れを浮動性(ふどう)不安と呼ぶ。また環境や置かれた状況によって変化する一時的な不安を状態不安，不安になりやすさのような個人の性格傾向は特性不安と呼ばれる。不安は人間の自己防御として不可欠なものであり誰でもが抱くものである。適切な域を超えた不安を病的不安という。そのため病的不安の判定は多分に主観的になる。

**①不安の症状**

不安は，心理的にも身体的にも症状として現れやすいし，臨床的にも多くの疾患に不安症状が伴う。

- パニック発作（panic attack）・不安発作（anxiety attack） それまでの様子と違って急に襲ってくる強い切迫感を伴う短い不安症状。心悸亢進(しんきこうしん)，振戦(しんせん)，呼吸速迫(そくはく)，紅潮(こうちょう)，冷や汗という自律神経症状と過呼吸の結果としてのしびれや，吐き気の症状などが起きる。これらは心房細動など不整脈でもみられ，身体疾患との鑑別は必須である。またこうした発作が起きるのではないかと不安になり（予期不安 expectation anxiety），外出や乗り物を避けるようになり，結果として広場恐怖（agora phobia）が併発しやすい。
- 全般性不安（generalized anxiety） 不眠，自律神経過敏状態など，浮動性の不安が前景となる慢性の状態。
- 分離不安（separation anxiety） 乳幼児が母親や依存対象から引き離される時の不安状態。

**②恐　怖**

特定の対象に対する固定した恐れの感情。この感情が程度を越えて強く持続する状態を恐怖症（phobia）という。広場恐怖症や動物恐怖症など，恐怖を感じる対象は多岐にわたる（表5-16）。

表 5-14　不安の種類

| | |
|---|---|
| 状態不安<br>(state anxiety) | 個人がその時置かれた環境や条件により変化する一時的状態<br>　意識的緊張や気遣い<br>　自律神経系活動（動悸，頻脈など身体に現れる） |
| 特性不安<br>(trait anxiety) | 個人のパーソナリティの特徴としての不安 |

この両者の不安を評価する心理検査がSTAI（State-Trait Anxiety Inventory）

表 5-15　不安の症状

| |
|---|
| 心理的症状：些細な憂慮，焦燥感，驚愕反応（感情），予期不安，集中困難（認知） |
| 身体的症状：呼吸困難，心悸亢進，口渇，めまい，発汗，筋緊張など自律神経症状が主 |

表 5-16　恐怖症のいろいろ

| |
|---|
| ①動物型：ヘビ恐怖症 |
| ②自然環境型（高所，嵐，水）：高所恐怖症 |
| ③血液・注射・外傷型（針，侵襲的医学処置）：先端恐怖症 |
| ④状況型（飛行機，エレベーター，閉ざされた場所）：閉所恐怖症　広場恐怖症 |
| ⑤その他（窒息感や嘔吐を起こしうる状況，大きな音やキャラクターのコスチューム） |

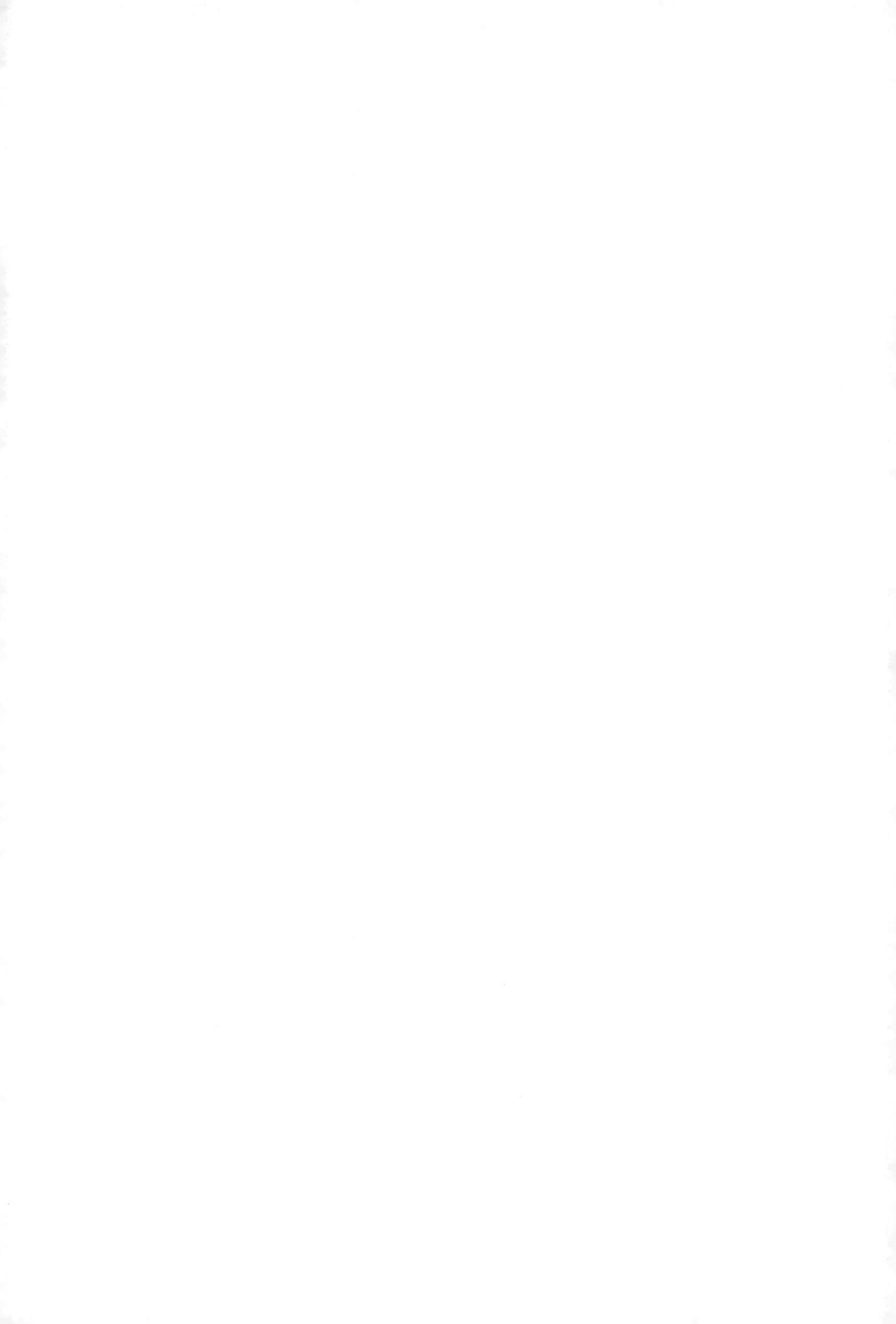

# 第6章

## 症状：知覚・思考・自我意識

76　第6章　症状：知覚・思考・自我意識

# 1. 知覚の障害

## 1）知覚の概念

　知覚（perception）とは，感覚器官から入ってくる感覚（sensation）をとおして外界の対象を意識することであり，感覚には視覚・聴覚という外界を意識する遠感覚，味覚・嗅覚・体感（触覚・温度覚・運動覚・平衡感覚・痛覚・器官覚）という身体の状態として意識される近感覚まである。近感覚は，感情や欲求と密接に結びついている。痛みは痛感覚であり，感情でもある。また快・不快感情と密接に結びついている。知覚したものを時間が経ってから思い浮かべることを表象（representation, image）といい，知覚されたものは記憶像の形で意識内に留まる。特殊な感覚として，共感覚（synesthesia）がある。

## 2）知覚の障害の分類

①感覚の変容（sensory distortion）
　　真の対象物が感覚されるが，その感覚が変容する。
・感覚の量的・質的異常　感覚過敏（hyperesthesia）・感覚鈍麻（hypoesthesia）
・知覚変容　離人感（depersonalization）：すべての物の現実感がわからない。
　　既視感（déjà vu）：初めて見るものや情景をかつて見たことがあると感じる。未視感（jamais vu）：かつて見たことがあるものや情景を初めて見ると感じる。
・人物誤認（独 Personenverkennung）　瓜二つの錯覚（カプグラ症候群）：家族や恋人など自分に密接な人が，瓜二つの替玉に置きかわったとする妄想性人物誤認。

②妄覚（感覚錯誤）（false perception）
・錯覚　実際にある対象を誤って知覚する。特殊なものとして，パレイドリア（変像症 pareidolic illusion：例えば，壁のシミとわかっていても犬の顔など特定のものにはっきり見える）がある。せん妄でみられることが多い。
・幻覚（hallucination）　対象なき知覚（J. D. エスキロール）と定義され，その時の意識状態の清明さが診断上重要になる。夢は幻覚ではない。感覚器官による分類として，幻視，幻聴，幻味，幻臭，体感幻覚などがある。幻覚

> **【一言】共感覚　フランス詩人アルチュール・ランボーの詩**
>
> 　共感覚とは，ある種の感覚が別種の感覚を呼び起こす（聴覚印象とともに色彩感覚が生じるなど）こと。19世紀フランスの詩人，ランボー（Arthur Rimbaud）の作品に「母音のうた」というものがある。これは母音の「A, E, I, O, U」を主題として，これらの母音の音から連想される色についてうたっている。5つの母音にそれぞれ，計5つの色を選んで与えている。A（アー）には黒，E（ウー）には白，I（イー）には赤，U（ユー）には緑，O（オー）には青である。

表6-1　感覚器官別による幻覚の分類

| 感覚器官 | 幻覚 | 内容 |
| --- | --- | --- |
| 視覚 | 幻視 | 機能性精神疾患・器質性疾患・物質性障害でみられる。振戦せん妄（delirium tremens）では小人幻視，パレイドリアがみられやすい。 |
| 聴覚 | 幻聴 | 人の声とそれ以外（単純な音や音楽）では，人の声の方が診断的に重要。シュナイダーの一級症状に思考化声（独Gedankenlautwerden）があり，会話形式の幻聴としては，自分の行為を批判しながら会話する声などが聞こえる。 |
| 味覚 | 幻味 | 「変な味がする」不快なものが多く，被毒妄想や被害妄想に結びつきやすい。 |
| 触覚 | 幻触 | 慢性幻触症，皮膚寄生虫妄想など。 |
| 体感 | 体感異常 | 臓器の運動や平衡感覚など漠然とした体内の感覚→体感症（cénestopathie）。口腔や肛門など内外の接点に起こりやすく奇妙な訴えが多い。体感異常を前景とする統合失調症がある。 |
| 域外幻覚 | | 通常の感覚器では知覚できない対象を知覚する。入眠幻覚（ナルコレプシーに多い），出眠幻覚など。 |

> **【一言】感覚遮断（sensory deprivation）**
>
> 　実験室など人為的にすべての外界刺激を与えない感覚遮断の状況下では，ファンタジーや幻視が出現しやすい。

> **【一言】時間体験**
>
> 　時間は五感によって感じられるものではないので，時間知覚を知覚に含めない精神病理学者が多い。時間体験の異常は，うつ病，統合失調症，離人症などにおいてみられる。

の実在を本人が確信しており，知覚と同様に把握される（知的批判力とは多少異なる）。

### 3）幻覚が主症状となる病的状態
#### ①意識が明瞭で主として被害妄想と結びついた幻聴（幻覚症）
アルコール中毒など外因性疾患によるもの，統合失調症の幻聴，抑うつ障害の幻聴などがある。
#### ②意識混濁時に感情的・精神運動的興奮を伴い幻視を主とする（せん妄）
代表的なものは，アルコール中毒による振戦せん妄で周囲の状況は夢幻的に変化し，せん妄時に幻聴や幻触など合併しやすい。睡眠中の夢の表象との類似性があると考えられる。

LSDなど幻覚発現剤による一時的中毒や酩酊状態の場合は，多彩な幻覚の出現の割に意識は明瞭であることが多い。

## 2. 思考の障害

### 1）思考と観念
思考（thinking）とは，知覚や表象から与えられた材料を統合し，対象の本質や相互の関連を把握し，概念を形成して判断や推理をおこなう精神機能である。直接外界に働きかける行動に対して，主に言語を用い（思考は内在化された行動である），精神活動の知的側面を代表する。考えられた内容を観念（idea）や思考（考想とする場合もある）（thought）という。複数の観念の間の関係を意識することを判断（judgement），多様な知覚の共通属性や相互関係として理解された内容を概念（conception）という。思考は言語を用いて表現するため，思考の評価は会話という行動をとおして初めて可能になり，言語・会話の障害にはさまざまある（表6-2）。

思考には，①流れ，②形式，③内容という3側面があり，さらに，④思考そのものをどのように体験しているかという側面がある（表6-3）。

## 表 6-2 言語や会話の障害

|  |  |
|---|---|
| 言語新作（neologism; Wortneubildung） | 辞書にもないまったく新しい，奇妙きわまりない言葉や文字を作りだす |
| 語唱（独 Verbigeratin） | 短文・語の組み合わせ・単語が，自動的・常同的・機械的に繰り返される |
| 言葉のサラダ（word salad; Wortsalat） | 無関係で断片的な単語の羅列に過ぎない言葉や文章 |
| 独語（独 Selbstgespräch） | ひとり言，統合失調症の場合，幻聴との対話として現れる |
| 空笑（独 leeres Lachen） | ひとり笑い，他からみて理解できない，理由や動機のはっきりしない笑い |
| 無言症・緘黙（mutism） | 発声器官に問題はないが一言も口をきかない状態 緊張病の拒絶症や解離性障害の昏迷，児童期の選択性緘黙のような機能性無言症と，認知症が原因となる器質性無言症がある |
| 反響言語（echolalia） | 相手の言葉をおうむ返し（そのまま真似る）する 相手の動作や表情をそのまま真似る場合は反響動作という |
| 多弁（talkactiveness） | つぎつぎに話し続ける |
| 的外れ応答（独 Vorbeireden） | 「1たす1は，3」「イタリアの首都は，パリ」というような誰もが知っていることを間違える応答 ガンザー症候群に特徴的といわれる |
| 作話（confabulation; Konfabulation） | 実際に体験されなかったことが誤って追想され，その内容が種々に変化する 健忘がありその記憶の欠損を埋めるように作話が発生する 典型的にはコルサコフ症候群で認められる 当惑作話と空想作話など |
| つまずき言語・言語蹉跌（独 Silbenstolpern） | 神経梅毒でみられる構音障害 スクリーニングのための標準的な質問として「ルリモハリモテラセバヒカル」 |
| 語間代（logoclonia） | 何回も反復する発語障害 アルツハイマーに特有とされる （例：「ふじさんさんさん……」） |
| 滞続言語 | 何を聞いても同じ語句を反復する 同じ内容の言葉が質問に関係なく答えとして出てくる ピック病に特有といわれる |

## 2）思考の流れの障害

その内容はともかく，思考の流れが速いか遅いかが問題になる。

### ①観念奔逸（flight of ideas）

連想から次の連想まで極端に短時間になり，注意が逸れやすい（転導性亢進）。連想の進行は理解可能であるが，全体としてのまとまりがない。考えが目的をもって秩序立てられないため，頭に浮かんでくる観念がどれも同等の重要さをもち，極端な場合は頭に浮かんだ観念がすぐに次の思考となり，全体として統一のない観念の寄せ集めの表面的な連結になる。連想は，言葉と言葉の類似性（音連合）や，外部のちょっとした刺激で進むことが多い。行動としては会話心迫，これが著しい場合は内容が支離滅裂になる。

### ②思考制止（思考抑制）（inhibition of thinking）

連想から次の連想まで時間がかかり，会話が先に進まない。連想的着想が少なく言葉数も少なく，思考の流れが緩慢になる。

### ③思考途絶（thought blocking; Sperrung）

思考の流れや過程が突然遮断される。場合によって，思考奪取（独 Gedankenentzug）を訴えることもある。

### ④迂遠（circumstantiality）

思考の速度は正常であるが，その過程が回りくどい。細かなことや関係のないどうでもいいことにこだわるため，結論や目標に達するまで長いまわり道をして時間がかかる。

### ⑤保続（perseveration）

同じ観念が繰り返し現れるため思考が一か所に停滞する。考えの方向を変更することができず同じことを繰り返し話す。常同（stereotypy）は無意味に同じ言葉を繰り返す。

## 3）思考形式（思路）の障害

思考の流れや連想の合理性が障害され，思考内容を了解することが不可能となる（表6-4）。思考障害という言葉はこのことを指すことが多い。

### ①思考の貧困（alogia）

統合失調の陰性症状。「統合失調症にしばしばみられる思考や認知の貧困を

## 2. 思考の障害

表6-3 思考の3側面

| | |
|---|---|
| 思考の流れ | 思考が継時的にどのように進むか　速いか遅いか（内容は考慮しない） |
| 思考形式 | 叙述のある部分が次の部分にどれだけ合理的に結びついているか<br>「海－山」のように，ある考えが次の考えを呼び起こすことを連合といい，そうした観念連合の合理性 |
| 思考内容 | 内容そのもの　観念連合が集合した思考の全体 |

表6-4 思考形式の障害

| | |
|---|---|
| 思考の貧困 | 途絶えがちで空虚な話（会話量の貧困）　途絶えなく続くが空虚な話（会話内容の貧困），途絶や応答するまでの時間の延長などから判断 |
| 連合弛緩 | 連想間の意味関係が薄れる　言葉のサラダ，語唱 |
| 支離滅裂 | 観念相互間の関係がまったく理解できない状態 |

支離滅裂が精神運動性興奮と合併する場合，観念奔逸と同様な機制が加わることが多い。常同的機械的に同じ文句を何度も繰り返して喋る（音誦症）。一方，外因性疾患で意識混濁と精神運動性興奮が存在する場合，統合失調症と区別が難しいが，両者は意識混濁があるかないかで区別される。

**錯乱状態**：種々の原因により，多弁で無意味なことを話し続け精神運動性興奮を伴う状態を，一括して錯乱状態という。この場合，ドイツ学派では，錯乱時様態を，思考散乱：アメンチア（せん妄時の意識変容）など意識混濁のある時，思考滅裂：統合失調症のように意識ははっきりしている時，と分けて考える。

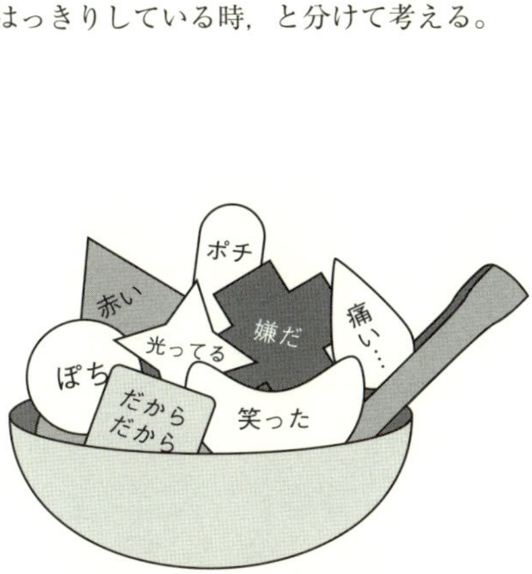

図6-1 言葉のサラダ

表すために作られた」概括的な用語であり，思考は直接には観察できないので患者の話から推測する。

②連合弛緩（loosening association; Assoziationslockerung）

思考過程において連想と次の連想の間の意味関係が薄れ，目的的思考ができなく課題の決定ができない。強くなると支離滅裂となる。

③支離滅裂（incoherence）

統合失調症に特有の思考異常。意識が清明でありながら，思考過程に連絡と統一が欠けている，極端な場合は観念相互間の関係がまったく理解できない状態。概念の意味が崩壊し，言葉を主観的に意味づけるため，と考えられている。思考を全体的統一的にまとめることができず，一部を自分の勝手な考えで解釈するので，全体としてまったくまとまりがなくなってしまう（ことわざを説明させるとわかりやすい）。

### 4）思考内容の障害（妄想）

思考の内容の障害として，その内容が誤っているとわかれば訂正可能なものと，誤っていると伝えられても訂正不能な場合があり，後者を妄想という。妄想（delusions; Wahn）とは，自分に関連する誤った確信であり，通常の信念とは比較にならないほど強い確信のため，周囲がどんなに論理的反証を挙げても訂正することができない病的状態である（病識がない）。その内容は不合理であり，ほとんどの場合，内容は自分に関係している。しかし表6-5のような場合は内容が誤っていても妄想とはしない。

①妄想の形式（表6-6）

妄想は，主に真性妄想（一次妄想）と妄想様観念（二次妄想）に分けられる。ヤスパースは，心理的にはそれ以上遡れない，どうしても了解が不可能な内容で，何かしら病的な過程から生じる，統合失調症に特有の妄想を真性妄想（独 echter Wahn）とした。妄想気分，妄想知覚，妄想着想などがある。一方，患者の異常体験，感情の変調，パーソナリティ特徴，状況などから妄想の内容が心理学的に了解できるものを妄想様観念（独 wahnhafte Idee）とした。またある精神症状から二次的に発生したものとして妄想内容が理解できるものには，説明妄想，全体感情妄想，妄想的曲解，パラノイア反応などがある。

## 2. 思考の障害

表6-5 妄想とは区別する状態

| |
|---|
| 所属集団の文化である迷信や宗教 |
| 作話(さくわ)（confabulation）：記憶障害を原因とする作り話であり，妄想から区別する |
| 空想虚言(くうそうきょげん)（pseudologia fantastica）：架空の事柄を細部にわたっていかにも本当らしく生き生きと語ること　この場合，記憶の障害は存在しない　空想して話しているうちに本人自らそれを真実と思い込んでしまう |
| 詐病(さびょう)：何らかの利益を得ようと，病気を装う |

表6-6 妄想の形式

| | | |
|---|---|---|
| 真性妄想<br>（原発妄想，一次妄想） | 妄想気分 | 周囲が新しい意味を帯び不気味で何か起ころうとしているという変容感や緊迫感の体験<br>世界没落体験（独 Weltuntergangserlebnis）：今にも世界が滅びそうな気配がしてくる |
| | 妄想知覚 | 正常な知覚に誤った意味づけがなされるもの（二分節）：玄関に赤い傘が置いてあるのは，私を狙っている証拠である<br>　　シュナイダーの一級症状 |
| | 妄想着想 | 突然何の媒介もなしに特定の誤った考えを確信すること（一分節）：CIAが私を見張っている |
| 妄想様観念<br>（続発妄想，二次妄想） | | 敏感関係妄想（クレッチマー）：元来敏感で傷つきやすい人が，長期間にわたる対人葛藤やストレスにさらされた時，関係妄想や被害妄想を示しやすくなる状態<br>統合失調症，うつ病，躁病，器質性精神障害，急性薬物中毒で認められる |
| 説明妄想 | | 作為体験や幻覚を説明するための妄想 |
| 全体感情妄想 | | 抑うつ気分から二次的に発生した貧困妄想（仕事がうまくいかなくて家族全員路頭に迷ってしまうにちがいない），逮捕を恐れる人が通行人を刑事と思う妄想 |
| 妄想的曲解 | | 判断の間違い，嫉妬，邪推から二次的に発生した妄想 |
| パラノイア反応 | | パーソナリティ障害患者等の外界への反応として理解できる妄想 |

## ②妄想の主題

妄想の内容にはさまざまなものがあるが，その主題テーマによって以下のように分類できる。

- 被害妄想（delusion of persecution）　他人から嫌がらせをされる危害を加えられると思い込む。被毒妄想，迫害妄想（独 Verfolgungswahn），注察妄想，嫉妬妄想（delusion of jealousy, Othello syndrome），ものとられ妄想，関係妄想（独 Beziehungswahn）など。
- 微小妄想（delusion of belittlement）　自分の価値や能力を不当に低くみる。貧困妄想，罪業妄想，心気妄想，疾病妄想，否定妄想（Cotard's syndrome）。
- 誇大妄想（grandiose delusion）　自分の価値や能力を過大評価する妄想。血統妄想，恋愛妄想，発明妄想，宗教妄想など。
- 被影響妄想（delusion of control）　外から支配・干渉される妄想。憑依妄想，変身妄想など。
- その他　赦免妄想（独 Begnadigungswahn），妊娠妄想，好訴妄想など。

## 5）思考の体験様式の障害

### ①強迫観念（obsessive ideas）

特定の思考・表象（メロディーやイメージなど）・衝動がたえず心を占め，考えないようにしようとしても取り除けない現象。自己違和感があり（自分ではやめたいのにやめられない），自分の意志ではコントロールできないとの認識がある。強迫観念はほとんど不安や恐怖の感情を伴っており，恐怖が前面に出ているものを恐怖症という。強迫観念や恐怖症に基づいて強迫行為が出現することが多い。不潔恐怖（mysophobia）は洗浄強迫（手洗い，エタノールで拭くなど）を伴うことが多く，確認行動（戸締り，ガスの元栓など）の強迫行為もよくみられる。強迫観念・恐怖症・強迫行動などの症状を一括して強迫体験という（表6-6）。

特徴は，これらの観念・感情・行動などは自己の意志に反して現れ，意志の力で抑止することはできないが，それにもかかわらずこの現象が，自分に属し自分が考え行動している現象であると自覚していることである。強迫体験の内容がまったく無意味，現実の状況に適合しないことを本人が十分理解している

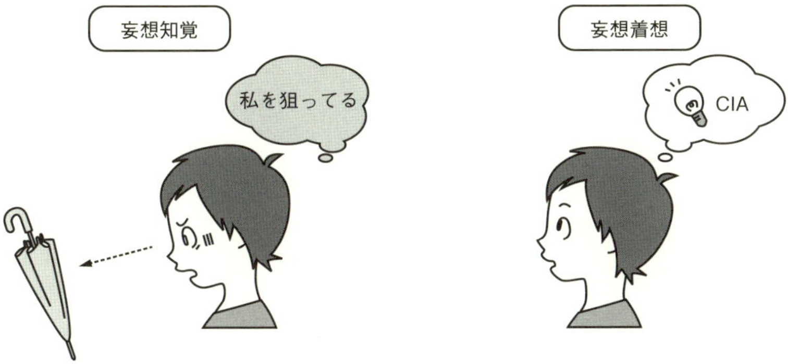

2. 思考の障害　85

妄想知覚　　　　　　　　妄想着想
私を狙ってる　　　　　　CIA

図6-2　妄想知覚と妄想着想

表6-7　強迫体験

| | |
|---|---|
| 強迫観念 | 特定の思考・表象・衝動 |
| 強迫行為 | 洗浄強迫（手洗い），確認行動（戸締り，ガスの元栓など） |
| 恐怖症 | 不潔恐怖，対人恐怖，閉所恐怖 |

強迫泣き（独 Zwangsweinen）・強迫笑い（独 Zwangslachen）は，内的体験として感情変化がないのに出現する泣き笑いで，脳血管障害や多発性硬化症など脳器質性疾患の症状として出現することがあり，強迫観念・強迫行為に分類しない。

にもかかわらず，それに甚だしく悩まされる。この点で妄想とは異なり，強迫体験の特徴はその矛盾性にある。

②支配（優格）観念（overvalued (fixed) idea）

ある考えが強い感情に結びつくため，他のすべての思考に優先し長く意識内にとどまること。強迫観念と違い自我親和的であり，内容は不合理でなくとも，思い込みが強すぎると妄想と区別がつきにくい。支配観念 - 妄想 - 強迫観念 - 空想虚言の区別は，実際の臨床場面では難しいことがある（表6-8）。

③させられ（作為）思考（thought alienation）

自己の思考であってもそれが自己に所属するという意識が欠損する状態で，自我の能動意識の障害といえる。これは統合失調症に典型的にみられる症状であり，この症状はヤスパースの「現象学的了解は不可能であり，病者の説明によって想像する外はない」，了解の困難な症状の代表となっている（表6-9）。こうした思考障害を，自我が体験していると考えれば，自我意識の障害としてさせられ（作為）体験に分類される。

④自生思考（独 autochthones Denken）

考えがひとりでに浮かんでくること，とりとめのない内容が多い。病的な場合は自分で止められず束縛される。コントロールが効かない自動症，軽い自我障害。

## 3. 自我意識の障害

### 1）自我意識の概念

日本語において「自我」は ego あるいは self どちらの訳語としても使われることがある。また自我や自己という用語は，哲学や心理学など幅広い分野で扱われる概念なので，その違いを理解していることが大事である。ここでは自己（self; Ich）を意識する主体としての自我（I），意識される客体としての自己（me/self）という文脈でとらえ，自我とは，精神活動全般をつかさどり，知覚・思考・意志などの機能を統合する主体と考えることにする。また客体としての自己を意識する場合を自己意識（self-consciousness）と呼ぶ。

ヤスパースは，主体としての自我意識（self-awareness; Ichbewußtsein）を

## 3. 自我意識の障害

表 6-8　支配観念の例

| | |
|---|---|
| ヤスパース（Jaspres, K.） | 発明妄想・嫉妬妄想・好訴妄想 |
| マッケーナ（McKenna, P. J.） | 心気症（hypochondriasis）<br>醜形恐怖（dysmorphophobia）<br>皮膚寄生虫妄想（独 Dermatozoenwahn）<br>神経性やせ症（anorexia nervosa） |

表 6-9　させられ（作為）思考

| | |
|---|---|
| 思考吹入（独 Gedankeneingebung） | 「考えが外から入ってくる」 |
| 作為思考（独 gemachter Gedanke） | 「不愉快なことを考えさえられる」 |
| 思考奪取（独 Gedankenentzug） | 「考えが突然消え他人の影響で取り去られた」 |
| 思考伝播（独 Gedankenausbreitung） | 「考えが広められてしまった」 |

**【一言】自我の用語**

　元来ドイツ語の Ich という言葉は，歴史的に翻訳用語として混同されやすい内容となっている。フロイトは心的構造理論において，自我（Ich → ego），超自我，エスを位置づけ，ヤスパースは対象意識に対立する自己自身についての意識としての自我意識（Ichbewußtsein → self-awareness）としている。自己は self，心的構造としての自我は ego，というように Ich をドイツ語，英語，日本語の文脈のなかで読んでいくことが必要となる。フロイトの自我については，第 2 章を参照のこと。

4つのカテゴリーから考えている。
①能動性意識：自分のすべての体験・行動が自分に属し，自分から発している。
②単一性意識：自分は一人であり一人しかいない，1つのまとまった存在である。
③連続性意識：過去の自分と現在の自分は連続している。
④限界性意識：外界，他人が自分とは別な存在である。

## 2）自我意識障害
### ①能動性意識の障害
- 離人症（depersonalization; Depersonalisation）　自己所属感の喪失。

    外界意識の離人症：現実感消失。「外の風景を見ても，実際の風景とは思えない」

    自己精神の離人症：「喜怒哀楽の感情がわからない」

    身体離人症：「自分の手足が自分のものでないように感じる」

- させられ体験・作為体験（独 Gemachteserlebnis）　自己の思考・感情・意志・行為が外部の力（テレパシーや電気）によって操作されているという体験であり，思考の体験様式の障害でもある。統合失調症に特異な症状とされている。させられ思考，思考吹入，思考伝播などがある（表6-9）。

### ②単一性意識の障害
- 二重自我（独 Doppel-Ich）　内的に自分がもう一人いると感じる体験。
- 二重身（ドッペルゲンガー 独 Doppelgänger）　外にもう一人の自分を見る（自己像幻視，臨死体験など）。

    関連現象として，鏡像喪失体験：自分の姿が鏡に映っていない。

### ③同一性意識の障害
- 交代人格（alternating personality）　多重人格，同じ人間にまったく別の2つ以上の人格が交代して現れる。
- 憑依状態（心因性憑依状態）　自分に超自然的存在（霊魂）や動物（日本では，狐など）が「のりうつる」「憑く」という体験。

### ④限界性意識の障害
- 不安定性　白日夢・夢想。

## 3. 自我意識の障害

表 6-10 させられ（作為）体験

| | |
|---|---|
| させられ（作為）思考（独 gemachter Gedanke） | 「自分ではなく，他の人が考えさせている」 |
| 思考吹入（独 Gedankeneingebung） | 「他の人の考えが，私に吹き込まれてくる」 |
| 思考奪取（独 Gedankenentzug） | 「私の考えが抜き取られてしまう」 |
| 思考伝播（独 Gedankenausbreitung） | 「私の考えていることが，周囲に伝わってしまう」 |

伝統的精神病理学：させられ体験を自我機能の異常と分類
米国における症状学：させられ体験を妄想と分類

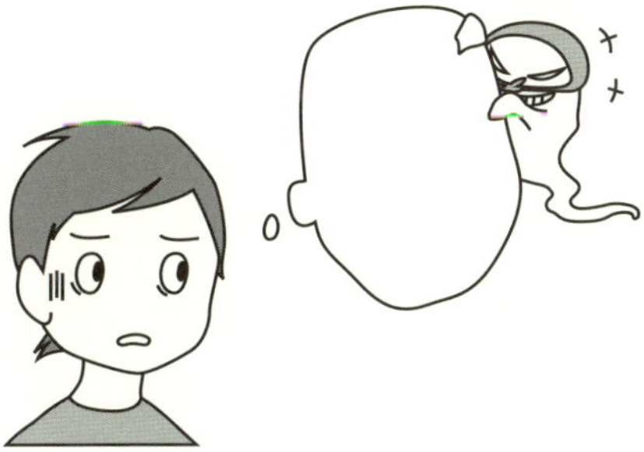

図 6-3 私の考えが抜き取られてしまった

- **二重見当識**　異なった2つの世界に住んでいて矛盾を感じない。統合失調症の，幻聴と現実の人の声，どちらも受け入れている場合。
- **自我漏洩症状**　自分の嫌な臭いなどが周囲に漏れ出て周囲の人を不愉快にさせているという，自己臭恐怖が最も多い。自分の視線が周囲を不快にさせるとか（自己視線恐怖），自己の容貌が周囲を不愉快にさせる（醜形恐怖）というタイプもある。

# 第7章

## 症状：記憶・知能・パーソナリティ

## 1. 記憶の障害

### 1) 記憶とは

　記憶（memory）とは過去の情報を保存し，必要に応じてその利用を可能にする精神機能であり，記銘（memorizing），保持（retention），追想・想起（recall）という3機能から構成される。記憶の時間的側面には，短期から長期まであり，特に長期記憶は脳のさまざまな領域を駆使して情報を保存・取り出し・活用するシステムになっている。

①**保持時間の長さ**

- 短期記憶（即時記憶）（short-term memory）　記銘から追想まで数秒から1分以内の記憶であり，情報量は入力されたままの状態を保ち，側頭葉の海馬に蓄えられ記憶容量が小さい。記憶検査では，数字の順唱や逆唱，単語・文章の即時復唱などが代表的。
- 長期記憶（long-term memory）　数分から年単位の記憶であり，大脳皮質に蓄えられ記憶容量が大きい。近時記憶と遠隔記憶がある。この場合，短期記憶の処理能力のみでは日常行動をこなせないので，それを補うために作動記憶（working memory　複数の成分からなるシステム，情報を処理し長期記憶に送り込み，必要な情報を呼び戻す→前頭前野に関連）が活動する。
  - 近時記憶　数分から数時間・数日の記憶保持で，新しい情報の獲得やその過程（記銘力 impressibility）であり，いわゆる学習能力に相当する。「昨日は何をしたか，夕食は何を食べたか」。
  - 遠隔記憶　数週から数年以上に及ぶ，すでに獲得された過去の出来事に対する記憶である。誰もが知っているような歴史的事件や出来事を，年代順に記憶していること。

②**長期記憶の内容**

- 陳述記憶（declarative memory）　意図的に追想して言葉やイメージで表現できる記憶で，意味記憶とエピソード記憶に分けられる。
  - 意味記憶　学習による客観的知識に関する記憶　（側頭葉新皮質）。
  - エピソード記憶　個人的体験による主観的思い出　（海馬・間脳，視床）。

記銘（対象をこころに刻みつける）→保持（記憶を貯蔵し維持する）→追想（意識の上に呼び出す，自由に思い出す〈再生〉と以前に記銘したものと同じであると認識する〈再認〉）

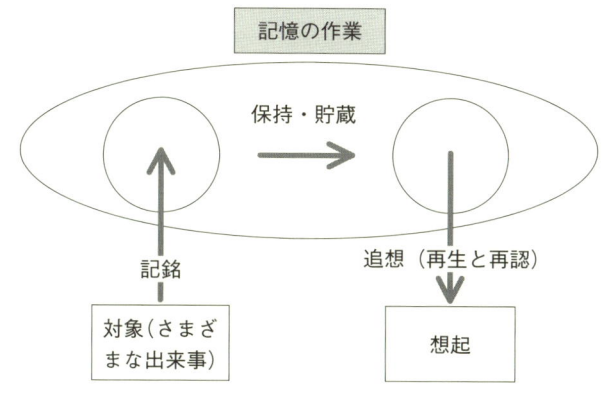

図 7-1　記憶の過程

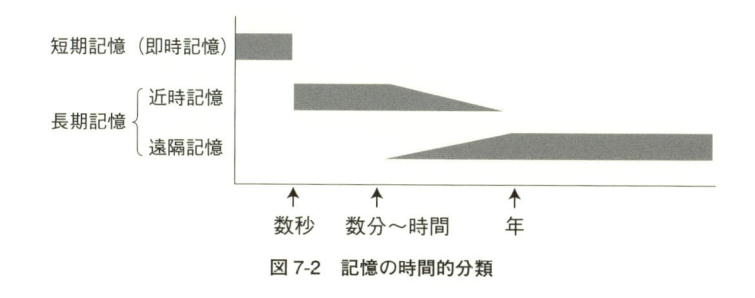

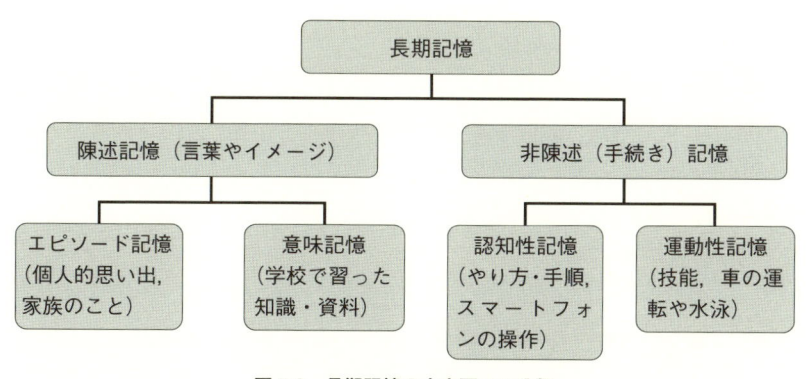

図 7-2　記憶の時間的分類

図 7-3　長期記憶の内容面での分類

- 非陳述記憶（non-declarative memory）　代表的なものは手続き記憶（procedural memory）といわれ，楽器の演奏や自転車の運転など体などで学習した記憶。
  - 認知性記憶　スマートフォンの操作，楽器の弾き方。
  - 運動性記憶　自転車や車の運転，水泳。
  - 呼び水・プライミング（priming）　一度体験したことはそれが意識に上っていなくても同じ体験として容易になる。

## 2) 記銘障害
### ①記銘力低下（disturbance of memorization）
　近時記憶の障害。昔のことは覚えているが，新しいことを覚えられない。アルツハイマー型認知症の初期にみられる。
### ②分時記憶（one-minute-memory）障害
　記銘力が高度に障害され，記憶は1分ともたない。一酸化炭素中毒や脳炎による側頭葉損傷に報告がある。
### ③コルサコフ症候群（Korsakoff's syndrome）
　高度の記銘力障害，失見当識（disorientation），作話（confabulation），逆向健忘（retrograde amnesia）を主特徴とする症候群。アルコール依存や頭部外傷など器質的疾患にみられることが多い。

## 3) 追想の量的障害
### ①記憶増進（hypermnesia）
　過去の記憶が活発によみがえる。脳病・発熱・てんかん・覚せい剤中毒などにみられ，人生場面が走馬灯のように浮かぶパノラマ視，PTSD のフラッシュバックなどがある。
### ②記憶減退（hypomnesia）
　追想が全般的に低下する。
### ③健忘（amnesia）
　意識障害などにより，一定の期間や特定のことがらを追想できない状態のことをいう。その原因によって，器質性健忘と心因性健忘に分けられる。

表7-1 短期記憶・記銘力のアセスメント（スクリーニング検査より）

①短期記憶
（数唱　逆唱）　「私がこれから言う数字を逆から言ってください，6-8-2，3-5-2-9」
　　　　　　　　　　　　　　　　　　改訂長谷川式簡易知能評価スケール（HDS-R）より

（短文の復唱）　次の文章を繰り返してください，「みんなで，力を合わせて綱を引きます」
　　　　　　　　　　　　　　　　　　Mini-Mental Status Examination（MMSE）日本版より

②近時記憶　　　「三つの言葉を言ってみてください，あとでまた聞きますのでよく覚えておいてください。桜・猫・電車　または　梅・犬・自動車」，他の2問実施後に言葉を再生してもらう。
　　　　　　　　　　　　　　　　　　改訂長谷川式簡易知能評価スケール（HDS-R）より

---

**【一言】作　話**

　典型的にはコルサコフ症候群でみられるが，認知症でもみられる。記憶の欠損や空白を埋めるための当惑作話と，それ以上に小説的に空想内容を語り，時に荒唐無稽な内容にまでなるものを空想作話という。事実に反する生活史や出来事を語る点では空想虚言に似ているが，空想作話は記憶・記銘の障害に基づく作話であり，空想虚言には記憶の障害は存在しない。

---

**【一言】フラッシュバック（flashbacks）**

　フラッシュバックの概念には歴史的な変遷がある。
ホロウィツ（1969）がLSD使用者に起こる急性効果消失後の強迫表象に名づける。
　　↓
70年代，薬物中断後に正常期間をおいて再現する病的体験をフラッシュバックと呼ぶ。
　　↓
80年代以降，PTSDの心的外傷体験の想起を表す言葉として使用されるようになる。脳内ノルアドレナリン亢進によるドパミン分泌増加が原因ではないかといわれている。

- 全健忘　ある期間すべての追想ができない。
- 部分健忘　一部は追想が可能（追想の島）。
- 同時健忘　意識障害や意識喪失のあと，健忘がその期間と一致している場合。
- 逆向健忘　障害のあと，それ以前の意識清明の期間までさかのぼって忘れる。
- 前向健忘　障害から回復後，新しく起きた出来事が想起できない。
- 選択健忘　特定の人物・場所・状況にかかわる追想のみできない。
- 全生活史健忘　自分が誰であるか，自分の生活史すべてを忘れる（心因を抱えている場合が多く，失踪や行方不明に多い）。
- ブラックアウト　アルコールに代表される物質による健忘であり，飲酒中は，周囲から見て意識も保たれまとまった行動をとり会話もできているが，翌朝になって飲酒中の言動をまったく思い出せない状態。アルコール依存の診断項目として重要。
- 意味健忘　学習した知識を忘れる意味記憶の選択健忘　側頭葉外側面のかかわりが強く，ピック病，頭部外傷，脳炎後遺症による報告がある。

## 4) 追想の質的障害

追想の内容は，一般的にも誇張され美化されやすいものであるが，著しいと病的になる。

①記憶錯誤（paramnesia）
　誤記憶（allomnesia）　過去の出来事が改変されて追想されること（記憶の錯覚）。
　偽記憶（仮性記憶）（pseudomnesia）　過去に経験していないことを実際にあったかのように追想する（記憶の幻覚）→これを語ると作話（confabulation）。

②エクムネジー（ecmnesia）
過去が現在のようにありありと追想される現象。

③記憶的妄想知覚（独 mnestische Wahnwahrnehmung）
妄想知覚のきっかけとなる知覚は過去の記憶の出来事であり，その知覚に対して妄想意味づけをする。「子どものころ使ったフォークに刻まれていた冠は，自分が王侯の出であることを示しているのが今わかった」。知覚と意味づけの

> **【一言】リボの法則 Ribot's law（逆行律）**
> 
> 記憶の解体は，新しいことから古いこと，複雑なことから単純なこと，慣れないことから習熟したことへと進む。記憶の回復はこの逆に進む。

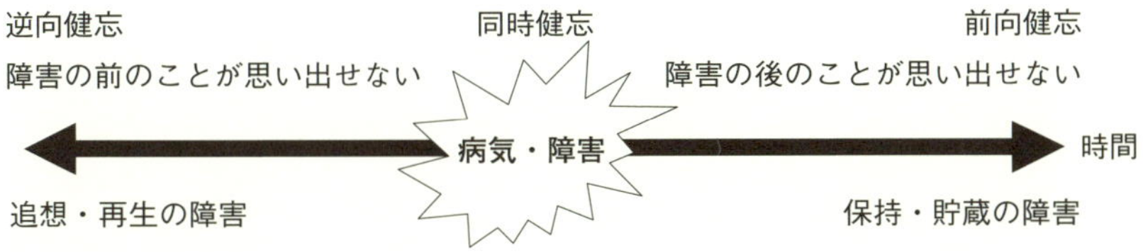

逆向健忘　　　　　　　　　　同時健忘　　　　　　　　　　前向健忘
障害の前のことが思い出せない　　　　　　　　　　障害の後のことが思い出せない

←――――――――――　病気・障害　――――――――――→　時間

追想・再生の障害　　　　　　　　　　　　　　　　保持・貯蔵の障害

同時健忘：意識障害や意識喪失と健忘の期間とが一致している。
前向健忘：意識障害や意識喪失を起こした後に，新しく見たり聞いたりしたことを思い出せない。
逆向健忘：意識障害や意識喪失が起こった時点よりも前の出来事を思い出せなくなる。さかのぼって忘れる。

**図 7-4　健忘の種類**

時間間隔は長いが，記憶の障害というより思考障害と考えられる。同様に，記憶的妄想着想（独 mnestische Wahneinfall）（妄想着想が過去の記憶の場合「15歳の時火星人がきて，金属探知機を脳の中に埋め込んでいった（20歳過ぎてから述懐）」）も思考障害と考えられる。

## 2. 知能の障害

### 1) 知能とは

知能を意味する英語 intelligence は，19世紀後半イギリスの哲学者スペンサー（Spencer, H. 1820-1903）が，生物の最適応の機能を示す言葉として用いたとされている。同じころ，心理学・遺伝学者ゴールトン（Galton, F. 1822-1911）は個人差研究や天才研究を統計学的手法によって分析し，知能の科学的研究が始められた。知能研究や知能測定の歴史は，一方で知能検査の歴史（表7-2）でもある。1905年フランスの心理学者ビネー（Binet, A. 1857-1911）は「知能とは，①方向づけ（一定の方向をとり持続しようとする），②目的性（目的の達成），③自己批判性（行動・反応の結果を吟味する）といった機能の全般的能力」と定義し，そのための知能尺度を作成した。その後多くの知能検査が開発され，同時に知能についての概念も発展してきた（表7-3, 図7-5）。1950年代後半に登場した人工知能の研究は，コンピューター開発を大きく促進させ，さらに人間の心理過程を理解するための認知心理学や情報処理科学に大きく貢献している（図7-6）。

知能とは，生得的かつ経験によって獲得されるものであり，新しい情報を取り入れ，新しい事態を判断し，それらを統合して課題を解決する能力とされている。人間の個性を評価する指標には知能と人格があり，知・情・意といった概念は人間の精神活動の基本でもある。知能の類似語として，近年 cognition という用語も使われる。

cognition
- 認知　理解，判断，記憶，論理などの知的活動を包括的に示す（医学用語）。
　　　　知覚とその関連機能を示す概念（心理学用語）。
- 認識　知覚と知能によって獲得した知識とその内容。

表 7-2 知能検査の歴史

| | | |
|---|---|---|
| 1905 | ビネー・シモン知能検査 | ビネーとシモンによる現代知能検査の基礎<br>精神年齢 MA の導入 1908 |
| 1916 | スタンフォード・ビネー式知能検査 | ターマンの改訂版<br>シュテルンによる「知能指数 IQ」の導入 |
| 1926 | 鈴木ビネー式知能検査 | 鈴木治太郎による日本版改訂版<br>鈴木ビネー検査 2007 |
| 1947 | 田中ビネー式知能検査 | 田中寛一による日本版<br>田中ビネーV 2003 |
| 1939 | ウェクスラー・ベルビュー成人式知能検査（WAIS） | 言語性 IQ と動作性 IQ　偏差知能指数（DIQ）導入<br>WAIS-Ⅲ 1997（16 歳〜89 歳）群指数の導入 |
| 1949 | ウェクスラー児童用知能検査（WISC） | ウェクスラー検査の児童版<br>WISC-Ⅳ 2005 |
| 1961 | ITPA（Illinois Test of Psycholinguistic Abilities） | カークらによる，学習障害児の診断テスト<br>発達の個人内差の評価 |
| 1983 | K-ABC 心理・教育心理アセスメントバッテリー | 知能を情報処理の過程ととらえ，認知心理学に基づき「継次処理」と「同時処理」の尺度<br>KABC-Ⅱ　2004 |
| 1997 | DN-CAS 認知評価システム | ダスとナグリエリによる，PASS モデル導入（図 7-6 参照） |

表 7-3 知能を表す

| | |
|---|---|
| 精神年齢<br>(mental age; 以下 MA と略す) | ビネー式知能検査で初めて使用された。暦年齢に対して，精神発達の程度を示す指標。同一年齢集団の過半数（50%〜75%）が合格する標準問題に達することができるかを問う。 |
| 知能指数<br>(intelligence quotient; IQ) | MA を一定の指数で表したもの。<br>IQ ＝（MA ／ CA）× 100<br>MA：精神年齢，CA：生活（暦）年齢 |
| 偏差知能指数<br>(deviation IQ; DIQ) | 知能のレベルを，集団の平均からの隔たりによって示す指数。<br>DIQ ＝ 15（X − M）／ SD ＋ 100<br>X：個人の得点，M：同一年齢集団の平均値，SD：標準偏差値 |

## 2）知能の障害とその分類

知能を具体的に表す方法や指数には，精神年齢や知能指数（以下 IQ と略す）がある。従来 DSM や ICD では標準化された知能検査に示された IQ によって，知的障害の重症度を評価していた（表7-4）。しかし DSM-5 では，IQ そのものよりも知的機能障害の程度を軸にした重症度区分を導入しており，適応機能の水準によって必要な支援を考えるという臨床的な判断が重要視されるようになっている。

知能の障害には，脳の器質的障害による非可逆的な障害である発達の障害（大きくは先天性）としての知的障害／精神遅滞と，発達後の知能低下である認知症に大別される（表7-5）。一過性（可逆的な）知能の障害は，脳機能の障害だけでなく多くの疾患で起こりうる。

## 3）知的障害／精神遅滞（mental retardation）

精神（発達）遅滞とは，知能が十分に獲得されず発育期に明らかになる知的障害を意味する。その主な原因の分類は表7-6を参照。発達期に明らかになる特殊な知的障害として，限局性学習症，自閉スペクトラム症の一部（以前の高機能自閉症，アスペルガー障害など）がある。

## 4）認知症（痴呆）（dementia）

認知症（dementia）とは，一度獲得された知能が，脳の病気などにより持続的に欠損した状態。意識障害はなく，知的能力の障害に加え，記憶，抽象的思考能力，判断力，高次機能，パーソナリティなど，社会生活全般に障害が及ぶ。

認知症の原因となる疾患は，さまざまあるが（表7-7），代表的なものにアルツハイマー型認知症，血管性認知症，レビー小体型認知症，前頭側頭型認知症などがある。老年期の物忘れや軽い言語障害が，加齢によるものか認知症の前段階かを判断することは重要であり，認知症の早期診断・早期介入の概念として軽度認知障害（mild cognitive impairment　以下 MCI と略す）が提唱されている。初老期認知症（presenile dementia）とは，発症が65歳以前の認知症をまとめた概念として扱われている。

2. 知能の障害    101

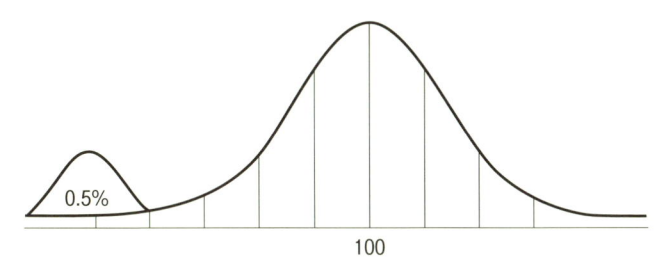

IQ 得点の理論的分布を示す正規曲線。左側のこぶは重度および最重度遅滞の実際の分布を示し，それらはすべて器質的原因を有する。

図 7-5　IQ 正規分布図

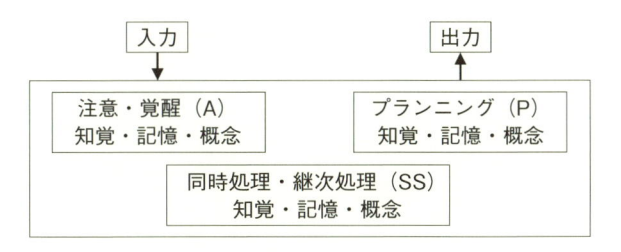

図 7-6　知的機能の PASS モデル（Das et al., 1994）

表 7-4　ICD-10・DSM-Ⅳにおける精神遅滞の重症度

|  |  | DSM-Ⅳ-TR |  | ICD-10 |
|---|---|---|---|---|
| 軽度精神遅滞 | 317 | IQ50〜55 から 70 | F70 | IQ50 から 69 |
| 中等度精神遅滞 | 318.0 | IQ35〜40 から 50〜55 | F71 | IQ35 から 49 |
| 重度精神遅滞 | 318.1 | IQ20〜25 から 35〜40 | F72 | IQ20 から 34 |
| 最重度精神遅滞 | 318.2 | IQ20〜25 以下 | F73 | IQ20 未満 |

## 5) 高次脳機能障害 (higher brain function disorder)

高次脳機能障害は，頭部外傷や低酸素脳症などの脳の障害によって起こり，記憶障害，注意障害，遂行機能障害，行動障害を基本的な障害とし，その他に病識欠如，失語，失認，失行などの大脳巣症状を呈する。

### ①遂行機能 (executive function) 障害

計画を立案し目標に向かって修正しながら正しい順序で行為を完遂させる機能（主として前頭葉機能）の障害。

### ②失語 (aphasia)

大脳の言語領域の損傷により，思考を言語記号化する機能が低下して起こる。運動失語（自発語が少なく流暢さを欠くブローカ失語）と感覚失語（流暢だが把握が悪く錯語が目立つウェルニッケ失語）がある。

### ③失認 (agnosia)

感覚機能の障害はないのに対象を認識・同定できない。視覚失認，聴覚失認，相貌失認（よく知っている人の顔を識別できない），視空間失認（ものの認知はできるが大きさや空間的な位置関係を視覚的にとらえられない）がある。

### ④失行 (apraxia)

運動機能に支障はなく命令も理解できるのに，求められた動作が正しくおこなえない。観念運動失行（日常習慣の身振りや仕草が意図的にできない），観念失行（個々の行為はできるが組み合わせた複合行為ができない），構成失行（手足，積木，立体図など空間的な構成行為ができない）がある。

## 6) 知能の障害に類似した状態

### ①仮性認知症（偽認知症）(pseudodementia)

ガンザー症候群，うつ病など非器質性の原因から生じる。認知症に似た状態だが治療により回復する。

- ガンザー症候群 (Ganser's syndrome)　的はずれ応答，意識変容（錯乱，もうろう状態），健忘，無痛，幼稚な退行などを特徴とする拘禁者のヒステリー反応。

### ②可逆認知症 (reversible dementia)，治療可能な認知症 (treatable dementia)

治療により回復する可能性のある認知症を総称する。慢性硬膜下血腫，脳炎，

## 2. 知能の障害

表 7-5 知能の障害の分類

| 永続的(非可逆的) | 先天性 | 精神遅滞 |
|---|---|---|
| 脳の構造や機能の障害 | 後天性 | 認知症 |
| 一過性(可逆的) | | 感覚刺激の低下(盲,聾,感覚遮断など) |
| | | 現実との接触の低下(統合失調症などの精神障害の直接的影響) |
| | | 感情障害のある場合(うつ病などの仮性認知症) |

表 7-6 知的障害/精神遅滞の原因(生理因・病理因・心理社会因)

| 生理因 | 正常な知能の偏差　正規分布表 IQ70 未満 |
|---|---|
| 病理因 | 感染:風疹,先天梅毒 |
| | 中毒:母体の薬物使用 |
| | 外傷 |
| | 代謝:フェニルケトン尿症 |
| | 栄養:低酸素症,ビリルビン脳症 |
| | 粗大な脳疾患:結節性硬化症 |
| | 染色体異常:ダウン症候群,クラインフェルター症候群,ターナー症候群 |
| 心理・社会因 | 劣悪な教育環境　感覚刺激の減弱(聴覚視覚の機能異常) |

表 7-7 認知症の原因による分類

| アルツハイマー型認知症<br>(Alzheimer's disease) | |
|---|---|
| 血管性認知症(vascular dementia) | 多発梗塞性認知症,脳卒中後の認知症 |
| ピック病(Pick's disease) | 初老期に発病し,特異な性格障害や情動の変化を主症状とし認知症が加わる病態　滞続言語がみられる |
| クロイツフェルト・ヤコブ病<br>(Creutzfeldt-Jakob disease) | プリオン感染による多彩な神経症状を呈する認知症 |
| ハンチントン舞踏病(Huntington's chorea) | 優性遺伝する舞踏病と呼ばれる不随意運動を伴う認知症 |
| パーキンソン病(Parkinson's disease) | さまざまな原因により筋拘縮,運動減少,振戦を呈する病態 |
| HIV 感染 | AIDS の原因ウィルスの脳内感染による認知症 |

正常圧水頭症など知能低下というより，運動障害や情動失禁を伴う軽い意識混濁または通過症候群と考え，仮性認知症とは異なる概念として理解する。

## 3. パーソナリティの障害

### 1) パーソナリティ（人格）とは

　人格（personality）の語源は，ラテン語のペルソナ（persona）からきている。ペルソナとは，演劇に用いる仮面であり，劇中で演じる役割，外見的な人柄，人生で演じる役割などの意味をもつことから，人の内的な性質を表すようになった。現在は，個人の認知，情緒，行動などの心理的特徴全体を表す言葉として使われ，時には価値観まで含むこともある。また性格（character）は，ギリシャ語の「刻み込まれたもの，彫りつけられたもの」という意味から発展したもので，主として後天的に獲得された個人の特徴を表す。ただし両者の明確な区別は難しく，同じように使用されることもあり，日本語の「人格」は「人格者」など価値判断を含む言葉でもあることから，近年はパーソナリティという言葉が用いられるようになっている。類似語として気質（temperament）は，生物・生理学的基礎に立った刺激への反応性，いわゆる生まれつきの行動特性と考えられ，背景に遺伝規定性を含んだ概念である。

　パーソナリティ心理学において，パーソナリティには大きく2種類（類型論と特性論）の記述の仕方があり（表7-9），ユングの内向・外向やクレッチマーの気質は類型論の代表的なものである。現在のパーソナリティ研究では，特性論（特性とはパーソナリティの基本単位として，一定の仕方で行動する傾向を示す心理学的特徴）が主流であり，ビッグ・ファイブという5つの特性因子でパーソナリティを包括的に理解しようとする理論モデル（表7-10）が盛んになっている。

　精神医学では，パーソナリティに関連する概念として，病前性格（premorbid personality）（精神疾患を発病する前の性格，または特定の精神疾患を発症しやすい人がもつ特定の性格特徴）の考え方がある（表7-11）。

3. パーソナリティの障害　105

表 7-8　軽度認知症 MCI の診断基準（Mayo Clinic Group による）

① 記憶障害の訴えがあり，家族も認める
② 日常生活活動は正常
③ 全般的な認知機能は正常　MMSE は 24 点以上
④ 年齢に比して記憶力が低下（標準化された記憶検査で，平均より 1.5SD 以上低い）
⑤ 認知症は認めない
⑥ Clinical Dementia Rating（CDR）のスコアが 0.5

表 7-9　類型論と特性論

| | |
|---|---|
| 類型論 | 一定の理論や基準に基づいて，典型的な人格像や性格像を導きだす<br>ユングのタイプ（内向型・外向型），クレッチマーの気質（分裂気質・循環気質・粘着気質）など |
| 特性論 | 一定の仕方で行動する傾向（特性 trait）を基本単位として，その組み合わせからパーソナリティを理解する<br>キャッテルの 12 の根源特性，コスターとマクレーのビッグ・ファイブ |

表 7-10　5 因子モデル（玉瀬，2004）

| | NEO-PI-R | Big Five 尺度 | FFPQ |
|---|---|---|---|
| 作者 | コスタとマクレー | 和田 | 辻ほか |
| 項目数 | 240 項目 | 60 項目 | 150 項目 |
| 因子名 | 神経症傾向（N）<br>外向性（E）<br>開放性（O）<br>調和性（A）<br>誠実性（C） | 情緒不安定性<br>外向性<br>開放性<br>調和性<br>誠実性 | 情動性<br>外向性<br>遊戯性<br>愛着性<br>統制性 |

## 2）パーソナリティ障害の概念

歴史的には，英国で犯罪者との関連においてパーソナリティの異常の研究がはじまり，異常性格（abnormal character）や精神病質（psychopathy）などの概念から，精神分析における各発達段階の問題としてのパーソナリティ障害（いわゆる，境界パーソナリティ構造），DSMやICDにおける定義など，概念の変遷がある。大きくは以下の4つの考え方がある。

**①正常と精神疾患の中間段階としての精神病質**

コッホ（Koch, J. A. 1841-1908）が精神病質という用語を初めて用いる。クレペリンやクレッチマーの理論が代表的であり，クレッチマーは分裂気質や循環気質は正常範囲の性格，分裂病質や循環病質は精神病質として統合失調症や躁うつ病との関連から精神医学の対象と考えた。

**②その人の属する集団の平均値や価値基準からの極端な偏りとしての異常性格**

シュナイダーによる，異常性格と精神病質人格の考え方が代表的である（表7-12）。その集団の平均的性格からプラス方向・マイナス方向どちらにせよ大きく偏っている性格を異常性格とし，その異常性に本人が悩むかあるいは周囲や社会を悩ます者として精神病質人格（psychopathische; Persönlichkeit）を定義し，精神疾患とは区別した。またプラスの方向に大きくずれている人は天才や偉人として，精神医学の対象にはならないとした。

**③力動精神医学におけるパーソナリティ障害**

精神分析を基礎理論とし米国で発展した力動精神医学では，幼少期における両親（養育者）との関係が，思春期以降の人格形成に大きく影響を及ぼし，パーソナリティ障害を引き起こすと考えた。代表的なものには，マーラー（Mahler, M. S.）の提唱した，乳幼児期における養育者との分離個体化のテーマがある。分離個体化の問題を抱えたまま成長し，思春期以降に「見捨てられ不安」が賦活され愛情希求が満たされないと行動化傾向を強めることになる。またカーンバーグ（Kernberg, O. F.）は，パーソナリティの病理水準を，神経症パーソナリティ構造・境界パーソナリティ構造・精神病パーソナリティ構造の三段階に区別し，その水準を見立てることで治療論を展開した。こうした臨床知見により，その後DSM-Ⅲ診断基準に，境界性パーソナリティ障害や自己愛性パーソナリティ障害が導入されることになった。

表 7-11 うつ病の病前性格

| | |
|---|---|
| メランコリー親和型性格<br>テレンバッハ<br>(Tellenbach, H.) | 内因性うつ病（メランコリー）への親和傾向をもつ人間の本質。秩序への志向性（几帳面）に固着，過度に高い要求水準。<br>性格特性：几帳面，堅実，勤勉，責任感，他者との衝突を避ける，権威と序列の尊重。<br>秩序の危機を乗り越え新たな秩序に迫られる事態（引越し，昇進，定年など）が発症の危機になる。 |
| 執着性格<br>下田光造 | 性格特性：熱中症，凝り性，徹底的，几帳面，責任感。<br>この「几帳面さ」「熱中症」のため，感情的疲労状態に陥るが，疲労に抵抗して活動を続けるため，突然に躁状態やうつ状態が起こる。 |

表 7-12 シュナイダーの精神病質人格

①発揚者
②抑うつ者
③自信欠乏者
④狂信者
⑤顕示欲者
⑥気分易変者
⑦爆発者
⑧情性欠如者
⑨意志欠如者
⑩無力者

④ DSM や ICD におけるパーソナリティ障害

「その人の属する文化から期待されるものより著しくかたよった，内的体験および行動の持続的様式で，臨床的に著しい苦痛または社会的，職業的機能の障害を引き起こしている」と定義され，DSM-5 ではパーソナリティ障害を A 群・B 群・C 群の 10 類型に分類している（表 7-13）。

## 3）心理的反応の障害

直接パーソナリティの障害ではないが，個人が外的な体験を内部で消化できず精神症状として表出し，症状や障害の背景に心理的要因が強く考えられるものとして，心因反応（psychogenic reaction），異常体験反応（独 abnorme Erlebnisreaktion），適応障害（adjustment disorder），ストレス障害（stress disorder）などがある。この一連の反応の障害についてヤスパースは「原因と発病が時間的に結びつき，両者の内容が了解できる関係にあり，原因がなくなると症状も消える」としている。

①ストレス（stress）

心身に負荷がかかり緊張を強いられる。

②トラウマ（心的外傷）（trauma）

こころに癒し難い傷を残すような圧倒的，破壊的な体験のことを意味し，起源としてシャルコーのヒステリー研究や外傷神経症（事故・戦争）にさかのぼる。

③原始反応（primitive reaction）

戦争や災害等強い刺激が加わって，誰にも無差別に起こる反応としてクレッチマーが提唱，以下のような反応を起こす。

・爆発反応　怒る泣くなど感情がそのまま発散される。
・短絡反応　置かれた状況をわきまえず衝動的な行動に走る。
・人格反応　誰にも同じように起こるわけでなく，ある刺激が加わっても，病的反応を起こす場合とそうでない場合があり，そこには人格がかかわっている。

### 表7-13 パーソナリティ障害の分類 (DSM-5に準拠)

| | | |
|---|---|---|
| A群 | 猜疑性／妄想性パーソナリティ障害 | Paranoid PD |
| | シゾイドパーソナリティ障害 | Schizoid PD |
| | 統合失調型パーソナリティ障害 | Schizotypal PD |
| B群 | 反社会性パーソナリティ障害 | Antisocial PD |
| | 境界性パーソナリティ障害 | Borderline PD |
| | 演技性パーソナリティ障害 | Histrionic PD |
| | 自己愛性パーソナリティ障害 | Narcissistic PD |
| C群 | 回避性パーソナリティ障害 | Avoidant PD |
| | 依存性パーソナリティ障害 | Dependent PD |
| | 強迫性パーソナリティ障害 | Obsessive-Compulsive PD |

---

**【一言】パーソナリティの質的変化**

何らかの病因により、パーソナリティの連続性や心的機能の統一性が失われ、レベルが下がる病態として、脳器質性疾患の後遺症や薬物の慢性中毒による人格変化などがある。また「人格水準の低下、人格崩壊（decay of personality）」という用語は、統合失調症がシューブ\*を繰り返し、無為と感情鈍麻の目立つ状態になることを示している。

\*シューブ（Schub）：統合失調症における急性発症あるいは急性増悪。

■■**より理解を深めるための参考文献（第5章〜第7章）**

アンドリュー・シムズ（著）飛鳥井望・野津　眞・松浪克文・林　直樹（訳）(2009). シムズ記述精神病理学　西村書店
西丸四方・西丸甫夫（2006）. 改訂25版精神医学入門　南山堂
原田憲一（2008）. 精神症状の把握と理解（精神医学の知と技）　中山書店
村上　仁（1982）. 異常心理学増補改訂版　岩波書店

# 第8章

## 日本の精神医療と関連する法律

# 第8章 日本の精神医療と関連する法律

## 1. 日本の精神医療

　日本における精神障害者への対応は，中世においては物の怪，狐憑きのなせるわざであるとしてそれらをお祓いする加持祈祷がおこなわれていた。江戸時代には，興奮する精神病者を座敷牢などに監禁することもおこなわれた。明治時代になって精神病者監護法が制定されたものの，私宅監置を警察が管轄するなど社会隔離の色彩の強いものであった。

　東京では，1872年浮浪者一斉取り締まりのための収容先である養育院内に精神病者の部屋が設置され，それが発展し1879年東京府癲狂院（公立精神科病院）となった。東京帝国医科大学教授であった呉秀三（1865-1932）は，当時の癲狂院における劣悪な患者処遇を嘆き，精神病者の人道的看護を訴え，巣鴨病院，移転後の松沢病院の院長として無拘束看護や患者のための作業療法を進めた。また呉は，ミュンヘン大学のクレペリンのもとに留学し，脳の病理組織学研究と症状学－疾病学－診断を日本に紹介している。日本の旧帝国大学精神医学の主流は，ドイツ精神医学クレペリン，シュナイダーの流れを汲んでいる。1902年に第1回日本連合医学会の分科会として日本神経学会が発足し，1935年には日本精神神経学会と改称，呉が初代会長となった。

　森田正馬（1874-1938）は，自らの体験を基に，ヒポコンドリー性格と精神交互作用からなる森田神経質という概念を提唱し，日本で初めての神経症理論を展開し，治療法としての森田療法を発展させた。一方，丸井清泰（1886-1953）は，米国アドルフ・マイヤーのもとに留学，日本で最初に精神分析を東北帝国大学で講義し，古沢平作（1897-1968）らを指導した。その後古沢はウィーン精神分析研究所に留学し，帰国後は戦前戦後において日本で唯一の精神分析医として開業している。古沢は，日本の臨床的精神分析の基礎を作り，戦後日本の精神分析家土居健郎（1920-2009）や小此木啓吾（1930-2003）などを育てる。古沢が提唱した阿闍世コンプレックス論（1932年）は，フロイトのエディプス・コンプレックスと対比した，母子をテーマとした仏教的な精神分析理論である。

　1950年以降には，米国精神医学の影響を受けて力動精神医学が急速に発展した。精神分析を学ぶ精神科医の増加だけでなく，臨床心理の専門として心理士が精神医療に進出し，心理検査やカウンセリングを担当するようになった。70

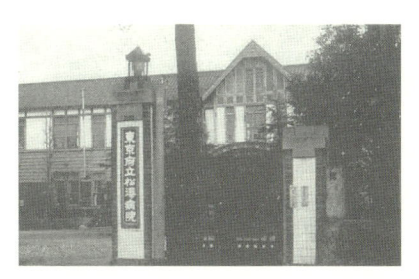

図 8-1　松沢病院

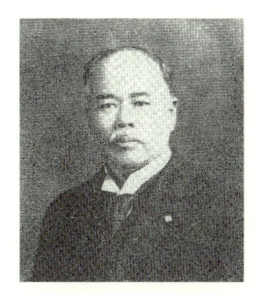

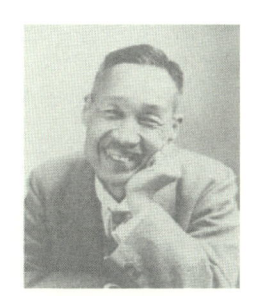

図 8-2　呉秀三　　　　　　図 8-3　森田正馬

### 【一言】森田療法

　森田正馬が創始した，神経症に対する日本独自の精神療法。基本姿勢の一つに，人間にそなわる自然治癒力（常態心理）を促すというものがある。神経症を形成する感情の執着を断ち切るため，患者は入院生活によって次の4期を過ごす。①絶対臥褥の時期，②隔離の状態で日記指導と古典の音読の時期，③身体を使った作業の時期，④すべてのこだわりを離れ外界に順応する訓練期。現在では種々の変法があるが，基本態度は「気分（症状）を，あるがままに受け入れ，やるべきことを目的的・行動的に実行する」というものである。

### 【一言】阿闍世コンプレックス論

　古沢平作独自の仏教的な精神分析理論。阿闍世とはインドの釈迦時代のある王子の名前。阿闍世は自分の出生にまつわる母と仙人の話を聞き，母親への恨みから父を幽閉し母を殺そうとし，その結果父は死亡した。しかし父殺害の後悔から，彼は重い皮膚病にかかり苦しんだが，母の献身的な看護と釈迦により救われる。フロイトのエディプス・コンプレックスにおける「罪悪感」に対比して，自分の命の根源である母に裏切られた怒りと罪悪の意識を「懺悔心」と名づける。このコンプレックスにおける小此木啓吾の解釈論が有名である。

年代には,総合病院の精神科外来や個人診療所の開設が盛んになり,入院中心の精神医療から外来治療への移行,社会復帰のための中間施設(共同作業所,福祉ホームなど)も増えていく。リハビリテーションの一環である精神科デイケアにおいては,医師,看護師,作業療法士,精神保健福祉士,心理師,ケースワーカーといった多職種が協働して治療に参加するようになる。さらに,21世紀において,遺伝子工学や分子生物学を基礎とする生物精神医学,エビデンスに基づく研究と治療,操作的診断と治療のガイドラインといった世界の精神医療の流れは,日本においても同様のものとなっている。

## 2. 精神医療に関連する法律

第二次世界大戦終結後の日本では,民主主義の時代を反映し,精神障害者の医療と保護を目的として「精神衛生法」(1950年)が制定され,各都道府県に精神科病院の設置が義務づけられた。その後精神医療費の公的援助が外来通院まで拡大され,この法改正によって日本の精神科病床は飛躍的に増加した。しかし宇都宮精神病院などにおける患者の人権問題を背景に,従来の精神衛生法は大幅に改定され,「精神保健法」(1987年)と名称も改められた。なかでも「入院形態の明確化と告知義務」が明記されたことが大きな特徴である。その後の障害者基本法における,障害者の自立促進とノーマライゼーションの目標により,社会復帰施設の設置が推奨されリハビリテーションの一環として精神科デイケアは全国の精神科医療現場に活発に開設されることとなる。この後部分改正がおこなわれ「精神保健福祉法」(1995年)と名称も改変される。

### 1) 精神保健福祉法 (精神保健及び精神障害者福祉に関する法律)

> 「精神障害者の医療及び保護を行い,障害者の日常生活及び社会生活を総合的に支援するための法律と相まつて,その社会復帰の促進及びその自立と社会経済活動への参加の促進のために必要な援助を行い,並びにその発生の予防その他国民の精神的健康の保持及び増進に努めることによつて,精神障害者の福祉の増進及び国民の精神保健の向上を図ることを目的とする」(第1章第1条)

## 2. 精神医療に関連する法律

表 8-1 精神医療における法律(精神保健福祉法の制定まで)

| | |
|---|---|
| 江戸時代 | 障害者を座敷牢や納屋に監禁(私宅監置) 代官所への届け出は必要 |
| 1900(明治 33) | 「精神病者監護法」の制定。 |
| 1918(大正 7) | 呉秀三ら「精神病者私宅監置ノ実況」において,公の責任による精神病院の設立を訴える。 |
| 1919(大正 8) | 「精神病院法」が制定追加され,公立の精神病院を設立できることになる。実情は「代用病院(後の指定病院)」制度の導入により民間病院が公立病院の役割を果たした。 |
| 1950(昭和 25) | 「精神衛生法」の制定。 |
| 1954(昭和 29) | 全国調査で精神障害者総数約 130 万人。 |
| 1964(昭和 39) | ライシャワー事件。ライシャワー駐日米大使が統合失調症の少年により刺される。 |
| 1965(昭和 40) | 「精神衛生法」改正。①精神衛生センターを各都道府県に設置,②保健所の訪問指導や相談業務の充実,③通院患者の通院費の 1/2 公費負担制度。 |
| 1984(昭和 59) | 宇都宮病院における人権侵害や違法診療→精神障害者の人権擁護・社会復帰の促進。 |
| 1987(昭和 62) | 「精神保健法」の制定。 |
| 1993(平成 5) | 障害者基本法(「心身障害者対策基本法」から改正)。障害者の自立促進と社会参加(ノーマライゼーション)を目標。 |
| 1995(平成 7) | 「精神保健福祉法」に改正。 |

表 8-2 精神衛生法と精神保健法

| 精神衛生法 1950 | 精神保健法 1987 |
|---|---|
| 措置入院・同意入院(保護義務者の同意)の 2 入院形態 | 任意入院・医療保護入院・措置入院・応急入院の 4 入院形態 |
| 精神衛生鑑定医制度の導入 | 精神保健指定医(呼称変更)の権限・義務の強化 |
| 措置入院患者の入院費公費負担制度の採用 | 精神医療審査会(入院処遇の審査)の設置 |
| 公立病院設置の義務づけ | 行動制限の緩和 |
| | 国民の義務条項の設置 |

ここでの精神障害者とは，統合失調症，精神作用物質による急性中毒またはその依存症，知的障害，精神病質（パーソナリティ障害），その他の精神疾患を有するものとしている。

## 2）心神喪失者等医療観察法（心神喪失等の状態で重大な他害行為を行った者の医療及び観察などに関する法律）

> 「この法律は，心神喪失等の状態で重大な他害行為を行った者に対し，その適切な処遇を決定するための手続等を定めることにより，継続的かつ適切な医療並びにその確保のために必要な観察及び指導を行うことによって，その病状の改善及びこれに伴う同様の行為の再発の防止を図り，もってその社会復帰を促進することを目的とする」（目的等　第1条）

この法律は，2001年に起きた大阪教育大学附属池田小学校における児童殺傷事件を契機に，国会で審議が始まり，2003年公布され，2005年より施行された。心神喪失（しんしんそうしつ）または心神耗弱（しんしんこうじゃく）の状態で重大な他害行為をおこない，不起訴処分となるか無罪等が確定した人に対して，検察官より，医療観察法による医療および観察を受けさせるべきかどうかが裁判所に申立てがなされると，鑑定をおこなう医療機関での入院等がおこなわれるとともに，裁判官と精神保健審判員（必要な学識経験を有する医師）の各1名からなる合議体による審判で，処遇の要否と内容の決定がおこなわれる。審判の結果，医療観察法の入院による医療の決定を受けた人に対しては，厚生労働大臣が指定した指定入院医療機関において，専門的な医療の提供がおこなわれる。また，医療観察法の通院による医療の決定（入院によらない医療を受けさせる旨の決定）を受けた人および退院を許可された人については，原則として3年間，地域において，厚生労働大臣が指定した医療機関（指定通院医療機関）による医療を受けることとなる（図8-4）。

・心神喪失または心神耗弱の状態　精神障害のため善悪の区別がつかないなど，刑事責任を問えない状態。
・重大な他害行為　殺人，放火，強盗，強姦，強制わいせつ，傷害に相当する行為。

2. 精神医療に関連する法律　117

表 8-3　精神保健福祉法による入院形態

| 入院形態 | 知事権限(区長同意) | 患者本人の同意 | 保護者の同意 | 指定医の診察 | その他 |
|---|---|---|---|---|---|
| 任意入院 | | ○ | | | |
| 医療保護入院 | | | ○ | ○ | |
| 措置入院 | ○ | | | ○（2名） | 「自傷他害」 |
| (緊急措置入院) | ○ | | | ○（1名可） | 「自傷他害」休日夜間での緊急時72時間を限度 |
| 応急入院 | | | | ○ | 72時間限度 |

医療保護入院・応急入院では，緊急やむをえない場合，指定医以外の一定の要件を満たす医師の診察により，一定時間（12時間）に限り入院が認められる。
「自傷他害」とは，措置入院や緊急入院の場合は，「自傷行為または他害行為のおそれがある状態像を認定」しており，以下の状態像に対応する場合に限定する。抑うつ状態，躁状態，幻覚妄想状態，精神運動興奮状態，昏迷状態，意識障害，知能障害，人格の病的状態。

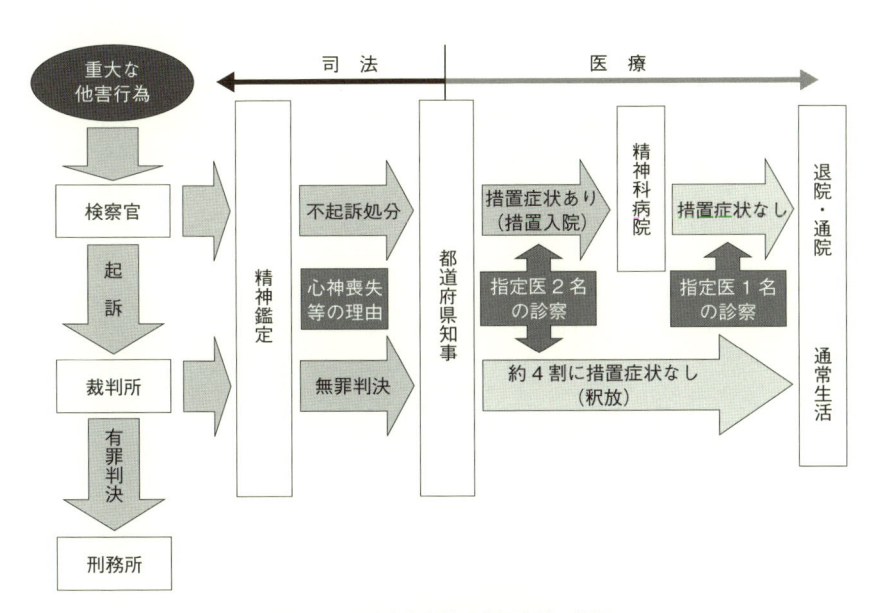

図 8-4　心神喪失者等医療観察法の概要

## 3）成年後見制度

　禁治産・準禁治産制度の改正が成立し2000年から施行される。認知症の高齢者や知的障害者，精神障害者など，判断能力が不十分な成人の財産管理や契約，福祉サービスの利用契約，遺産分割協議などについて，選任された成年後見人が代理しておこなう制度である。判断能力に障害を有していても，自己決定能力がないと見なすのではなく，その残存能力と自己決定を尊重しながら，財産保護と自己の意思を反映させた生活を社会的に実現させる，というノーマライゼーションの思想が背景にある。

　制度の内容としては，大きく分けると，法定後見制度・任意後見制度の2つがあり，法定後見制度は，「後見」「保佐」「補助」の3つに分かれており，判断能力の程度など本人の事情に応じて制度を選べるようになっている（表8-4）。

## 4）発達障害者支援法

> 「この法律は，発達障害者の心理機能の適正な発達及び円滑な社会生活の促進のために発達障害の症状の発現後できるだけ早期に発達支援を行うことが特に重要であることにかんがみ，発達障害を早期に発見し，発達支援を行うことに関する国及び地方公共団体の責務を明らかにするとともに，学校教育における発達障害者への支援，発達障害者の就労の支援，発達障害者支援センターの指定等について定めることにより，発達障害者の自立及び社会参加に資するようその生活全般にわたる支援を図り，もってその福祉の増進に寄与することを目的とする」（2005年施行）

　「発達障害」とは，自閉症，アスペルガー症候群その他の広汎性発達障害，学習障害，注意欠如・多動性障害その他これに類する脳機能の障害であって（図8-5），その症状が通常低年齢において発現するものとし，「発達障害児」は，発達障害者のうち18歳未満として定義している。

## 2. 精神医療に関連する法律

表 8-4 成年後見制度（法定制度）

本人の判断能力のレベルによって支援する人の権限を，後見・保佐・補助という3つのレベルに分けている。

| | | |
|---|---|---|
| 後見 | 支援される人 | 重度の知的障害・精神障害・認知症高齢者<br>判断がまったくできない，あるいはほとんどできない |
| | 支援する人<br>（成年後見人） | 財産に関するすべての法律行為について代理できる |
| 保佐 | 支援される人<br>（被保佐人） | 知的障害・精神障害・認知症の程度が進んだ高齢者<br>不動産や車などの購入など重要な財産行為について |
| | 支援する人<br>（保佐人） | 重要な財産行為について，支援される人がしたことを取り消すことができる |
| 補助 | 支援される人<br>（被補助人） | 軽い知的障害・精神障害・初期の認知症<br>重要な行為や決断などに他者の補助を必要とし，支援される人の同意のもとの支援。 |
| | 支援する人<br>（補助人） | 不動産の売買，相続など支援される人が範囲を決めたことに従って支援する。 |

それぞれの障害の特性

言葉の発達の遅れ
コミュニケーションの障害
対人関係・社会性の障害
パターン化した行動，こだわり

自閉症

知的な遅れを
伴うことも
ある

広汎性発達障害

アスペルガー症候群

基本的に，言葉の発達の遅れはない
コミュニケーションの障害
対人関係・社会性の障害
パターン化した行動，興味・関心のかたより
不器用（言語発達に比べて）

注意欠如・多動性障害 ADHD

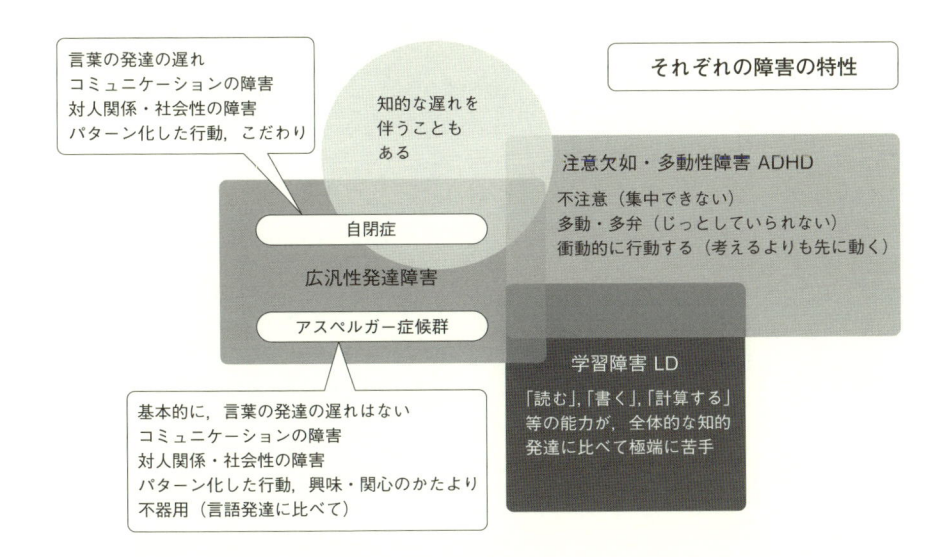

不注意（集中できない）
多動・多弁（じっとしていられない）
衝動的に行動する（考えるよりも先に動く）

学習障害 LD

「読む」，「書く」，「計算する」
等の能力が，全体的な知的
発達に比べて極端に苦手

図 8-5 発達障害者支援法における発達障害の理解（厚生労働省ホームページを改変）

## 3. インフォームド・コンセントと守秘義務

### 1) インフォームド・コンセント

インフォームド・コンセント（informed consent　以下 IC と略す）とは，「説明と同意」と訳されることが多いが，さらに踏み込んで「正しい情報を得た（伝えられた）上での合意」を意味する概念である。特に，医療や人間科学領域にかかわる倫理として用いられる。医療行為（投薬・手術など）や心理的援助介入（心理検査・面接など）の対象者（患者やクライエント）が，治療や援助の内容についてよく説明を受け理解した上で（informed），方針に合意する（consent）ことである。IC の概念として，「説明・理解」と，それを条件にした「合意」の，いずれも欠けないことが重要である。

(1) 自己決定権の保障：患者側の同意，自己決定行為
(2) 知る権利の保障：診断や治療内容について，患者に十分に説明すること
(3) 伝える義務（還元義務）の遂行

IC の概念は，欧米では，ナチス・ドイツの人体実験への反省から生まれたニュルンベルク綱領（1947 年）に端を発し，臨床試験／治験について IC の必要性を勧告したヘルシンキ宣言（1964 年）として，1960 年代に確立した概念である。日本では，1990 年に日本医師会生命倫理懇談会が「説明と同意についての報告」を出してから一般的に知られるようになった。また 1997 年の医療法改正によって，医療者は適切な説明をおこなって，医療を受ける者の理解を得るよう努力する義務が初めて明記された。

## 2）守秘義務と個人情報

　国家資格が必要な職業（医師，看護師，弁護士，公務員など）は，「職務上知りえた秘密を守る」ためそれぞれの法令において，秘密を守る義務が明文化されている（守秘義務）。また秘密を守ることを明文化されていない職業においても，個人情報を取り扱う機関では，法律，通達等で義務づけられている。当然，医療領域においては患者に関して臨床業務上知りえた個人情報や相談内容を，正当な理由なく漏らしたり利用してはならない。ただし，その内容が自殺や自傷，または他害の恐れがあると判断される場合や，法律に定めがある場合は，専門家としての判断のもと，柔軟で慎重な対応が必要となる。また事例や研究の公表に際しては，特定の個人の資料を用いる場合は，その個人の秘密を保護する責任をもち，その職務を辞めた後も，同様の責任を負わねばならない。

　個人情報に関しては，近年情報化社会の進展とともに，個人のプライバシーにかかわる内容が第三者に容易に把握されてしまう危惧が高まってきている。そのため日本では，個人の権利利益を保護することを目的として個人情報を取り扱う上でのルールを定めた「個人情報の保護に関する法律（個人情報保護法）」が2004年から施行された。一般に守られるべき個人情報には，以下のようなものがある。氏名，性別，生年月日，住所，職業，家族構成，通院歴，病名，各種検査結果，携帯電話やコンピューターのIP番号，写真など「特定の個人を識別できるもの」である。


■■より理解を深めるための参考文献─────────────
池原毅和（2012）．精神障害法　三省堂
岡田靖雄（2002）．日本精神科医療史　医学書院
土居健郎（2007）．甘えの構造増補普及版　弘文堂

\*\*実践編\*\*\*\*\*\*\*\*

# 第1章

## 精神科診断の実際

精神疾患の実際の診断は，本人や家族などから話を聞き取るという問診を基本として，患者の精神内界を知り，異常体験などの有無，今問題となっていること（困っていること），社会的適応のあり方をたずねることが中心となる。

## 1. 精神的現在症—精神症状をとらえる

### 1）視　　診
患者が診察室に入ってきた時から退室するまで，その動作や態度などを細心の注意を払って観察する。視診による客観症状の観察。
①表情，②姿勢，態度，立ち居振る舞い，③疎通性，コミュニケーションの特徴，話し方など。

### 2）問診（診断面接）
面接の目的は，診断やその後の治療的かかわりおよび方針を見立てることであり，患者や家族との言語的やりとりである問診が中心となる。患者との初めての出会いは，その後の信頼関係や治療関係を築いていくためにも重要な時間であり，たとえ診断面接であろうと，緊張を和らげリラックスできる環境をなるべく整えるなど工夫し，患者が話したいことを自由に話せる雰囲気づくりは大事である。

一般的精神機能（意識や見当識，記憶，知能など）や異常体験などの有無（幻覚・妄想，思考，感情，意欲・行動），また疎通性の程度や病識の有無などをみていく（表1-1）。なかでも患者だけが体験する意識，思考，知覚，感情，意欲などの異常は主観症状といわれ，患者が話し表現する内容などによって初めて把握できるものであり，精神科領域で問題となる精神症状の多くがこの主観症状に属する。そのことも含めて，患者が困っていることを患者自身から語れるようにすることが，正しい診断への鍵となる。

### 3）既往歴
①現病歴
現在ある症状について，いつごろから，どのようにして起こり，どう変わっ

表1-1 問診で注意を払う精神症状など

| | |
|---|---|
| 意識 | 意識障害の有無。特にせん妄は認知症，器質性疾患，手術後の患者によくみられ，幻視や興奮を伴うこともある。 |
| 見当識 | 自分が今置かれている時間，場所，状況などについての見当づけ。軽度認知症など早期からみられることもあり，そのスクリーニングとして重要。改訂長谷川式簡易知能評価スケールHDS-RやMMSEなどの質問に，見当識の評価が組み込まれている。 |
| 記憶 | 記憶は保持する期間によって短期記憶（即時記憶）・長期記憶（近時記憶や遠隔記憶）などに分けられ，そのどこに障害が起きているかを知る。 |
| 知能 | 知能障害の有無。意識障害下における知能低下だけでなく，仮性認知症（うつ病の思考制止や精神運動制止による）や偽認知症（ガンザー症候群や解離性障害による）にも注意する。発達障害や認知症などには，各種知能検査の実施。 |
| 知覚（幻覚など） | 幻聴・幻視・幻臭・幻味などがある。統合失調症などのように意識清明な状態で起こる場合と器質性疾患の意識障害に伴ってみられる場合がある。 |
| 思考 | 妄想や思路の異常（思考途絶・滅裂思考など），強迫観念など。精神病性障害では，思考障害が主症状となることが多く，障害の程度も評価する。 |
| 感情 | 抑うつ気分・昂揚気分・不安・恐怖・不機嫌・易怒性・感情失禁など。抑うつ気分や不安は，大なり小なりほとんどの疾患にみられるので，丁寧な面接と評価が大事である。 |
| 意欲・行動 | 意欲の全般的な亢進や低下。行動や行為の障害の背景にはさまざまな要因がある。食行動や性行動の障害・意志発動の障害（緊張病性昏迷など）・衝動行為や衝動制御の障害（放火癖・抜毛症など）。行動や行為には感情・知覚・思考・知性・パーソナリティなどさまざまな精神機能が総合的に関係し，種々の障害が起こりうる。 |
| 疎通性 | 単に言語による意思の疎通だけでなく，感情的共感性や感情交流を伴った相互の気持ちの通い合いをも意味する。 |
| 病識 (insight into disease) | 病気や病態に対する患者自身の自覚や理解。病識欠如。 |

てきたか，その問題にどう対応してきたかを聞く（主訴が現れてきた経過）。その症状の起こったことについて原因として思い当たることはどうかも聞く。発病時の状況は発病の原因や誘因を知る上で重要になる。特に心理・社会的な出来事は精神疾患では大事になる。患者と第三者の訴えが食い違うこともあるので，注意を要する。

②生活歴

出生から現在までの生活環境・学歴・職歴を聞き，社会生活・家庭生活の問題点やそれぞれの場面での適応の程度を明らかにしておく。

③本人歴

生育歴や既往症。患者の年齢や主訴に即して，各発達期の重要な点を押さえる。また飲酒・嗜好品・常用薬なども聞いておく。病前性格については，患者だけでなく第三者の印象も参考にする。

④家族歴

家族構成を聞き，病気の遺伝負因を知るだけでなく，各人の年齢・職業・性格，さらに家族内の人間関係や家族力動も参考にする。ジェノグラムを作成するとわかりやすい（図1-1）。

### 4）臨床心理・神経心理検査

多種多様な心理検査があるが，医科診療報酬に記載されている検査は一覧表（表1-6）を参照すると理解しやすい。患者や検査の目的などによって，大きく以下のように分類される。

①知能検査

知的能力や発達水準・発達障害に関するアセスメント。

②パーソナリティ検査

患者のパーソナリティ特徴，病態水準のアセスメント。

③記銘力・記憶などの認知機能検査

認知症や高次機能障害などのアセスメント。

④状態や症状の重症度検査

一般的な健康調査のスクリーニングからはじまり，抑うつや不安などの状態や症状重症度のアセスメント。

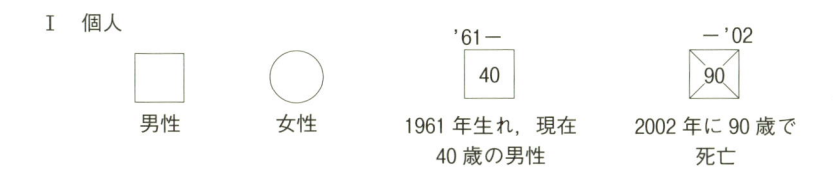

1. 精神的現在症—精神症状をとらえる    127

Ⅰ　個人

□ 男性　　○ 女性

'61-
[40]
1961年生れ，現在
40歳の男性

-'02
[⊠90]
2002年に90歳で
死亡

Ⅱ　夫婦関係など

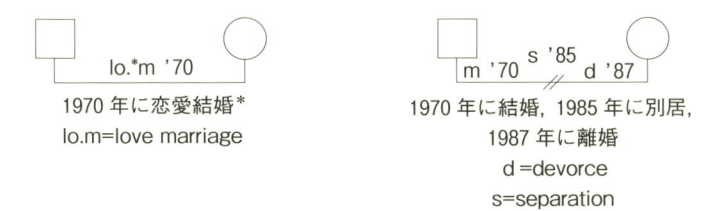

lo.*m '70
1970年に恋愛結婚*
lo.m=love marriage

m '70　s '85　d '87
1970年に結婚，1985年に別居，
1987年に離婚
d=devorce
s=separation

Ⅲ　子どもなど

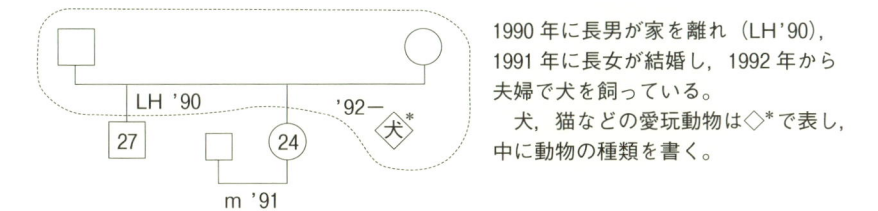

LH '90　　'92-
27　　24　　犬*
m '91

1990年に長男が家を離れ（LH '90），
1991年に長女が結婚し，1992年から
夫婦で犬を飼っている。
　犬，猫などの愛玩動物は◇*で表し，
中に動物の種類を書く。

Ⅳ　配置

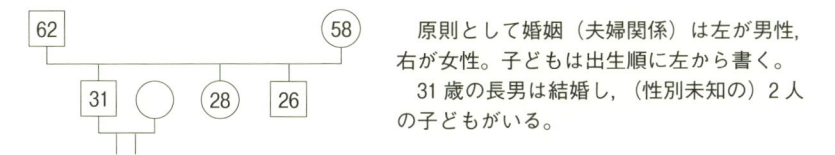

62　　58
31　○　28　26

原則として婚姻（夫婦関係）は左が男性，
右が女性。子どもは出生順に左から書く。
　31歳の長男は結婚し，（性別未知の）2人
の子どもがいる。

図1-1　ジェノグラムの実際（中村，2002）

ジェノグラム（家系図）は，原則として三世代をさかのぼる家族員（血縁だけでなく同居したり，関係の深い人も含む）の家系図。ジェノグラムを作成すると家族関係が一目瞭然となり，問題の整理や家族力動の理解に役立つ。

⑤失語，失行，失認など器質性疾患の神経心理検査

## 2. 身体的現在症

### 1）内科的一般検査

身体状態は患者の精神症状に大きな影響を及ぼす（表1-2, 1-3）。常に以下の点は留意する。

①身体疾患を起因として精神症状が発生する病気もある。重大な身体疾患を見逃さない。

②身体因（器質性精神障害・中毒性精神障害・症状性精神障害など）を把握する。

③合併症や向精神薬の副作用を知る。

④血圧測定，血液検査，眼底検査や心電図検査など状況に応じて導入する。

### 2）神経学的検査

脳器質性疾患は多彩な精神症状を呈し，統合失調症や双極性障害などと鑑別が困難なことがあるため，精神科臨床にも，必要最低限の神経学的検査が必要となる。

①**歩行の異常**

パーキンソン歩行・失調歩行・痙性歩行など。

②**言語の異常**

構音障害や失語。

③**不随意運動**

筋の不随意的な収縮により起こる現象。多くは運動過多であり錐体外路系の障害により出現する。振戦・ミオクローヌス・舞踏運動・ジストニア・チックなど。

### 3）画像検査

器質性精神疾患の診断に大きな役割を果たす（表1-4）。

①頭部単純X線撮影，②CT，③SPECT，④PET，⑤MRI

表1-2 身体疾患と心理的反応・精神症状の関係 (秋山・野田・沼, 2006を改変)

1. 身体疾患に起因して精神症状が発生するもの
   器質性精神障害：脳組織への器質的な侵襲による精神症状
   症状性精神障害：脳組織への器質的な侵襲はないが，身体疾患に起因する精神症状
   薬剤性精神障害：薬剤に起因する精神障害
2. 身体疾患・治療状況に対する心理的反応
   がんやAIDSなど難治疾患に対する心理的反応としての不安，抑うつ，易怒，興奮
3. 精神疾患をもつ患者に，身体疾患が合併したもの
4. 身体症状と精神症状が，もともと合併・混在しているもの
   心身症，身体表現性障害，アルコール依存症

表1-3 精神症状の出現しやすい身体疾患と薬剤

| 器質性精神障害 | | 脳血管障害（脳梗塞，脳出血），脳腫瘍，多発性硬化症，脳外傷，てんかん，老年期・初老期の認知症性疾患，パーキンソン病，脳炎，クロイツフェルト・ヤコブ病，進行麻痺など |
|---|---|---|
| 症状性精神障害 | 内分泌障害 | 甲状腺疾患（機能低下症，機能亢進症），アジソン病，クッシング症候群 |
| | 代謝障害 | 糖尿病，腎不全，肝不全，電解質異常，ビタミンB群の欠乏 |
| | 感染症 | 敗血症 |
| | 中毒性障害 | アルコール中毒，一酸化炭素中毒 |
| | 自己免疫疾患 | 全身性エリテマトーデス（SLE）等の膠原病 |
| 薬剤性精神障害 | | 副腎皮質ステロイド薬，抗パーキンソン薬，抗コリン薬，インターフェロン製剤，モルヒネ製剤，ジギタリス製剤，リドカイン |

### 4）脳波検査

脳波（表1-5）は大脳機能を反映しているので，脳波検査によって大脳機能障害の有無を調べることができる。診断上脳波所見が最も重要なのはてんかんであるが，脳腫瘍や頭部外傷など脳器質疾患や小児の発達段階の判定，脳死判定，睡眠障害（睡眠ポリグラフィー）など多くの目的に用いられる。

### 5）脊髄液検査法

髄液の検査は，脳の炎症性疾患が疑われる場合には必須であり，特に梅毒性疾患の診断には髄液検査が決め手となる。細胞数増多は脳炎・髄膜炎や中枢神経系の梅毒では必発である。

- **進行麻痺** 血液梅毒反応陽性，髄液梅毒反応陽性，Nonne-Apelt 第一相反応陽性（髄液蛋白におけるグロブリン増加），細胞増多症→この4項目はNonne の4徴といい，これらすべて陽性の場合，進行麻痺と考えることができる。

## 3. 総合的判断から診断へ

現在は病因論的診断よりも DSM や ICD といった新しい診断基準が主流となり，そのための構造化面接（SCID や CIDI）も用意されている。しかし精神科面接の目的には次のようなものがある。

①診断
②精神症状や状態像，患者のパーソナリティ，学校・職場のストレスなど患者をとりまく環境要因，家族関係（家族病理），これまでの適応のレベルなど，診断面接から得られた各視点からの情報を読み解き，治療のためのフォーミュレーションを作成する。
③治療関係の始まり

たとえ診断面接といえども，この先の治療関係を見通し，治療的な雰囲気のなかで進められることが大事であり，臨床研究の場合を除き，紋切り型で機械的な質問紙に沿っただけの SCID や MINI の使用方法は避けた方がよい。

表 1-4　画像診断

頭部単純 X 線撮影

CT（computed tomography: X 線コンピューター断層法）
　病変の種類によって CT 値が異なることに基づく正常組織との濃度差や，正常脳構造の偏位や変形を基準として診断する。頭部 CT は脳腫瘍，脳出血，脳梗塞，脳の萎縮や脳室の拡大の判定に有用。

SPECT（single photon emission CT: シングルフォトンエミッション CT）
　体内に微量の放射性物質を入れ，出てくる放射線を体外で検出して断層画像化する。局所脳血流や脳酵素代謝率などを測定。

PET（positron emission tomography: ポジトロン CT）
　ポジトロン（陽電子）を放出する核種を用い，放射線 RI で標識した化合物の移行や集積の経過を数値的に解析し断層画像として表示する。脳の局所の機能的変化が経時的に示されるので，脳腫瘍やてんかんの焦点部位の診断に有用である。

MRI（magnetic resonance imaging: 核磁気共鳴画像）
　水素の原子核から発生する電磁波を画像化するもので，X 線を用いない。X 線 CT と違い，自由な方向の断層が得られるほか，脳幹や脊髄の変化も観察できるため，変性疾患や脊髄病変の診断に役立つ。

表 1-5　脳波

脳波は，周波数と振幅で表示する。脳機能の低下に伴い徐波が増えてくる。
周波数：$\alpha$ 波（正常覚醒閉眼時），速波（$\beta$ 波），徐波（$\theta$ 波，$\delta$ 波）

| | | |
|---|---|---|
| 徐波 | デルタ波（$\delta$ wave） | 1/2 〜 3Hz |
| | シータ波（$\theta$ wave） | 4 〜 7Hz |
| （正常覚醒閉眼時） | アルファ波（$\alpha$ wave） | 8 〜 13Hz |
| 速波 | ベータ波（$\beta$ wave） | 14 〜 30Hz |
| | ガンマ波（$\gamma$ wave） | それ以上 |

【一言】進行麻痺の研究

　進行麻痺とは，梅毒の病原体（スピロヘータ）が脳に感染し，10 数年以上のちに発症するもので，その主な症状は，知能の低下と性格の変化，身体的衰弱と麻痺である。この経過の途中で躁うつ状態や幻覚妄想状態などさまざまな症状を示す。脳の病理学的所見で特定の病理所見が確認され，特異的な治療（発熱療法）が効果をあげる。1913 年，野口英世は，脳の中に梅毒の病原体トレポネーマ・パリドゥム（*Treponema pallidum*）を発見した。

以下に大きく診断の流れを示す。
①現在の精神症状を把握し，評価する。
②精神症状だけでなく，身体的状態の評価や，心理社会的情報を把握する。
③患者の訴えを聞き，一方で鑑別診断を思い浮かべながら。
④今まで社会で生活してきた一人の人間像を思い描きながら。

　問診や諸検査などから得られた情報から病名診断，さらに治療につなげる診断をするためにその患者の事例性を考える。どうしてこの障害に至ったのか，病態形成過程を体系的に考える。具体的には，患者のもつ元来の素質や気質，患者をとりまく心理社会的要因，発症のきっかけとなる誘因，患者のレジリエンスなど多次元的に分析し組み立て，患者のストーリーを描き出していく。その時には，神経生物学，行動科学，認知科学，精神分析学などの理論が動員される。

　診断面接ではついおろそかになるが，神庭（2009）の「面接では，患者がどのように病んでいるのかを知るだけでなく，どのように健康であるのかを知ることが大切である」（p.133）という言葉は忘れてはいけないことである。

---

**【一言】レジリエンス（resilience）**

　深刻な出来事に直面しても，すべての人が必ず不適応を起こすわけではない。精神的ダメージを与えるような困難な状況にもかかわらず，うまく適応する過程，能力，パーソナリティ特性などをレジリエンスと呼ぶ（回復力，弾力性，柔軟性などと訳されるが，精神医学や心理学においてはそのままレジリエンスと使われる）。精神医学においては，「脆弱性」に対応する概念として，PTSD研究など，近年とみに注目されるようになっている。レジリエンスの研究には，ネガティブな出来事に遭遇し一時的な落ち込みの状態から回復する過程や結果に注目するものと，精神的回復力としての個人のパーソナリティ特性を重視するものとがある。

参考：加藤　敏・八木剛平（2009）レジリアンス　現代精神医学の新しいパラダイム　金原出版

表 1-6　臨床心理・神経心理検査に関する医科診療報酬点数一覧（平成 30 年 4 月現在）

| | 操作が容易なもの（80 点） | 操作が複雑なもの（280 点） | 操作と処理が極めて複雑なもの（450 点） |
|---|---|---|---|
| 発達および知能検査 D283 | 津守式乳幼児精神発達検査，牛島幼児簡易検査，日本版ミラー幼児発達スクリーニング検査，遠城寺式乳幼児分析的発達検査，デンバー式発達スクリーニング，DAM グッドイナフ人物画知能検査，フロスティッグ視知覚発達検査，脳研式知能検査，コース立方体組み合わせテスト，レーヴン色彩マトリックス，JART | MCC ベビーテスト，PBT ピクチュアー・ブロック知能検査，新版 K 式発達検査，WPPSI 知能診断検査，全訂版田中ビネー知能検査，田中ビネー知能検査 V，鈴木ビネー式知能検査，WISC-R 知能検査，WAIS-R 成人知能検査（WAIS を含む），大脇式盲人用知能検査，ベイリー発達検査 | WISC-Ⅲ知能検査，WISC-Ⅳ知能検査，WAIS-Ⅲ成人知能検査 |
| 人格検査 D284 | パーソナリティーインベントリー，モーズレイ性格検査，Y-G 矢田部ギルフォード性格検査，TEG-Ⅱ東大式エゴグラム，新版 TEG | バウムテスト，SCT，P-F スタディ，MMPI，TPI，EPPS 性格検査，16P-F 人格検査，描画テスト，ゾンディーテスト，PIL テスト | ロールシャッハテスト，CAPS，TAT 絵画統覚検査，CAT 幼児児童用絵画統覚検査 |
| 認知機能検査その他の心理検査 D285 | CAS 不安測定検査，SDS うつ性自己評価尺度，CES-D うつ病（抑うつ状態）自己評価尺度，HDRS ハミルトンうつ病症状評価尺度，STAI 状態・特性不安検査，POMS，IES-R，PDS，TK 式診断的親子関係検査，CMI 健康調査票，GHQ 精神健康調査票，MAS 不安尺度，ブルドン抹消検査，MEDE 多面的初期認知症判定検査，WHO QOL26，COGNISTAT，SIB，Coghealth（医師，看護師，臨床心理技術者が検査に立ち合った場合のみ），NPI，BEHAVE-AD，音読検査（特異的読字障害を対象にしたものに限る），AQ 日本語版，WURS，MCMI-Ⅱ，MOCI邦語版，日本語版 LSAS-J（6月に1回に限る），DES-Ⅱ，EAT-26，M-CHAT，STAI-C 状態・特性不安検査（児童用），DSRS-C，長谷川式知能評価スケール，MMSE，前頭葉評価バッテリー，ストループテスト，MoCA-J | ベントン視覚記銘検査，内田クレペリン精神検査，三宅式記銘力検査，ベンダーゲシュタルトテスト，WCST ウィスコンシン・カード分類検査，SCID 構造化面接法，CLAC-Ⅱ，遂行機能障害症候群の行動評価（BADS），リバーミード行動記憶検査，Ray-Osterrieth Complex Figure Test（ROCFT） | ITPA，CLAC-Ⅲ，標準失語症検査，標準失語症検査補助テスト，標準高次動作性検査，標準高次視知覚検査，標準注意検査法，標準意欲評価法，WAB 失語症検査，老研版失語症検査，K-ABC，WMS-R，ADAS，DN-CAS 認知評価システム，小児自閉症評定尺度，発達障害の要支援度評価尺度（MSPA），親面接式自閉スペクトラム症評定尺度改訂版（PARS-TR），子ども版解離評価表 |
| | | 注：国立精研式認知症スクリーニングテストの費用は，基本診察料に含まれているものであり，別に算定できない。 | |

■■**より理解を深めるための参考文献**─────────────────────

エミール・クレペリン（著）西丸四方・遠藤みどり（訳）(2007). クレペリン精神医学概論　みすず書房
笠原　嘉（2007）. 精神科における予診・初診・初期治療　星和書店
神田橋條治（1984）. 精神科診断面接のコツ　岩崎学術出版社

# 第2章

## 統合失調症・双極性障害・抑うつ障害

# 1. 統合失調症

## 1）統合失調症の概念と歴史

　統合失調症は，躁うつ病とならび古代から存在してきた精神の病気と考えられる。しかし近代以降，この病気が精神疾患として認識され概念化されたのは19世紀に入ってからである。1860年，モレル（Morel, B. A. 1809-1873）は早発痴呆という言葉を用い，カールバウム（Kahlbaum, K. L. 1828-1899）が提唱した緊張病（Katatonie）（1874），ヘッカー（Hecker, E. 1843-1909）の破瓜病（Hebephrenie）（1871）などの歴史を経て，その概念は以下のように研究・提唱されていく。

### ①クレペリンの早発性痴呆（Dementia Praecox）（1896）

　クレペリンは，進行麻痺の研究を参考に，一定の原因，症状，経過，転帰，病理解剖の同一性，を想定できる疾患単位として，早発性痴呆のラテン語訳Dementia Praecoxを提唱する。経過の途中に多彩な精神症状を示すが，慢性に進行し，最終的には感情鈍麻などの人格荒廃に陥ると考えた。

### ②ブロイラーの統合失調症（Schizophrenie）（1911）

　ブロイラーは，連合心理学の立場から，統合失調症の基本的障害は，人格の単一性が失われるような精神機能の解体・分裂であるとした。基本症状は4つのAといわれる，i）観念連合の弛緩（association loosening），ii）感情障害（affect disturbance），iii）両価性（ambivalence），iv）自閉（autism）である。

### ③シュナイダー

　シュナイダーは，統合失調症の一級症状を提唱した。一級症状とは他の精神障害から統合失調症を鑑別するのに役立つ主観症状や異常体験である。

### ④DSMやICDの診断基準における統合失調症

　症状の組み合わせと持続期間により操作的に診断する。

## 2）DSM-5における統合失調症スペクトラム障害とその他の精神病性障害の診断

### ①統合失調症（Schizophrenia）

　診断基準は表2-3を参照。

時：19世紀後半から20世紀前半（1870年代から1910年代まで）
ところ：ドイツの精神病院→ドイツの大学→スイスの精神病院

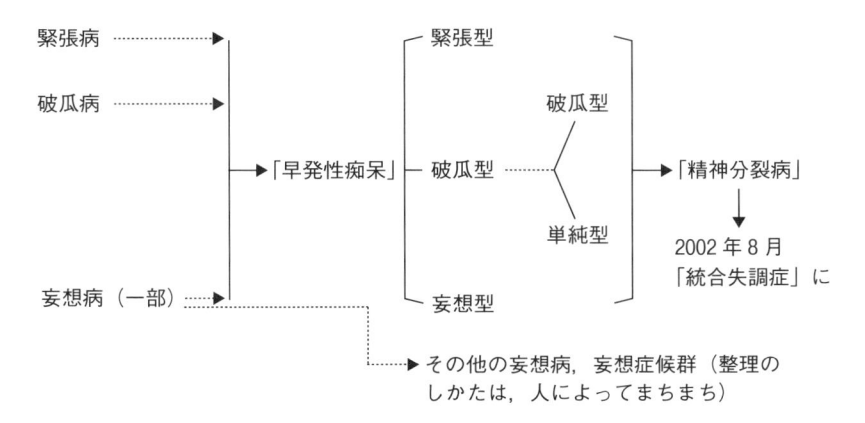

```
緊張病 ┈┈┈▶                  ┌ 緊張型
                              │                    破瓜型
破瓜病 ┈┈┈▶                  │                  ╱              
           ▶ 「早発性痴呆」 ─┤ 破瓜型 ─┤            ▶ 「精神分裂病」
                              │                  ╲              ↓
                              │                    単純型       2002年8月
妄想病（一部）┈┈┈           └ 妄想型                          「統合失調症」に
           ┈┈┈┈┈▶ その他の妄想病，妄想症候群（整理の
                          しかたは，人によってまちまち）
```

図2-1　統合失調症"発見"の歴史（中井・山口，2004）

表2-1　統合失調症，統合失調症型障害，妄想性障害（ICD-10）

| | | |
|---|---|---|
| F20 | 統合失調症 | （Schizophrenia） |
| F21 | 統合失調症型障害 | （Schizotypal disorder） |
| F22 | 持続性妄想性障害 | （Persistent delusional disorder） |
| F23 | 急性一過性精神病性障害 | （Acute and transient psychotic disorder） |
| F24 | 感応性妄想性障害 | （Induced delusional disorder） |
| F25 | 失調感情障害 | （Schizoafffective disorder） |
| F28 | 他の非器質性精神病性障害 | （Other nonorganic psychotic disoder） |
| F29 | 特定不能の非器質性精神病 | （Unspecified nonorganic psychosis） |

②統合失調症型パーソナリティ障害（Schizotypal (Personality) Disorder）

　この障害はパーソナリティ障害に含まれるが，統合失調症スペクトラム障害にも含まれると考えられる。ICD-10でも統合失調症関連に含まれている。DSM-5ではパーソナリティ障害について大きく変更することが検討されたが，今後の課題として発表されたため，両方のカテゴリーに含まれる。

③妄想性障害（Delusional Disorder）

　基本的特徴は，統合失調症の基準Aを満たしたことはないが，妄想が1ヵ月以上存在すること。妄想に主題があれば特定する。

④短期精神病性障害（Brief Psychotic Disorder）

　基本特徴は，①妄想，②幻覚，③まとまりのない発語，④緊張病性の行動，以上のうち少なくとも1つが急激に発症する。そのエピソードは1日以上続くが1ヵ月を超えることはなく，最終的には病前の機能水準に回復する。

⑤統合失調症様障害（Schizophreniform Disorder）

　2つの相違点を除いては，統合失調症と同一である。病気の期間の一部において，社会的職業的機能障害がなくてもよい。持続期間は，短期精神病性障害（1日以上1ヵ月未満）と統合失調症（6ヵ月以上）との中間である。

⑥統合失調感情障害（Schizoaffective Disorder）

　基本特徴は，1つの連続した病期のなかで，ある期間に抑うつエピソード（必ず抑うつ気分を伴うこと）または躁病エピソードが存在し，同時に統合失調症の基準Aを満たす症状を伴っていること。かつ，気分エピソードがなく妄想・幻覚が2週間以上存在する期間が必要である。

⑦共有精神病性障害（二人組精神病　仏 Folie à Deux）

　DSM-5では削除されている。顕著な妄想をもつ精神病性障害をすでに有している人物と，その人物と親密な関係にある別の人物に発展する妄想。この障害の第一事例となる人物は，人間関係において優位であり，最初は健康であったが受動的な第二の人物にその妄想体系を押しつけていく。妄想的信念を共有するようになる人々は，しばしば血縁関係や夫婦関係であり，長い間一緒に住んでおり，比較的社会的に孤立している人々であったりする。第一事例との関係が中断された場合，もう一方の人物の妄想的信念は通常減少するか消失する。2人だけの関係において最も多くみられるが，第一事例が親の場合，複数の子

表 2-2 統合失調症の病型（DSM-5 では病型分類が削除された）

| | |
|---|---|
| ①妄想型 | 妄想，または頻繁に起こる幻聴にとらわれている。認知機能や感情が比較的保たれているなかで，顕著な妄想や幻聴が存在する。典型的には，被害的あるいは誇大的妄想があり，たいていは首尾一貫した１つのテーマを中心に組織化されている。 |
| ②解体型 | まとまりのない会話・まとまりのない行動・平板化したまたは不適切な感情が顕著にみられる。歴史的には「破瓜型」と呼ばれ，ICD-10 ではこの用語が使用される。 |
| ③緊張型 | 特徴的臨床像が２つ以上存在する。カタレプシーまたは昏迷として示される無動症，過度の運動活動性，極度の拒絶症あるいは無言症，姿勢・常同運動・顕著な衒奇症・顕著なしかめ面に示される自発運動の奇妙さ，反響言語・反響動作など。基本特徴は，著しい精神運動性の障害であり，重度の緊張病性昏迷や興奮の際には，自傷他害を起こしやすい。 |
| ④残遺型 | 陰性症状，または統合失調症の基準 A の症状が２つ以上弱められた形で存在する。統合失調症のエピソードが存在したけれど，現在の臨床像に顕著な陽性症状がない場合。 |

表 2-3 統合失調症の診断基準（DSM-5 に準拠）

A. 以下のうち，２つ以上が１カ月間ほとんど存在し，うち１つは１か２か３である。
　1. 妄想
　2. 幻覚
　3. まとまりのない発語
　4. ひどくまとまりのない，緊張病性の行動
　5. 陰性症状（感情の平板化や意欲欠如）

B. 障害が始まってから大部分の期間において，仕事，対人関係，自己管理などのうち１つ以上の機能が，病前の水準より著しく低下している。

C. 障害の持続的な症状は少なくとも６カ月は存在する。基準 A を満たす各症状はこの間少なくとも１カ月間存在しなければならないが，前駆期か残遺期の症状期間を含んでもよい。この期間では，陰性症状のみか基準 A が弱められた形であってもよい。

D. 統合失調感情障害，抑うつ障害または双極性障害の精神病性特徴は除く。

E. 症状は，物質乱用，投薬，医学上の生理学的作用によるものではない。

F. 自閉スペクトラム症やコミュニケーション症の既往歴がある場合，統合失調症の必須症状と顕著な幻覚や妄想が１カ月以上存在する場合に，統合失調症の追加診断をする。

　カタトニア（緊張病）に合致すれば特定する。
　現在の各精神症状の重症度を特定する。０点（その症状がない）〜４点（症状が存在し重症）。

どもたちが親の妄想を支持するといったことが生じうる。

### 3) 統合失調症の成因
統合失調症は，その原因や病気の仕組みも単一のものではないと考えられているし，未だにすべての統合失調症に共通する所見は見出されていない。しかし一般的な意味において「脳の病気」といえるであろう。

①成因論一般
- 過程モデル　未知の脳内の原因で，主として遺伝因に規定された内因によって病的過程が自律的に進行して発病にいたると考える。
- 脆弱性・ストレスモデル　生物学的原因による病的素因ないし中枢神経機能の脆弱性があり，これが環境因（心因的ストレス）を誘因として，脳内の生化学的異常が惹起され，発病にいたるという多次元的要因説。
- 神経発達障害仮説　生育早期に軽微で静止的な脳損傷が生じた場合，その脳部位があまり機能していない若年のころにはその機能異常は顕在化しない。その脳部位の機能が発現される成人初期になると，それに伴い機能異常が顕在化し，病理的役割が触発され，臨床的に発病と認められる。

②遺伝の研究
- 経験的遺伝予後　特定の統合失調症者を発端者として家系調査をおこなう。
- 双生児研究　一卵性双生児は二卵性双生児よりも，統合失調症の一致率がすべての報告で高い。
- 養子研究　統合失調症の発症に，遺伝素因と家庭環境などの生育環境のどちらが主要な役割を果たすか研究する（遺伝素因の関与がはるかに大きい）。
- 高罹病危険児（high risk children）　統合失調症の親から生まれた子どもは統合失調症を発症する危険の大きい子どもであると考え，前方向的（prospective）に観察追跡する研究。
- 分子遺伝学研究　統合失調症の背後にある生化学的な異常が解明されていないため，DNAマーカーを用いた連鎖や相関研究がおこなわれているが，今のところ一定の結果は出ていない。原因遺伝子の染色体上の位置を確認し，それに連鎖した遺伝子が子どもに伝わっているか（連鎖研究），特定のDNA異常の出現率を，健常者とで比較し，関係する遺伝子を探索する

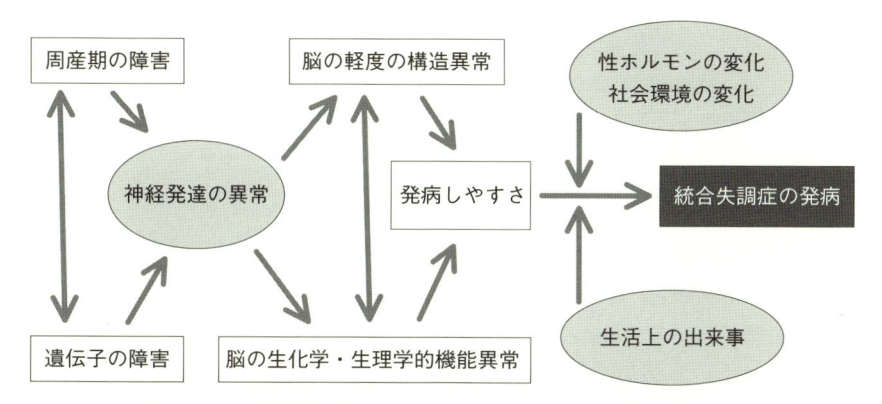

図2-2 統合失調症の神経発達障害仮説(こころの健康情報局すまいるナビゲーターホームページを改変)

―【一言】分子遺伝学研究―――

　遺伝物質の総称で染色体全体をゲノムという。ヒトは22種類の常染色体とX・Y2種類の性染色体に遺伝情報が蓄えられている。その遺伝情報を担っているのは，DNA（デオキシリボ核酸）であり，1つの遺伝子の配列をもとにDNA暗号であるRNA（リボ核酸）が作られ，このmessengerRNAを鋳型としてタンパク質が合成される。このタンパク質がそれぞれの機能を発揮し，生体は維持される。ゲノムに書き込まれたプログラムに沿って遺伝子情報はコントロールされているが，さまざまな要因によってタンパク質の質や量に異常が生じ本来の働きができなくなると，病気を引き起こすと考えられている。こうして病気と関連する遺伝子を見出す研究が，分子遺伝学の研究である。

(相関研究)。

### ③神経生化学的研究

- **ドーパミン仮説** 脳内のドーパミンの量的過剰の推測，またはドーパミン受容体側の過感受性（hypersensitivity）の存在があり，ドーパミン受容体数の増加か受容体の感受性の増加によるものか。
- **グルタミン酸仮説** 脳内興奮性アミノ酸伝達の低下は，陽性症状・陰性症状（表 2-4）双方に関与しているかどうか。
- **その他の仮説** セロトニン受容体に拮抗作用をもつ抗精神病薬が，陽性症状や陰性症状に有効。ノルアドレナリン系の機能障害が起きているか。

### ④脳の情報処理機能の研究

- **情報処理障害仮説** 脳内の情報処理過程に関与する注意機能や基本的認知機能の障害のため，情報処理が困難となり思考・知覚・認知に障害が起こる。脳の事象関連電位は，脳波上の微妙な変化を抽出することで，脳内の情報処理を調べる。

### ⑤画像解析

1970 年代より，放射線技術とコンピュータの進歩により，CT（コンピュータ断層撮影），MRI（磁気共鳴画像），PET（ポジトロン断層撮影法），SPECT（シングルフォトン断層撮影法），fMRI（機能的 MRI）などが開発され，統合失調症の脳の形態学的・機能的研究が進んでいる。

## 4) 症　状

### ①前駆期と初期の症状

前駆期とは発症に先立ち，何らかの精神的変化が起きている時期をいう。この時期には集中力・意欲の低下，睡眠障害，漠然とした不安，社会的ひきこもり（学生では不登校），社会的機能の低下，神経過敏などがみられるが，周囲の人間には気づかれにくい。従来の破瓜型では，こうした状態が持続し徐々に自閉症状が強まるとされている。また緊張型では，数日単位の前駆症状ののち急速に症状が顕在化することがある。中安信夫は，統合失調症の病初期に特異的にみられる症状を「初期症状」として，「初期統合失調症（初期分裂病）」の概念を提唱した。

> **【一言】初期統合失調症（初期分裂病）**
>
> 中安信夫は統合失調症の特異的初期症状に着目し、「初期分裂病」という臨床単位で考えることの有用性を唱えた。以下の特異的4主徴を挙げている（1990）。
> ① 自生体験：自己の意思によらず、体験そのものが勝手に生じてくると感じる。自生思考、自生記憶想起、白昼夢などがある。
> ② 気づき亢進：注意を向けている対象以外の些細な種々の刺激が意図せずに気づかれ、「どうしてこんなことが気になるのか」と困惑する。
> ③ 漠とした被注察感：「どことなくまわりから見られている感じがする」、周囲に誰もいない状況で生ずることもある。
> ④ 緊迫困惑気分：何かが差し迫っているような緊張感が湧いてくるが、なぜそんな気持ちになるのかわからなくて戸惑い困惑する。

表 2-4　統合失調症の陽性症状と陰性症状

| | | |
|---|---|---|
| 陽性症状 | 幻覚、妄想、滅裂思考、緊張病性症状など | 他の疾患との鑑別に重要 |
| 陰性症状 | 意欲や自発性の欠如、感情平板、会話の貧困など | 統合失調症の長期予後と関連が深い |

### ②感情障害

外界の刺激に対する自然な感情反応の障害が起こる。喜怒哀楽の感情が乏しくなり，外界だけでなく自分自身に対しても無関心・無頓着になる。感情疎通性の欠如，感情の反応性の低下（感情鈍麻，感情の平板化），感情の調節障害（その場にそぐわぬ不自然な感情の動き，児戯性気分など）。

### ③思考障害

統合失調症を特徴づける主たる障害がここに含まれる。
- 思考の形式の障害　支離滅裂，思考途絶，思考奪取，言葉のサラダ
- 思考の内容の障害　妄想気分，妄想知覚（知覚と意味づけ，二分節性），妄想着想（一分節性）

妄想とは，患者にとって絶対的確信であり，周囲からの論理的な訂正が不能な，誤った思考や判断である。自分と関係ないものを自分と関係づけて考える自己関係づけが主になる。妄想の中心テーマ（妄想主題）によって，被愛型・誇大型・嫉妬型・被害型・身体型といった病型に分類できる（表2-5）。

### ④意欲・行動の障害

欲動の調節障害は緊張病性症候群に出現しやすい（緊張病性興奮・昏迷，カタレプシー，拒絶症，動機のない衝動行為）。慢性期になると，感情鈍麻の障害とともに，意欲減退や能動性の低下が起き（無為(abulia)），他者との交流をせず閉居がちとなり（自閉），終日なにもせず，身だしなみにだらしなくなり臥床がちとなる。行動障害としては独語，空笑がみられることがある。

### ⑤自我意識の障害

自分自身を認識する意識，自我にかかわる体験の障害が起きる。
- 能動意識の障害　「自分」がしているという意識の障害で，体験の自己所属感が失われる。離人症，自生思考，シュナイダーが統合失調症の一級症状とした，させられ（作為）体験，思考吹入（奪取，伝播）などがある。
- 単一性の意識の障害　自分が同一瞬間に一つであるという意識の障害，「自分が二人いる」二重自我。
- 限界性意識の障害　外界や他人を区別する意識の障害。自我漏洩症状。

### ⑥幻　　覚

外からの感覚刺激がないのに知覚される異常体験。統合失調症の場合は，多

## 1. 統合失調症

表 2-5 妄想型の病型（優勢な妄想主題に基づいて特定される）

| 病型 | 中心テーマ | |
|---|---|---|
| 被愛型 | 「他者が自分を愛している」 | この確信を抱かれる対象人物は，通常より高い地位の人（有名人や上司）が多いが，まったく見知らぬ人のこともある。この病型のほとんどが女性であるが，ストーカー行為など法的事例はほとんど男性。 |
| 誇大型 | 「認められてはいないが偉大な才能や見識をもっている」「重要な発見をした」など | 誇大妄想が宗教的内容をもつこともある。 |
| 嫉妬型 | 「恋人や配偶者が自分にたいして不実である」 | 妄想を正当化するために，ほんの些細な"証拠"を根拠にした誤った推測に基づいている。 |
| 被害型 | 「陰謀を企てられる，だまされる，監視される，追跡される，毒を盛られたり薬を飲まされる，中傷されるなど」自分の目的や行動の遂行を邪魔される | 些細なことが誇張され，妄想体系の焦点となることがある。"好訴パラノイア"の背景に被害妄想があることが多い。 |
| 身体型 | 身体の機能または感覚に関するもの | 最もよくみられるものは，「皮膚，口腔，肛門から悪臭を放っている」「体内に寄生虫がいる」「体の一部が（すべての証拠に反して）絶対的に醜い」「体のある部分（胃腸など）が機能していない」などの確信。病識の乏しい心気症と鑑別が難しいこともある。心気症では，深刻な疾患をもっているのではないかという恐怖や心配が前面にあり，妄想的な確信が保持されていないかもしれない。醜形恐怖症と，両方の診断が与えられる場合もある。 |

くが幻聴である。幻聴のなかでも，対話形式の幻聴，思考化声は統合失調症を診断するとされている（シュナイダーの一級症状）。体感幻覚は被害的意味づけをもって知覚されることが多い。

## 5）治　療
### ①治療の原則
　薬物療法を主体として，病期や状態像に応じて各種治療技法や治療形態（入院治療と外来治療）を導入する。入院中心医療から地域中心医療に治療の場が移り，社会復帰活動，リハビリテーションが重要となる。

### ②薬物療法（表 2-6，表 2-7）
- 抗精神病薬　鎮静効果・抗異常体験（抗幻覚妄想）効果・賦活効果
- 急性期における鎮静的投与法　陽性症状が激しく，入院が必要となる場合には，許容最高量に近い薬用量を比較的急速に投与し，症状の緩和に重点を置く。鎮静効果の強い薬剤が主となるため，副作用防止として抗パーキンソン薬を併用する。拒薬などの症状があり，経口投与が困難な場合は注射用製剤を用いる場合もある。
- 維持療法　急性期の症状が消退して，社会復帰のための生活指導やデイケア，精神療法をおこなう際は，中等量の抗精神病薬の維持投与を続ける。
- 再発防止療法　寛解に至っても少量の抗精神病薬を服用することが，良好な社会生活適応と，再発防止のために重要である。
- 新しい抗精神病薬の登場　副作用の少ないもの，陰性症状に対する賦活効果の高いものが開発され，日本では 1996 年以降リスペリドン，オランザピンなど第 2 世代の抗精神病薬が多く導入されている。

### ③精神療法
　薬物療法に付加しておこなわれる。患者の話を受容的態度で聞き，患者が安心感をもてる信頼感のある治療者患者関係を樹立し，安心・励まし・助言を与える支持的療法が主体となる。

### ④リハビリテーション
　急性期の治療は薬物療法を中心におこなうが，症状の改善と安定に伴い SST 等を用いた生活（技能）訓練・レクリエーション・作業療法などを実施するこ

表 2-6 薬物療法　抗精神病薬

| | 分類 | 一般名（商品名） |
|---|---|---|
| 定型抗精神病薬<br>（第1世代） | フェノチアジン誘導体 | クロルプロマジン（コントミン®，ウィンタミン®），レボメプロマジン（ヒルナミン®，レボトミン®），ペリフェナジン（PZC®），フルフェナジン（フルメジン®），プロペリシアジン（ニューレプチル®） |
| | ブチロフェノン誘導体 | ハロペリドール（セレネース®） |
| | ベンザミド誘導体 | スルピリド（ドグマチール®，アビリット®） |
| 非定型抗精神病薬<br>（第2世代） | 多元受容体標的化抗精神病薬（MARTA） | クエチアピン（セロクエル®），オランザピン（ジプレキサ®），クロザピン（クロザリル®） |
| | セロトニン・ドーパミン遮断薬（SDA） | リスペリドン（リスパダール®），ペロスピロン（ルーラン®），ブロナセリン（ロナセン®） |
| | 部分ドーパミンアゴニスト | アルピプラゾール（エビリファイ®） |

表 2-7 統合失調症の薬物療法の原則 （石郷岡, 2009）

1. 至適用量で用いる
2. 第2世代抗精神病薬を単剤で用いる
3. 補助治療薬をうまく使う（気分安定薬，抗うつ薬など）
4. 長期的な QOL，社会機能の改善に目標を置く
5. 良好なアドヒアランスを重視する

とで，社会復帰に向け段階的に取り組む．
・生活技能訓練（social skills training: SST）　統合失調症の脆弱性・ストレスモデルに従って，心理社会的働きかけによりストレス要因に対処する能力を向上させ，寛解期（かんかい）の患者の再発を防ぐ．ロールプレイ・モデリング・フィードバックなどの行動療法の技法を用い，学習した技能を実生活に応用できるように促す．

⑤社会復帰活動

入院治療から外来通院治療に移行する場合，並行して社会復帰のための中間施設を利用し，社会機能の回復や生活の安定を図っていく．
・デイケア・ナイトケア　通院方式の集団療法の一種類，さまざまなプログラムからなる．
・精神障害者生活訓練施設　社会復帰が図れるように設けられた入所施設．援護寮・グループホームなど．
・精神障害者授産施設　就労に関する社会復帰施設，共同作業所や職業訓練施設など．

## 2. 気分障害—双極性障害と抑うつ障害

### 1) 躁うつ病の概念と歴史

躁うつ病は，主に20歳代から初老期までに発症し，気分（感情）の精神症状を主症状とする代表的な精神疾患である．古くは紀元前5世紀にヒポクラテスが精神病に"メランコリー"と"マニー"という用語を用いたころに端を発しているが，現在用いられている概念とは大きく異なっていた．躁状態やうつ状態の交互循環をもつ病態を，19世紀にはファルレ（Falret, J.-P. 1794-1870）が循環精神病と記載している．またカールバウム（Kahlbaum, K. L. 1829-1899）は「循環気質」という用語を用いて，躁病とうつ病を同一疾患の過程として提唱した．その後クレペリンは『精神医学教科書　第8版』（1899）において，「周期的な経過を示す感情障害であり，病相を反復しても普通の精神状態に戻り，欠陥状態を残さないという特徴をもつ内因性精神病」と躁うつ病を定義した．躁状態とうつ状態という両極を循環型として示す病態だけでなく，躁病や

2. 気分障害—双極性障害と抑うつ障害

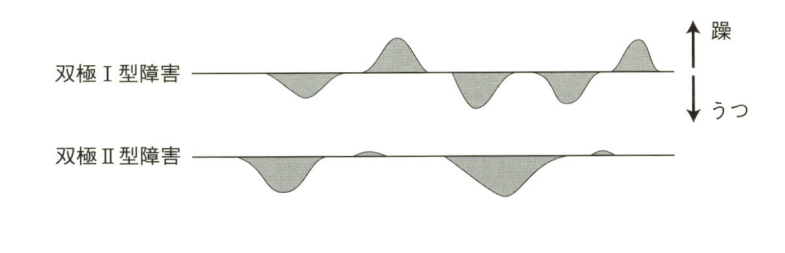

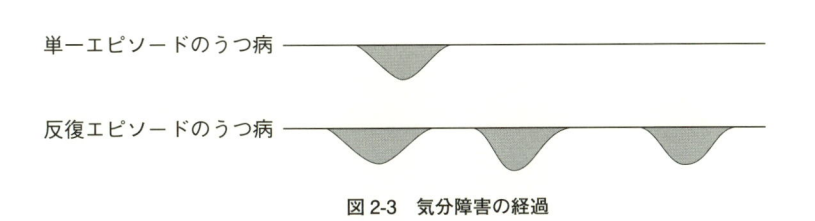

図 2-3 気分障害の経過

表 2-8 気分障害 (Mood disorders) (ICD-10 F30-F39)

| | | |
|---|---|---|
| F30 | 躁病エピソード | Manic episode |
| F31 | 双極性感情障害 | Bipolar affective disorder |
| F32 | うつ病エピソード | Depressive episode |
| F33 | 反復性うつ病性障害 | Recurrent depressive disorder |
| F34 | 持続性気分障害 | Persistent mood disorder |

うつ病のように単一の病相のみを示すものも躁うつ病という1つの疾患単位として確立し，退行期メランコリー，混合状態，気分循環症，気分変調症など広範囲な概念を提唱している。また欠陥状態を残さないという良好な予後を示すことから，早発性痴呆と区別した。伝統的診断分類においては，統合失調症や非定型精神病と並んで，内因性精神疾患の代表的疾患と考えられてきた。単極性（monopolar）双極性（bipolar）という用語は，1957年にレオンハルト（Leonhard, K. 1904-1988）が初めて用いた。

しかし，1980年代から普及したDSMやICDといった操作的診断分類では，躁うつ病を内因性精神疾患とする概念から離れ，気分障害として一括する傾向になってきた。ICD-10（表2-8）では「抑うつまたは高揚の方向に向かう気分あるいは感情の変化を基本的な障害とし，全般的な活動レベルの変化を伴うもの」と規定され，疾患の原因から診断分類することから離れた。また精神神経薬理学の発展は，20世紀後半に新しい抗うつ病薬を次々に世に送り出し，診断基準の変更や社会的状況も背景として，気分障害，特にうつ病の患者数が欧米・日本において飛躍的に増えるという現象をもたらした。日本においては，がん，脳卒中，急性心筋梗塞，糖尿病に加えて精神疾患を「5大疾病」ととらえ（厚生労働省，2011），精神疾患では特にうつ病や認知症の増加に伴い，予防・治療・社会復帰が国家規模の施策となっている。

従来DSM診断において，うつ病性障害と双極性障害は「気分障害」のカテゴリーに含まれていたが，DSM-5（表2-9）では「抑うつ障害」と「双極性障害」を別々のカテゴリーとして扱っている。

## 2）それぞれの気分エピソード（詳しい診断基準は表2-10参照）
①躁病エピソード

このエピソードの高揚した気分は，いつになく気分がよい，快活，陽気と描写されているが，その人をよく知っている人には行き過ぎたものとして受け取られる。気分は開放的になり，対人的，性的，職業的相互作用を求めて休む間もなく見境なく熱中するという特徴がある。その時に，その人の行動や願望が妨げられた時には，苛立たしさが優勢になり，気分は頻繁に変化する。自尊心の肥大は典型的に存在し，時に妄想的内容に至ることもある。睡眠障害が重症

**表 2-9 双極性障害および関連障害群，抑うつ障害群（Bipolar and Related Disorders, Depressive Disorders）**（DSM-5 に準拠）

双極性障害および関連障害群 Bipolar and Related Disorders
 双極Ⅰ型障害 Bipolar Ⅰ Disorder
 双極Ⅱ型障害 Bipolar Ⅱ Disorder
 気分循環性障害 Cyclothymic Disorder

抑うつ障害群 Depressive Disorders
 重篤気分調節症 Disruptive Mood Dysregulation Disorder
 うつ病 Major Depressive Disorder
 持続性抑うつ障害 Persistent Depressive Disorder（Dysthymia）：DSM-Ⅳにおける慢性の大うつ病障害と気分変調性障害 Dysthymic Disorder の特徴を合わせたもの
 月経前不快気分障害 Premenstrual Dysphoric Disorder：DSM-5 から新しくくわえられた

---

**【一言】DSM-5 の診断基準より**

　DSM-Ⅳでは，うつ病性障害と双極性障害が「気分障害」のカテゴリーでくくられていたが，DSM-5 では，「抑うつ障害群」と「双極性障害・関連障害群」が別々に扱われ，双極性障害の疾病の幅が広がったと考えられる。また抑うつ障害群の下位分類には新しい障害が登場している。気分障害の各エピソードについては，DSM-Ⅳでは大うつ病エピソード，躁病／軽躁病エピソード，混合性エピソードがあったが，DSM-5 では混合性エピソードは削除され特定用語として扱われている。

になると，何日も眠らずに過ごし，しかも疲れたと感じないこともある。その会話はせかされるように早口で声が大きく，他者がさえぎることは困難である。

　このエピソードの人々は，自分が病気であることを認めず，治療を受けさせようとすることに抵抗する。元来は良識的な人でさえ，道徳を無視したり，時には賭け事や反社会的行動に走る。特に精神病性の特徴を伴う人は，暴力に及んだり，自殺を企図する人もいる。また高揚した気分が怒りや抑うつに急速に移行する場合がある。アルコールや精神刺激薬の使用が増加し，エピソードをより悪化させ長引かせることがある。ほとんどの人がこのエピソードが終わった時その間の行動について後悔する。典型的には，エピソードは突然始まり，症状は数日の間に急激に激しくなる。持続期間は抑うつエピソードよりも短く，急激に終わる。

②軽躁病エピソード

　DSM-Ⅳから採用されたエピソードであり，躁病エピソードと比して持続期間が4日と短く，その症状が社会的職業的な不適応を起こすことは少なく，入院が必要になることもほとんどない軽度の躁状態である。なお，DSM-5ではそれまであった混合エピソードはなくなり，状態像として扱われるようになっている。

③抑うつエピソード

　抑うつエピソードの症状を明らかにする時，患者は，症状を否定したり少なめに訴えたりすることがあるため注意深い面接が必要であり，家族や身近な人からの情報も重要になる。症状を評価する時，一般身体疾患（癌，脳卒中，糖尿病など）でも似たような症状が出現することがあり鑑別が難しい。しかしその症状が完全に身体疾患によるものである時以外は，抑うつエピソードとして数えてよい。

　このエピソードが出る前にも，不安症状や軽い抑うつ症状がしばらくの期間みられることが多い。多くの場合治療により，症状は寛解し機能は病前の水準に戻る。しかし抑うつエピソードを満たさないがいくらかの抑うつ症状が数カ月から数年持続することがあり，何らかの能力の欠如や心痛を伴う（部分寛解）。2年以上，エピソードの基準を完全に満たす場合は，慢性と呼ばれる。

表2-10 各エピソードの診断基準（DSM-5に準拠）

**躁病エピソード**：持続的かつ異常に高揚した，開放的で易怒的な気分が存在する。異常で持続的に亢進した目的志向性の活動や活力が存在する。その期間が少なくとも1週間以上の場合。以下の症状の3つまたは4つ（気分が易怒的な場合）以上が持続し，はっきり認められる程度に存在していなければならない。
1 自尊心の肥大，誇大
2 睡眠欲求の減少
3 多弁，会話心迫
4 観念奔逸
5 注意散漫
6 目標志向性の活動の増加，精神運動性の焦燥
7 困った結果になる可能性の高い快楽的活動に熱中すること

**軽躁病エピソード**：ほとんど躁病エピソードの定義と同じであるが，持続期間が4日間であること，社会的・職業的に著しい障害を起こすほどでなく入院治療を必要とするほど重篤でないこと，精神病性の特徴がないということで異なっている。症状がない時のその人の特性ではなく，気分の障害や機能変化が，他者によっても認められる。

**抑うつエピソード**：以下の症状のうち5つ以上が，少なくとも2週間の期間存在し，病前の機能からあきらかに変化を起こしている。これらのうち少なくとも1つは「抑うつ気分」または「興味または喜びの喪失」である。著しい苦痛や社会・職業的な機能障害を起こしている。物質や他の医学的状態によるものではない。
1 ほとんど1日中，ほとんど毎日の抑うつ気分
2 ほとんど1日中，ほとんど毎日，ほとんどすべての活動における興味または喜びの喪失
3 食欲や体重の著しい有意な変化
4 ほとんど毎日の不眠や過眠
5 精神運動焦燥や制止など活動の変化
6 ほとんど毎日の疲労感，気力の減退
7 無価値感や過剰で不適切な罪責感
8 思考力や集中力の減退，決断の困難
9 死についての反復思考，自殺念慮・計画・企図

## 3) 双極性障害および関連障害群 (Bipolar and Related Disorders)

躁病エピソードは症状によって3段階に分類される。軽躁病は躁病の程度の軽いもので，精神病症状を伴わない躁病。精神病症状を伴う躁病はより重症である。肥大した自尊心と誇大性が誇大妄想へ，易刺激性や疑い深さが被害妄想へと発展する。観念奔逸(ほんいつ)や会話心迫(しんぱく)のため，話が了解不可能になり，重篤な場合は攻撃や暴力に至ることがあり，治療は入院と薬物治療が第一選択となる（参照：日本うつ病学会治療ガイドラインⅠ　双極性障害　双極性障害とつきあうために）。

### ①双極Ⅰ型障害 (Bipolar Ⅰ Disorder)

基本的な特徴は，躁病エピソードが1つ以上起こることで特徴づけられる臨床経過である。双極Ⅰ型障害をもつ者の10～15%が自殺を完遂するといわれている。自殺念慮や企図はうつ病状態や混合性状態の時に起こりやすい。家族への虐待やその他の暴力行為が，重症の躁病エピソードや精神病性の特徴を伴う期間中に生じることがある。男女どちらでも，平均発症年齢は20歳である。双極Ⅰ型障害は反復性の疾患であり，躁病エピソードをもつ者の90%以上が回復後も躁病エピソードを繰り返す。1年以内に4つ以上の（多数の）気分エピソードが生じる場合があるが，これは「急速交代型 (rapid cycler)」として注記され，予後が悪いとされている。

### ②双極Ⅱ型障害 (Bipolar Ⅱ Disorder)

基本的な特徴は，少なくとも1回の軽躁病エピソードを伴う，1回以上の抑うつエピソードの発症によって特徴づけられる。この障害の当人は，軽躁病エピソードを病的と考えないかもしれないが，周囲の人間はその振る舞いに迷惑している。したがって親友や家族の情報がない場合は，当人は軽躁病の期間を思い出さないことが多い。

### ③気分循環性障害 (Cyclothymic Disorder)

基本特徴は，多数の軽躁病症状の期間と多数の抑うつ症状の期間をもつ，慢性で変動する気分の障害である。通常，青年期か成人早期に発症し，青年期後期の発症は，多発性硬化症のような一般身体疾患による気分障害を示唆する。

表 2-11　双極 I 型障害の診断基準（DSM-5 に準拠）

A：最低 1 つ以上の躁病エピソードに該当
B：統合失調症をはじめとする統合失調症スペクトラムなどの除外診断
　特定せよ：
　不安の苦痛を伴う，混合性の特徴，急速交代型，メランコリー型，非定型の特徴，
　精神病性の特徴，緊張病を伴う，周産期発症，季節型

表 2-12　双極 II 型障害の診断基準（DSM-5 に準拠）

A：最低 1 つの軽躁病エピソードに該当
B：過去，躁病エピソードがない
C：統合失調症をはじめとする統合失調症スペクトラムなどの除外診断
D：抑うつの症状，抑うつと軽躁が頻繁に交替する予測不能性が，苦痛や機能の障害を引き起こしている

表 2-13　うつ病の診断基準（DSM-5 に準拠）

A・B・C：抑うつ病エピソードの存在
D：統合失調症をはじめとする統合失調症スペクトラムなどの除外診断
E：躁病・軽躁病エピソードが存在したことはない
　　単一エピソードまたは反復エピソード
　特定せよ：
　不安を伴う，混合性の特徴，急速交代型，メランコリー型，非定型の特徴，精神病性の特徴，緊張病を伴う周産期発症，季節型

## 4）抑うつ障害群（Depressive Disorders）
### ①うつ病／大うつ病性障害（Major Depressive Disorder）

　基本特徴は，躁病，軽躁病エピソードの病歴がなく，1つ以上の抑うつエピソードがあること。単一エピソードと反復性エピソードとに区別される。この障害は高い死亡率と関連し，疫学的調査によれば，15％にも及ぶ人が自殺により死亡し，55歳を超える場合は死亡率が4倍に上昇すると示されている。他の精神疾患もしばしばうつ病を併発する（物質関連障害，強迫症，摂食障害，境界性パーソナリティ障害など）。慢性あるいは重症の一般身体疾患を伴う人たちはこの障害を発症するリスクが高くなり，糖尿病，癌などの患者の20～25％がその経過中に発症するといわれる。この障害が存在すると，一般身体科における疾病管理もより複雑となり，予後不良となりやすい。

　うつ病はどの年齢においても発症するが，発症の平均年齢は20代半ばである。このエピソードは，しばしば愛する者の死や離婚といった重度の心理社会的ストレス要因に引き続いて起こる。若年者で，うつ病の初回エピソードが最終的には双極性障害になるか否かを予測することは困難である。高齢者では，認知面の症状（失見当識，集中困難，記銘力の低下）が，認知症または抑うつエピソードのいずれなのか鑑別が困難な時がある。この鑑別診断は，徹底的な一般医学的評価と，障害の発症の仕方，抑うつ症状と認知症状の時間的順序，病気の経過，治療への反応などを考慮することが必要である。抑うつエピソードは完全に治ることもあるが（約2／3），部分的にまったく治らない場合もある。反復性の高い疾患であり，再発防止が大きな鍵となる。

### ②重篤気分調節症（Disruptive Mood Dysregulation Disorder）

　児童期のかんしゃくなど持続的・反復的不機嫌がこのカテゴリーに移行した。持続期間や程度において，言語面や行動面で繰り返される激しい重篤なかんしゃくを基本特徴とする。

### ③持続性抑うつ障害（気分変調症）（Persisitent Depressive Disorder（Dysthymia））

　基本特徴は，一日のほとんど抑うつ気分が続き，少なくとも2年間はこの状態が存在しない日より存在する日のほうが多いこと。症状としては，食欲減退または過食，不眠または過眠，気力の低下・疲労，自尊心の低下，集中力低下・

## 2. 気分障害—双極性障害と抑うつ障害

表 2-14 うつ病で入院が必要な場合

1. 自殺企図の既往がある，自殺の恐れが強い時
2. 環境から引き離さないと患者が休養できない時
3. うつ病性の妄想が強い時
4. 家族が患者のことで疲れきっている時
5. 患者が仕事を長く休んでいる時
6. 外来治療で改善しない時

表 2-15 薬物療法

抑うつ障害の治療は抗うつ薬が主体になる。第1世代抗うつ薬（三環系，四環系抗うつ薬），最近は第2世代の抗うつ薬としてSSRIやSNRIが使用されている。リチウムや気分調整剤が抗うつ薬と併用される場合や，焦燥が強い症状や精神病性症状を伴う場合は，抗精神病薬を併用すると有効なことがある。

| 抗うつ薬　分類 | 一般名（商品名） |
| --- | --- |
| 選択的セロトニン再取り込み阻害薬（SSRI） | フルボキサミン（デプロメール®，ルボックス®），パロキセチン（パキシル®），セルトラリン（ジェイゾロフト®），エスシタロプラム（レクサプロ®） |
| セロトニン・ノルアドレナリン再取り込み阻害薬（SNRI） | ミルナシプラン（トレドミン®），デュロキセチン（サインバルタ®） |
| ノルアドレナリン作動性／特異的セロトニン作動性抗うつ薬（NaSSA） | ミルタザピン（レメロン®，リフレックス®） |
| 三環系抗うつ薬 | イミプラミン（トフラニール®），クロミプラミン（アナフラニール®），アミトリプチリン（トリプタノール®），アモキサピン（アモキサン®），ノリトリプチリン（ノリトレン®） |
| 四環系抗うつ薬 | マプロチリン（ルジオミール®），ミアンセリン（テトラミド®） |
| その他 | スルピリド（ドグマチール®，アビリット®） |
| 気分安定薬　分類 | （商品名） |
| 炭酸リチウム | （リーマス®，リチオマール®） |
| バルプロ酸 | （デパケン®，セレニカ®，ハイセレニン®，バレリン®，エピレナート® など） |
| カルバマゼピン | （テグレトール®，レキシン®） |
| ラモトリギン | （ラミクタール®） |

決断困難,絶望感などである。

### 5) 気分障害の成因

　伝統的診断分類では,躁うつ病は統合失調症と並んで内因性の精神疾患とされてきた。成因として,遺伝的な体質が大きく関与していると考えられた。気分障害の双生児研究では,一卵性双生児は二卵生双生児より一致率が高く,双極性の方が単極性より一致率が高いという報告がある。分子遺伝学の進歩に伴い,気分障害の分子遺伝研究が活発にされているが,双極性障害を発現しやすい遺伝子など,現在のところ確定した所見は得られていない。

　一方,抑うつ障害の主な原因はストレスと考えられ,副腎皮質ホルモンによるストレス反応のフィードバック機構が障害されていることが,重要な意味をもつとされている。薬理研究において,セロトニンの作用を増強することで,短くなった神経細胞の突起を伸ばしたり,新しくできる神経細胞を増やすことができると報告されている。

　気分障害において,初発時は,何らかの強いストレスが発症のきっかけになるが,その後同程度以下のストレスやストレスを自覚しない状態でも,再発を繰り返すことが多い。

### 6) 気分障害の治療

　うつ病に代表される気分障害は,抗うつ薬,抗躁薬,気分調整薬の開発や精神療法の進歩に伴い,「必ず治る病気」と受け取られている傾向がある。しかしうつ病の症例のうち10～20％は,薬剤で症状が改善しない薬剤抵抗性・難治性の経過をとるといわれ,専門家の間では,再発,慢性化しやすい疾患であることが認識されている。また双極性障害は,患者が病識をもちにくく,その症状のため引き起こされる経済的影響や人間関係の悪化など社会的なダメージもきわめて大きい。うつ病で発症した患者が,その先躁病エピソードを発症する可能性があるかどうかを見極めることは,治療薬や治療法においても異なるため,近年特に重要とされている。

　気分障害は,家庭や社会の中心として活躍が期待される青年期や中年期に発症することが多く,家族や社会に大きな影響を与える。気分障害の再発を繰り

### 【一言】無けいれん通電療法

最も即効性があり奏効率が高い治療法とされている。緊張病症状や混迷を伴う場合，身体的問題があり薬物療法が難しい場合，自殺の危険性が高い場合は第一選択の治療法となっている。

表 2-16 うつ病の再発危険因子

| | |
|---|---|
| 一般的特徴 | 入院を必要とするほどの重症病相期の既往，2回以上の病相の既往，気分障害の家族歴，職場環境や家庭内の生活状況の変化など |
| 心理社会的因子 | 夫婦内不和，独居，経済的困窮，社会的支援の乏しさなど |
| 薬理学的因子 | 不十分な薬物治療（抗うつ薬の早期減量，断薬），副作用・服薬の煩わしさ，薬に対する誤った情報など |

### 【一言】再燃と再発

再燃は完全に回復していない段階での症状の増悪であり，再発とは回復過程を過ぎた後の症状の増悪であり前の病相と区別している。

### 【一言】アドヒアランス

アドヒアランスとは医療において「自分自身の医療に自分で責任をもって治療法を守る」という考え方であり，従来のコンプライアンスの考え方から変化してきている。WHO（世界保健機関）でも，2001年にアドヒアランスに関する会議を開き，「コンプライアンスではなくアドヒアランスという考え方を推進する」という方向性を示している。「コンプライアンス＝服薬遵守とは，服薬に関して患者がキチンと薬を飲むかどうか」について使われる概念で「医療従事者の指示に，患者がどの程度従っているのか」という視点での評価である。一方「アドヒアランスは，医療者が信頼関係の上に情報を提供し，できるだけ患者自身の理解を深めて，患者自身の決定を尊重する」という視点が重視されている。

返し経過が慢性化すると，周囲からの信頼を失い，その結果本人の適応が悪くなり，自殺の危険性が高まるなど悪循環に陥ることもあり，予後は決して楽観できないものである。そのため，治療初期から，長期的な治療経過を考慮した，患者・家族に対する治療計画を立てることが必要である。気分障害の入院治療において患者と家族が直面する問題について，各病相期に分けて重要な点をまとめる。

① 急性期

　抑うつエピソードの急性期には，抑うつ，易疲労性，希死念慮などの症状が強く，治療の第一目標は，休養および投薬などによる症状の改善である。入院治療の必要性は，症状の重症度や性質・希死念慮の有無・心理社会的ストレス・身体合併症などをもとに評価される（表2-15は，入院治療が必要になる主な6項目である）。症状改善のための治療としては，投薬（表2-16）が通常第一選択であるが，自殺の危険性が高い場合などには，無けいれん通電療法が有効である。また躁病エピソードの急激な発症には，入院治療が第一選択と考えてよい。

　この時期に患者や周囲がうつ状態を「怠け」や「性格」と誤解すると，患者は自責的になり，焦燥感を強め，悪循環に陥ってしまいかねない。気分障害についての正確な知識と情報を提供することで，患者や家族にいろいろな治療法を知ってもらい入院治療の目的を明確にする。

② 行動拡大期

　病状が落ち着いて，外出・外泊など，患者の行動拡大が図られていく時期である。また薬物治療だけでなく，精神療法的なアプローチが重要となってくる。患者の性格傾向や環境要因を把握し，個人精神療法，認知行動療法，作業療法などをおこなう。これらの治療法を通して，発症にいたる経過について振り返り，患者の性格や発症に影響を与えた可能性がある家庭環境・職場環境について検討する。気分障害を発症する間接的な要因に，配偶者との長年の葛藤や子どもの非行・不登校など家族内の問題が浮かび上がってくる場合も多い。また患者が家族から適切な援助が得られない状況では，症状が遷延する可能性が高くなる。家族に対する治療的働きかけとして，家族療法や心理教育的なアプローチをおこなう。

## 2. 気分障害—双極性障害と抑うつ障害

**【一言】認知療法**

認知療法とはペンシルベニア大学の精神科医ベック（Beck, A. T. 1921-）が考案した精神療法である。アメリカ精神医学会の治療ガイドラインでは軽・中度のうつ病の第一選択治療の1つとされている。

**【一言】心理教育**

心理教育（psychoeducation）とは，アンダーソン（Anderson, C. M. 1939-）らが統合失調症の家族におこなった家族介入から発展してきたものである。具体的には，家族の心理的側面に十分配慮しながら，病気についての知識を伝達し，対処技能を獲得し，問題解決法を習得するための教育的なプログラムから構成されている。その根拠として二つの研究の流れがある。

①脆弱性ストレスモデル
　病的エピソードは個体がもつ脆弱性とそれに特異的に働くストレッサーの相互作用により発症する。

②家族研究からの感情表出（Expressed Emotion：EE）
　家族が患者について述べる際に表出する感情を半構造化された面接により測定。批判的コメントが多い・敵意が存在する・情緒的に巻き込まれすぎた家族をhighEE家族とする。highEE家族のもとに帰る患者は，lowEE家族のもとに帰る患者に比して，有意に再発率が高い。

その後さまざまな疾患に対して心理教育が適用されてきた。そのなかで患者の家族はケアテイカーであるだけでなく，共同して治療にあたる者として位置づけられるようになってきた。また気分障害の心理教育は，再燃・再発の危険因子を考慮して，患者や家族の病気に対する知識・理解不足を補い，心理社会的支援を十分に補うことで病気の慢性化や遷延化を防ぐことを目的としている。気分障害の感情表出研究においては，批判的コメントが多いhighEEの家族と暮らす患者は再発率が高いという報告もされている。

表 2-17　笠原の小精神療法（笠原，1996を改変）

①「休息」から「社会復帰」へと移す
②気分障害は回復可能であることを，繰り返し告げる
③控えめに，生活史や家族関係を話題にする
④2～3週間を単位として症状の推移をみるよう患者に勧める
⑤どの症状がよくなり，どの症状が残っているか，病初と比較する
⑥服薬についての意味を再確認する
⑦周囲の人に対しても，心理的支持をする
⑧治療者として，なかなか治らない原因を患者や家族の責にしないよう注意する

③回 復 期

　外泊は退院準備のための重要なステップであるが，一方現実に直面し不安が顕在化し患者や家族が不安定になる場合もある。職場復帰への不安が増したり，家族のために家事を頑張りすぎるなど，焦りから退院を急ごうとすることがある。病状は，睡眠や食欲といった身体的なものから改善し，気力や気分が改善するのはそれからであること，回復の過程は直線的ではなく，一進一退を繰り返しながら進んでいくということを伝えていくことが肝要である。

　入院生活が長くなると，病状は回復しても，実際の社会的能力や適応力は低下していることが多い。それには作業療法に代表されるようなリハビリテーションの導入が有効である。病気のため長く会社を休職している場合は，適切なリハビリがおこなわれないと，復職にまつわるストレスが再燃の大きな要因となる。入院中から退院後の自宅療養や社会復帰に向けて，気分障害の患者を中心に職場復帰援助プログラムを実施することが望ましい。

　退院後の回復期には，家事や復職など活動を段階的に拡大していくよう指導する。これは，リハビリテーションの原則一般と同じである。

④維持期（再燃・再発の予防）

　気分障害は再発性の病気である。病状が回復し外来通院に移行した維持期には，再燃・再発予防が重要な課題である。個人のストレス対処能力を向上させ，職場・家庭環境を調整し，服薬のアドヒアランスを高めるためにも，薬物療法だけでなく精神療法や患者・家族に対する心理教育の継続が必要になる。

　うつ病は，睡眠障害や食欲不振などの身体的症状や，気力が出ない気分が落ち込むといった精神症状が主なものである。これらの症状は，程度が軽ければ普通の人々にも起きる状態のため，病気であるという認識を患者だけでなく家族ももちにくい。こうした病気への誤解や理解不足に対し，治療初期より精神療法的な態度を基本とした家族療法や笠原（表2-17）が提唱する小精神療法が有効である。またうつ病特有の認知の歪みに注目した認知療法は，問題解決訓練や対人関係技法といった行動療法的プログラムを組み込んで，心理教育などにも適用されている。

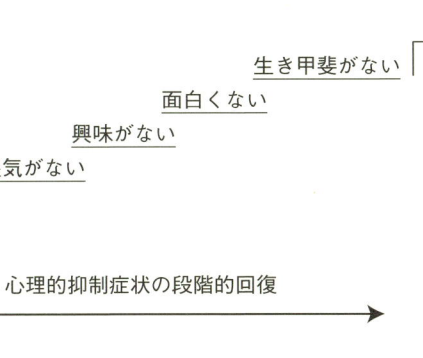

2. 気分障害―双極性障害と抑うつ障害　163

```
                                                    生き甲斐がない ↑
                                              面白くない
                                         興味がない
                                     根気がない
                                手がつかない
                          ゆううつ
                     不安
              → イライラ        心理的抑制症状の段階的回復
                              ────────────────────→
うつ病の急性期後
```

図 2-4　うつ病の心理症状の消えていく順序（笠原, 1996 を参考に改変）

表 2-18　さまざまなうつ病概念

1. 抑うつ神経症
2. 逃避型うつ病（広瀬達也）
3. 退却神経症（笠原嘉）
4. メランコリア親和型うつ病（テレンバッハ）
5. ディステミア親和型うつ病（樽味伸）
6. 現代型うつ病（松浪克文）
7. 未熟型うつ病（阿部隆明）

### ■■より理解を深めるための参考文献

エミール・クレペリン（著）西丸四方・西丸甫夫（訳）(2007). クレペリン精神医学1　精神分裂病　みすず書房

エミール・クレペリン（著）西丸四方・西丸甫夫（訳）(2007). クレペリン精神医学2　躁うつ病とてんかん　みすず書房

大野　裕 (2003). こころが晴れるノート―うつと不安の認知療法自習帳　創元社

笠原　嘉 (2009). 笠原嘉臨床論集　うつ病臨床のエッセンス　みすず書房

神庭重信・黒木俊秀（編著）(2009). 現代うつ病の臨床―その多様な病態と自在な対処法　創元社

クラウス・コンラート（著）山口直彦・安井　昌・中井久夫（訳）(1994). 分裂病のはじまり―妄想のゲシュタルト分析の試み　岩崎学術出版社

シルヴィアーノ・アリエティ（著）殿村忠彦・笠原　嘉（訳）(1995). 精神分裂病の解釈 Ⅰ・Ⅱ　みすず書房

中井久夫 (1998). 最終講義―分裂病私見　みすず書房

フーベルトゥス・テレンバッハ（著）木村　敏（訳）(1985). 改訂増補版メランコリー　みすず書房

# 第3章

## 不安, 心的外傷・ストレス, 強迫に関連する障害

## 1. 神経症概念の歴史と変遷

　神経症（neurosis）は心因によって起こる精神や身体の反応で，機能障害を主とするものである。その定義からすれば，神経衰弱状態，不安状態，ヒステリー状態，強迫状態，抑うつ状態，心気状態，離人状態などが神経症に該当する。歴史的には，カレン（Cullen, W. 1710-1790）が，神経・精神疾患における原因不明の疾患に「神経症」を使用したのが最初といわれている（1777年）。その後，シャルコー（Charcot, J. M.），ジャネ（Janet, P.），フロイト（Freud, S.）らによるヒステリー研究から，心因とそれに伴う心理機制の研究により，神経症の原因論や分類が盛んになった。特にフロイトは「神経症の症状が，忘れられている過去の体験と関係し，それを思い出すと症状が改善する」として，各神経症概念と防衛機制に関する症例研究を多く発表した。一方，ドイツ精神医学の流れにおいては，心因反応を個人の環境への反応や体験として定義し，その中に神経症を含め，シュナイダーは，心因反応と神経症をまとめて異常体験反応とした。神経症の成因として，力動精神医学的観点，性格要因，森田理論，実験神経症，遺伝要因などが提唱されているが，どれも広く同意されるにはいたっていない。近年は，精神薬理学や神経生理学の知見が積み重ねられ，心因と考えられていた不安神経症のパニック発作（不安発作）を人為的に誘発できること（乳酸の投与や二酸化炭素の吸引により）が判明し，背景の身体的基盤が明らかになるにつれ，神経症概念が必ずしも心因のみではないと考えられるようになっている。

　一方，操作的診断基準DSM-IIIからは，成因ではなく精神現象に視点を置き，病的な不安を中心症状とする一群の疾患を不安障害としてまとめ，従来の神経症概念を解体した。そのDSMの影響を受けて，ICD-10においても従来の神経症概念と関連した疾患として，神経症性障害・ストレス関連障害・身体表現性障害が1つの大きなカテゴリーにまとめられ，F4コードが付された。これらの大部分は心理的原因と関連しており，器質的な障害をもたない点では神経症概念に一致している（表3-1）。この章では，不安，心的外傷・ストレス，強迫に関連する障害を取り上げる。

表 3-1 従来の神経症概念と DSM や ICD の比較

| 伝統的診断<br>(神経症) | DSM-5 | | ICD-10 |
|---|---|---|---|
| 不安神経症 | **不安症群** | | **F4 神経症性障害，ストレス関連障害および身体表現性障害** |
| | パニック症<br>全般不安症 | | F41　その他の不安障害 |
| 恐怖症 | 広場恐怖症<br>限局性恐怖症<br>社交不安症 | | F40　恐怖症性不安障害 |
| 強迫神経症 | **強迫症** | | F42　強迫性障害（強迫神経症） |
| 環境反応 | **心的外傷・ストレス因関連障害** | | F43　重度ストレス反応，適応障害<br>急性ストレス反応，外傷後ストレス反応，適応障害 |
| | 急性ストレス障害<br>心的外傷後ストレス障害<br>適応障害 | | |
| 心気症 | **身体症状症・関連障害** | | F45　身体表現性障害 |
| | 身体症状症<br>疾病不安症 | | |
| ヒステリー | 変換症（機能性神経症状症） | | F44　解離性（転換性）障害<br>解離性健忘，解離性遁走，解離性知覚麻痺　知覚脱失，多重人格障害 |
| | **解離症群** | | |
| | 解離性健忘<br>解離性同一性症 | | |
| 離人症 | 離人感・現実感消失症 | | |

## 2. 不安症群／不安障害群 (Anxiety Disorders)

### 1) パニック症／パニック障害 (Panic Disorder)

　パニック発作（Panic Attack）とは，強い不安，恐怖，または脅威が突然始まり，破滅が目前に迫ってきて，急速（通常は10分以内）に頂点に達する感じを伴った，はっきり他と区別できる症状である。発作中は，呼吸困難感，動悸，胸痛や胸部不快感，喉に物が詰まる感じや窒息する感じ，"どうかなってしまう"やコントロールを失うことに対する恐怖が存在する。パニック症と診断するためには，予期しないパニック発作が起きる必要がある。

　パニック症の基本的特徴は，予期しないパニック発作が繰り返し起き，パニック発作は強い恐怖または不快の突然の高まりで，数分以内にその頂点に達し，多彩な身体症状と自制心の喪失または死や発狂への恐怖が存在する。パニック発作の後に，また発作が起こるのではないかという持続的な不安や恐れ（予期不安）が少なくとも1カ月は続く。特に乗り物や雑踏など特定の状況でパニック発作を起こすと，以降そのような状況を避けるようになる（回避行動）。

　適切な治療を受けることなく，パニック発作を重篤な疾患と思い込み，苦しんでいる患者が多い。正確な知識を患者に提供し，不要な不安を取り除くことが治療の第一歩である。薬物治療と認知行動療法が有効とされている。またリラクゼーション，呼吸法により過呼吸を防ぐ。一般には慢性の障害であり，パニック発作が繰り返されると，身体的検査を何度でも受ける心気症状態になったり，回避行動のため日常生活が著しく障害されてしまう。自信喪失し自己評価の低下からうつ状態におちいることもある。

### 2) 広場恐怖症 (Agoraphobia)

　基本的特徴は，逃げるに逃げられない（逃げたら恥をかく）ような状況や場所，または助けが得られないかもしれない状況や場所に対する不安または回避行動である。パニック症同様，正確な情報の提供が重要であり，治療法として暴露・脱感作する行動療法のエキスポージャーが有効とされている。agora広場＋phobia恐怖，1872年ウェストファル（Westphal, C. O.）が症例を報告している。

## 2. 不安症群／不安障害群（Anxiety Disorders）

表 3-2 パニック症の診断基準（DSM-5 に準拠）

A. 繰り返される予期しないパニック発作。パニック発作は，突然激しい恐怖または強烈な不快の高まりで，数分以内にその頂点に達し，その時には以下の症状の 4 つ以上が生じる。
 1 動悸，心悸亢進，または心拍数の増加
 2 発汗
 3 身震いまたは震え
 4 息切れ感または息苦しさ
 5 窒息感
 6 胸痛または胸部不快感
 7 嘔気または腹部不快感
 8 めまい感，ふらつく感じ，頭が軽くなる感じ，または気が遠くなる感じ
 9 寒気または熱感
10 異常感覚（感覚麻痺またはうずき感）
11 現実感消失（現実でない感じ）または離人症状（自分自身から離脱している）
12 抑制力を失うことに対する，またはどうかなってしまうことに対する恐怖
13 死ぬことに対する恐怖
B. 発作のうちの少なくとも1つは，1カ月以上の間，以下のうち1つまたは両方が続く。
 1 さらなるパニック発作や結果についての持続的な懸念や心配（例：抑制力を失う，心臓発作を起こす）
 2 発作と関連した，不適応的な行動の変化（例：運動や不慣れな状況を回避する，パニック発作を避けるための行動）

表 3-3 パニックの種類と障害

| 種 類 | パニックの出現 | 障 害 |
| --- | --- | --- |
| 予期しないパニック | 突然に | パニック症 |
| 状況依存性パニック | 何らかのきっかけによって | 社会不安症，特定の恐怖症 |
| 状況準備性パニック | ある程度はっきりした状況で | 全般性不安症，PTSD |

## 3) その他の不安症
### ①分離不安症／分離不安障害（Separation Anxiety Disorder）
　基本特徴は，「家庭または愛着をもっている重要人物からの分離やそれが予測される際の，発達的に不適切で，過剰な恐怖や不安」で，この恐怖や不安や回避が小児や青年であれば少なくとも4週間，成人であれば典型的には6カ月以上持続している。
### ②選択性緘黙(かんもく)（Selective Mutism）
　基本特徴は，「他の状況では話すことができるにもかかわらず，話すことが期待される社会的状況（例：学校）では，一貫して話すことができない。そのことが学業上の成績や対人的コミュニケーションを妨害している」。この状態が1カ月以上持続し，それが話し言葉の知識がないことや話すことの楽しさが不足していることによるものではない。
### ③限局性恐怖症（Specific Phobia）
　基本特徴は，「ある特定の対象や状況に対する著しい恐怖や不安で，その状況や対象を回避し，それが6カ月以上持続する」。
### ④社交不安症／社交不安障害（社交恐怖）（Social Anxiety Disorder（Social Phobia））
　基本特徴は，他人の注目を浴びるであろう社会的状況に対する著しい恐怖や不安で，その状況を回避し，それが6カ月以上持続する。
### ⑤全般不安症／全般性不安障害（Generalized Anxiety Disorder）
　基本特徴は，「多くの出来事や活動について過剰な不安と心配（予期不安）が少なくとも6カ月以上持続する」。
　なお，①と②は，DSM-IVでは「通常，幼児期，小児期または青年期に初めて診断される障害」の大カテゴリーに分類されていたが，DSM-5では「不安症群」のカテゴリーに分類されることになった。

## 2. 不安症群/不安障害群（Anxiety Disorders）

表 3-4　広場恐怖症の状況（以下のうち2つ以上に対する強い恐怖と不安）（DSM-5 に準拠）

①公共交通機関の利用（自動車，バス，電車，船，飛行機）
②広い場所にいる（駐車場，市，橋）
③囲まれた場所にいる（店，劇場，映画館）
④列に並ぶ，群衆の中にいる
⑤家の外に一人でいる

表 3-5　限局性恐怖症の恐怖刺激（DSM-5 に準拠）

①動物（クモ，虫，犬）
②自然環境（高所，嵐，水）
③血液・注射・外傷（注射針，侵襲的医療処置）
④状況（飛行機，エレベーター，閉所）
⑤その他（窒息感や嘔吐につながる状況，子どもでは大きな音や着ぐるみ）

表 3-6　社交不安症の対象となる状況（DSM-5 に準拠）

①社会的交流（雑談をする，よく知らない人と会う）
②人に見られる（食べること，飲むこと）
③他人の前で何かする（スピーチをする）
④振る舞うことや不安症状を呈して，否定的な評価を受けることになってしまうこと
　（恥ずかしい思いをしたり，拒絶されたり，他者の迷惑になること）

表 3-7　全般性不安症に伴う症状（以下のうち3つ以上）（DSM-5 に準拠）

①落ち着きのなさ，緊張感や神経の高ぶり
②疲労しやすさ
③集中困難，心が空白になること
④易怒性
⑤筋肉の緊張
⑥睡眠障害

## 3. 心的外傷およびストレス因関連障害群（Trauma-and Stressor-Related Disorders）

　心的外傷・トラウマについては，1970年以降の米国のベトナム帰還兵と，性犯罪被害の女性のトラウマ反応の研究から生まれてきている。研究が進むにつれて，トラウマ反応は決して異常な体験ではなく，極度の危険などに巻き込まれれば，誰にでも生じる反応であるとの理解が広まってきた。すなわち「異常な状況に対する正常な反応」である。日本で心的外傷が注目されるようになったのは，1995年に起きた阪神・淡路大震災や地下鉄サリン事件といった自然災害や犯罪からである。特に教育の場では，池田小学校事件2001年を始めとして長崎佐世保小学校の同級生殺人事件（2004年）などを受けて，学校に精神科医やスクールカウンセラーが派遣されるようになり心的外傷に対する対応も進んでいる。東日本大震災（2011年）では，心的外傷に対する理解と介入が広く社会に受け入れられ，持続的な心の援助の必要性が認識されている。

　心的外傷とは，危うく死ぬか重症を負うような出来事，いわゆる自分の身体の安全が確保できないような危険を体験し，目撃し，直面することと定義される。直接体験される外傷的出来事には，戦闘，個人的な暴行（性的暴行，身体的攻撃，略奪，強盗），誘拐されること，人質になること，テロリストの襲撃，拷問，監禁されること，自然災害または人災，激しい自動車事故，致命的な病気と診断されることなどがある。特にストレスの原因が人為的なもの（強姦，拷問など）である場合は，重症で長引くことがある。

　外傷的出来事に対する反応は，強い恐怖，無力感，戦慄（せんりつ）に関するものである。苦痛な出来事を体験している時やその後に，麻痺，孤立，感情反応がないという主観的感覚，現実感喪失，離人症，解離性健忘などの症状が起きる。初期には眩惑（げんわく）（daze）という症状がみられ，意識野の狭窄（きょうさく）で注意力は狭まり，実際に眼前で起きていることや入ってくる刺激が理解できなくなるような失見当識を伴う。身体的には頻脈，発汗，紅潮などパニック発作様の自律神経徴候（ちょうこう）が認められる。その後周囲からのひきこもり，逃避反応や遁走（とんそう）が続くことがある。これらの症状は変動が激しく，ストレス因や出来事の衝撃から数分以内に出現し，ストレス的な環境から撤退できれば症状は急速に消失する。ストレス因が持続

## 3. 心的外傷およびストレス因関連障害群 (Trauma-and Stressor-Related Disorders)

―【一言】災害がほんとうに襲った時 ――――――――――

「1995年1月17日午前5時46分から
　最初の一撃は神の振ったサイコロであった。多くの死は最初の5秒間で起こった圧死だという。…私も眠っていた。あの20秒はグリセリンの中で強制的にトランポリンをさせられている感じであった。家人とともになすがままにゆられている他はなかった。何が起こったのか。何も言葉を発しなかったつもりであったが，家人によると『ワーッ』と叫んでいたそうである。自分ではわからぬものである。」

(中井，1995より)

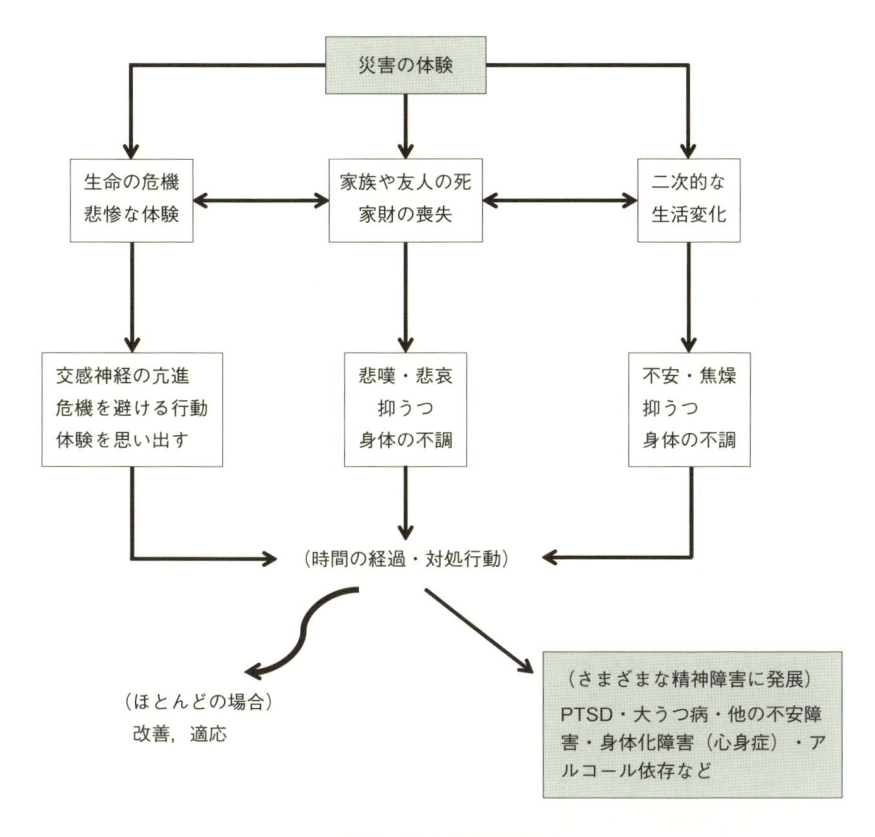

```
                        ┌─────────┐
                        │ 災害の体験 │
                        └────┬────┘
            ┌────────────────┼────────────────┐
            ▼                ▼                ▼
    ┌──────────┐   ┌──────────┐   ┌──────────┐
    │ 生命の危機 │◄─►│家族や友人の死│◄─►│ 二次的な  │
    │ 悲惨な体験 │   │ 家財の喪失 │   │ 生活変化  │
    └─────┬────┘   └─────┬────┘   └─────┬────┘
          ▼              ▼              ▼
    ┌──────────┐   ┌──────────┐   ┌──────────┐
    │交感神経の亢進│   │ 悲嘆・悲哀 │   │ 不安・焦燥 │
    │危機を避ける行動│ │  抑うつ   │   │  抑うつ   │
    │体験を思い出す│  │ 身体の不調 │   │ 身体の不調 │
    └──────────┘   └──────────┘   └──────────┘
```

(時間の経過・対処行動)

(ほとんどの場合)
改善，適応

(さまざまな精神障害に発展)
PTSD・大うつ病・他の不安障害・身体化障害（心身症）・アルコール依存など

**図 3-1　災害の心理的影響**
(厚生労働省精神神経疾患研究委託費外傷ストレス関連障害の病態と治療ガイドラインに関する研究班，2001より)

しても，通常 24 〜 48 時間後から軽快し始め，3 日後には最少になるという時間的経過も重要視されている。エピソードの完全，部分的な健忘を残すことがある。

## 1）心的外傷後ストレス障害（Posttraumatic Stress Disorder）

　心的外傷後ストレス障害（以下，PTSD と略す）の基本的特徴は，ほとんどだれにでも大きな苦痛を引き起こすような，例外的で著しく脅威的・破局的性質をもったストレス的出来事や状況に対する反応としての病状が，1 カ月以上持続し現れるような遷延した障害である。急性ストレス障害とは時間的な経過が異なり，慢性の障害である。外傷的な出来事はいろいろな形で再体験される。反復的，侵入的に思い返す，その出来事が再演される，苦痛な夢を反復して見る，まれには解離状態を体験しその間にその出来事を今体験しているかのように行動する。

　ストレス因子が一次的病因であるが，患者の主観的反応の研究から，個人の生物学的・心理学的要因，外傷後の出来事も重視されるようになっている。特に，児童期の外傷体験，ストレス因に対する不適切な支持，精神障害などに対する遺伝的・体質的脆弱性との関連が検討されている。アメリカでは，ベトナム戦争の帰還兵の 30％がこの障害を体験しているといわれる。この障害は，ストレス因が生命を脅かすような非常に強い性質でなくてはならない。一方，適応障害の場合はストレスの因子はさまざまであり日常生活で普通に体験されるストレスの場合もある。いずれもストレス因の結果直接的に生じる障害であり，個人的素質や脆弱性が障害の発症に役割を演じていても，その衝撃・ストレスがなければこれらの障害は起きなかっただろうと考えられる。

　PTSD の一番の特徴は，体験そのものが本人の気持ちのなかではまだ再現されていて，客観的には外傷の「後」でも，気持ちはまだ外傷のただ中にいる状態ということである。フラッシュバックを起こし，過覚醒状態になる一方，外傷体験が意識から切り離され，記憶や実感が乏しくなる離人感が強まり，自然な対人交流や行動が難しくなる（麻痺）。感情としては，抑うつ，罪責，怒り，無力，悲哀感が生じ，それらが慢性化し，刺激に過敏になって気分変動が激しくなる。さらに家族や友人を失ったり，財産をなくしたり，傷を負ったりとい

## 3. 心的外傷およびストレス因関連障害群（Trauma-and Stressor-Related Disorders）

表3-8　PTSDの診断基準　成人，青年，6歳を超える子どもについて適用（DSM-5に準拠）

A. 実際または危うく死にそうになること，重傷，性的暴力を受ける出来事への，以下の1つ以上に当てはまる暴露
　1. 心的外傷的出来事を直接体験する。
　2. その出来事が他者に起きるのを目撃する。
　3. 近しい親族か友人に起きた外傷的な出来事について知る。家族か友人の，実際の死，または危うく死にそうになることについてであれば，その出来事は暴力により，偶発的なものである。
　4. 嫌悪するような出来事の場面に，繰り返しまたは非常に強く暴露される（例：遺体を収集する緊急対応要員；児童虐待の場面に繰り返し暴露される警官）。電子媒体・テレビ・映像・写真を通して暴露されたものには適応しない。

B. 心的外傷的出来事に関連した侵入的な症状：
　1. 不随意，侵入的で苦痛な記憶
　2. その出来事に関係した内容，感情を含んだ反復的で苦痛な夢
　3. まるでその出来事が再び起こっているかのように感じるか行動する解離症状（例：フラッシュバック）
　4. その出来事の状況を象徴するか類似した，内的または外的きっかけに暴露されて生じる強い心理的な苦痛
　5. その出来事の状況を象徴するか類似した，内的または外的きっかけに対する著しい生理学的反応

C. 心理的外傷的出来事に関連した刺激の持続的な回避：
　1. その出来事に関連する苦痛な記憶，思考，感情の回避
　2. その出来事に関連する記憶，思考，感情を誘発する外的なもの（人，場所，会話，活動，物体，状況）の回避

D. 心的外傷的出来事に関連した，認知と気分の陰性の変化：
　1. その出来事の重要な場面の想起不能（典型的には解離性健忘によるもの；頭部外傷やアルコールや薬物によるものではない）
　2. 自己か他者か世界に対する，持続的で誇張された否定的な信念か予測（例「私が悪い」「誰も信頼できない」「世界はまったくもって危険だ」「私の神経系は永久に壊れたままだ」）
　3. 自己か他者に対する批難につながる，その出来事の原因か結果についての持続的な歪められた認知
　4. 持続的な陰性の感情状態（例：恐怖，おびえ，怒り，罪悪感，恥ずかしさ）
　5. 重要な活動への関心または参加の著しい減少
　6. 他者から孤立または疎遠になっているという感覚
　7. 陽性の感情を体験することの持続的な困難（例：幸福，満足，または愛情の感覚をもつことができない）

E. その出来事が起きたあとに始まったか悪化している，その出来事に関連した覚醒度と反応性の著しい変化：
　1. 典型的には人か物に対する言語的または身体的な攻撃で表される（まったくあるいはほとんど原因がなくとも）怒りっぽい行動，または怒りの噴出
　2. 向こう見ずな，または自己破壊的な行動
　3. 過度な警戒心
　4. 過度な驚愕反応
　5. 集中困難
　6. 睡眠障害（例：入眠または睡眠維持の困難または睡眠の不安定性）

F. 障害の持続が1カ月以上

う現実具体的な喪失体験がみられる。より重要なのは、社会や世の中に対する基本的な信頼感を喪失してしまうことである。あまりに大きな悲劇に見舞われた時、人は自分自身に罪があるのだと感じやすい。この罪責感は、犠牲者がでて自分だけ生き残った場合、生き残ってしまったことに負い目を感じたり（生存者の罪悪感 survivor's guilt)、人の命を救えなかった自分を責めたりすることになる。対人関係における重要な変化は孤立である。心的外傷の原因となった体験について、その理由や意味が見つけられないため自分の行動や考えに自信がなくなり、何を信じればいいかわからなくなる。そのため、周囲からの援助を拒絶し、今までのような人間関係をもてなくなり、社会から引きこもった生活を送るようになる。結果として社会から孤立してしまう。また周囲からの不適切なかかわりによって二次的トラウマを生じ、孤立と引きこもりが増悪することもある。

　DSM-5では、6歳以下の子どもの場合は、別に独立した項目を適用している。小さい子どもの場合、その出来事の苦痛な夢が数週間のうちに、怪物、救援者、自分や他人に対する脅しなどの一般化した悪夢に変化することがある。また通常子どもは過去を再演しているという感覚をもたないで、むしろ反復的な遊びを通して起こることがある。子どもが自分のことを報告するのは難しく、頭痛や胃痛などさまざまな身体症状を示すことがある。この障害は小児期を含むどの年齢にも起こりうる。

## 2）その他のストレス関連障害
### ①急性ストレス障害（Acute Stress Disorder）
　基本的特徴は、極端に外傷的なストレスに暴露した後、1カ月以内に生じる特徴的な侵入、解離、回避、覚醒などの症状の発現である。
### ②適応障害（Adjustment Disorder）
　基本的特徴は、「重大な生活上の変化や重い病気などはっきりと確認できるストレス因子に反応して、その後に情動面（抑うつ気分、不安）や行動面の症状が出現し、ストレス因子のレベルとは釣り合わない著しい苦痛を伴う状態」。普通はストレスから3カ月以内に起こりストレス因が終結すれば持続は6カ月を超えない。ストレス因子は非常に広範にあり同じようなストレスを受けても

3. 心的外傷およびストレス因関連障害群（Trauma-and Stressor-Related Disorders）　177

【一言】被害を受けた人が，傷つきやすい言葉

・がんばれ
・あなたが元気にならないと亡くなった人も浮かばれない。亡くなった人が悲しむ。
・命があったのだから，よかったと思って。
・まだ家族もいるし，幸せなほうですよ。
・このことはなかったと思ってやりなおしましょう。
・こんなことがあったのだから，将来はきっといいことがありますよ。
・思ったより元気そうですね。

（「厚生労働省 外傷ストレス関連障害の病態と治療ガイドラインに関する研究班」より）

【一言】代理受傷

　外傷的な出来事の話を聞くと，聞き手の側も精神的打撃を受ける。これを「代理受傷」という。慢性的に代理受傷が起こり，それが回復されない環境にいると，ケア提供者のメンタルヘルスにも深刻な影響が生じる。集中治療室の看護師，悲惨な犯罪被害を直接見聞きする警察官や消防士など，「代理受傷」を生じやすく，離職の原因となることがある。特に聞き手自身に外傷的な出来事の経験があり十分に安定していない場合，反応が起きやすく重篤になりやすい。ケア提供者もケアを受ける機会が必要である。トラウマに関してケアの提供をおこなう場合には，グループをつくり，単独ではおこなわないのが原則である。

表3-9　反応性アタッチメント障害の診断基準（DSM-5に準拠）

基本特徴は，発達年齢が9カ月以上，障害が5歳以前に明らかになっている子どもについて，以下の特徴がみられる。

A）大人の養育者に対する抑制され情動的にひきこもった行動：苦痛でもめったに安楽を求めない，安楽に反応しない。

B）持続的な対人交流と情動の障害：他者への最小限の対人交流と情動の反応，制限された肯定的感情，安心できる大人の養育者のなかでも，説明できないいらだたしさ，悲しみ，恐怖のエピソードがみられる。

C）非常に不十分なケアの体験：安楽や愛情という基本的な情緒的欲求が，持続的に養育者によって満たされないという，ネグレクトや剥奪の環境。安定したアタッチメント形成の機会が制限されることになる，主要な養育者が繰り返し変わる（例：里親による頻繁な養育の交代）。選択的アタッチメントを形成する機会を極端に制限する，通常ではない環境での育成（例：子どもに対して養育者が少ない施設）。

この障害を起こす場合もあればそうでない場合もある。個人的素質や脆弱性も大きく影響するが，ストレス因がなければこの障害は起こらない。しかし診断に際しては，ストレス因子を一律には評価せず，個人的事情や社会的背景を十分に考慮する必要がある。
③反応性アタッチメント障害（Reactive Attachment Disorder）（表 3-9）
④脱抑制社会関係障害（Disinhibited Social Engagement Disorder）（表 3-10）

なお，③と④については，DSM-Ⅳでは「通常，幼児期，小児期または青年期に初めて診断される障害」の中の「反応性愛着障害」の抑制型と脱抑制型が，DSM-5 では各々「反応性アタッチメント障害」と「脱抑制性社会関係障害」に分けられ，心的外傷およびストレス因関連障害群のカテゴリーに移動したものである。

## 4. 強迫症／強迫性障害（Obsessive-Compulsive Disorder）

### 1）強迫神経症の概念

精神医学用語としての「強迫」は，ドイツ語の Zwang の訳語であり「強制，圧迫，束縛」を意味する。英語の強迫（obsession）は「占有，圧迫」を意味するラテン語 obsidere に由来している。強迫神経症（obsessive-compulsive neurosis）は，obsessive という形容詞が強迫思考を，compulsive という形容詞が強迫欲動，強迫行為を意味している。

ヤスパースは「強迫には，欲動が自分から離れた，見知らぬものであるという意識，この欲動が自分の本性にそぐわないものであるという意識が伴い，その欲動は意味がなく，了解しがたく思え……強迫欲求を実行に移してしまうと，楽になったほっとしたという感じが現れる。これに反して強迫に抵抗すると激しい不安状態に陥ったり，別の行為として爆発したりする。患者は自分にとって無縁であるのみならず，無意味に思われる観念に絶えず追いかけられ，それでも彼はその観念を真実であるかのごとく考え，それに従わねばならない。さもないと不安が襲ってくる」と記述している。過去の強迫神経症研究の主流は，フロイトにはじまる精神分析の流れであり，フロイトが強迫神経症の理論を構

## 4. 強迫症／強迫性障害（Obsessive-Compulsive Disorder）

表 3-10　脱抑制社会関係障害の診断基準（DSM-5 に準拠）

> 基本的特徴は、5 歳以降に発達年齢が 9 カ月以上の子どもについて、知り合いではない大人に対し積極的に近づき交流をする 2 つ以上の行動様式として現れる。
> A）知り合いではない大人に近づき交流することへのためらいのなさや減少。過度に馴れ馴れしい言語的または身体的な行動（文化的年齢的に容認されるような適切さを欠く）。不慣れな状況であっても、遠く離れていった養育者を振り返って確認することがないか減少。何のためらいもなく、見慣れない大人に進んでついていこうとする。
> B）それらは注意欠如・多動症のように衝動的におこなわれるものではなく、社会的に脱抑制性の行為である。

---

**【一言】強迫神経症「症例　ネズミ男」**

　フロイトは一連の症例研究論文によって、自らの精神分析理論を確立していったともいえる。「症例ドラ（1905）」は 18 歳思春期女性の心性を分析し、フロイトの症例研究のなかで最も初期のヒステリー研究である。「症例ハンス（1909）」は 5 歳の男児の馬恐怖症分析、「症例シュレーバー」ではシュレーバーとは直接会うことなく、彼の「回顧録」に基づき精神分析的解釈（妄想の心的機制）を 1911 年に発表した。「症例オオカミ男（1917）」は、幼児期に『オオカミに食べられるのではないか』という恐怖症を発症し、その後強迫神経症としてフロイトの治療を受け、フロイト亡き後は彼自身による『わがフロイトの思い出』も刊行されている。
　「症例ネズミ男（1909）」は強迫神経症の症例として有名である。治療当時は 29 歳の弁護士で、愛する父と恋人が「ネズミの刑」を受けたらどうしようという強迫観念に襲われ、浄めや手を振るといった強迫行為に苦しめられていた。軍隊に招集された折、上官から「罪人の肛門にネズミを押し込む刑」の話を聞いたことがきっかけであった。治療からは、「彼は、幼児期の父に対する憎しみを抑圧し、父に対する愛のみを意識してきたけれど、成人となり恋人ができると『恋人と結婚したら父が死んでしまう』という強迫観念に苦しめられるようになった」として「父のようにならなければ」と「父のようになってはいけない」という深刻な葛藤を分析。考察のなかでフロイトは、強迫神経症者の「思考の全能（患者自身の言葉）」、アンビバレンス、反動形成、置き換え、肛門サディズム段階への退行などをあきらかにしている。

築する基礎となったのは「ネズミ男」と「オオカミ男」と呼ばれる2人の男性症例である。いずれも，父親に対する息子の幼児期における無意識的な葛藤，肛門期への固着と退行，肛門性格の観点から強迫症状を論じている。強迫神経症はその成因として肛門性格（強迫性格に相当する）が重視され，フロイトは「几帳面，倹約家，反抗」を挙げている。リビドー（性的エネルギー）の発達段階における肛門期——子どもにとってはトイレットトレーニングの時期——では，子どもは自分の体の欲求と周囲の状況を考慮して判断し行動するように要求される（躾の時期）。しかしこの2つは相反することが多く，子どもは周囲や対象に対してアンビバレンス（相反する感情）を抱くようになり，この肛門期への固着をテーマとした行動様式として，肛門性格が形成されると考えられた。ものの収集（コレクション・マニア），特に金銭へのこだわり（倹約家），秩序を重んじる，几帳面，儀礼的で柔軟性に乏しい，些細なことにこだわる，というような特徴があげられる。またこの時期に，反動形成，うち消し，隔離といった防衛機制を発展させる。

このように強迫神経症は，従来心因性の代表的な疾患と考えられてきたが，最近では生物学的研究の急速な発展に伴い，生物的関与の大きい疾患と考えられるようになっている。家系研究や双生児研究からは遺伝性の存在が，薬理学からは脳内セロトニンの調節障害が示唆されるようになっている。こうした流れに伴い，病因論を排除したDSM-Ⅲ以来，強迫神経症は，強迫症（強迫性障害）と呼ばれる。

## 2）強迫症および関連症群（Obsessive-Compulsive and Related Disorders）

DSM-Ⅳでは，不安障害のカテゴリーに含まれていたが，DSM-5から「強迫症および関連症候群」という独立したカテゴリーになり，そのなかには新しい障害や他のカテゴリーから移動した障害が含まれる。

①強迫症／強迫性障害（Obsessive-Compulsive Disorder）
②溜め込み症（Hoarding Disorder）
　DSM-5から新しく登場した障害。
③抜毛症（Trichotillomania（Hair-Pulling Disorder））
④皮膚かきむしり症（Excoriation（Skin-Picking）Disorder）

4. 強迫症／強迫性障害（Obsessive-Compulsive Disorder）　　181

| 年齢（歳） | 0 | 1 | 3 | 6 | 12 |
|---|---|---|---|---|---|
| リビドー | **口唇期**<br>吸う，飲み込む，吐き出す，かみつく | **肛門期**<br>貯留，排出 | **男根期**<br>男根的誇り，去勢不安<br>男根願望，去勢コンプレックス | **潜伏期** | **思春期** |
| 自我<br>（防衛機制） | 取り入れ，同一視，投射 | 反動形成，うち消し，隔離，否認，退行 | 抑圧，置きかえ，昇華，同一化，取り入れ<br>（**超自我形成**） | 超自我の修正<br>↓<br>自我の確立へ | 知性化，合理化<br>幼児期への一時的退行 |

図 3-2　フロイトの発達論（前田，1985 を改変）

表 3-11　強迫症および関連症群（DSM-5 に準拠）

| 疾患名 | 基本特徴 |
|---|---|
| 強迫症 | 表 3-12 を参照 |
| 溜め込み症 | 実際の価値や必要性とは無関係に，ものを捨てられない，そのために生活空間がものであふれ散らかってしまっても，なおかつ物品を保存し続ける |
| 抜毛症 | 繰り返し体毛を抜き，それを中止しようとしたり減らそうと努力するにもかかわらず，結果として体毛が失われる |
| 皮膚かきむしり症 | 繰り返し皮膚をかきむしり，それをやめようとしたり減らそうと努力するにもかかわらず，結果として皮膚に傷害が生じる |
| 醜形恐怖症 | 外見についての想像上の欠陥へのとらわれ，小さい身体的異常が存在する時その心配が著しく過剰。その身体的ゆがみに強い苦痛を感じ，自分のとらわれを制御するのが困難である |

DSM-5から新しく登場した障害。

⑤ 醜形恐怖症／身体醜形恐怖障害（Body Dysmorphic Disorder）

　DSM-Ⅳでは，身体表現性障害に含まれていた。訴えは，顔（目・鼻・瞼・耳・口・眉毛などあらゆる部分の形や大きさに関すること）や毛髪の薄さ，にきび，顔色から，身体の他の部分も心配の的になるが，訴えは特定されていることが多い。1日に何時間もその「欠陥」について考え，鏡やガラスを使って頻繁に「欠陥」を調べ，時にはより詳しく調べるために拡大鏡を使ったりする。自分の「欠陥」を修正するために皮膚科・歯科・外科的治療を求め，手術を希望する場合もある。自分のそうした「欠陥」を打ち明けることをいやがり，何年も診断されないままに経過することもある。

## 3）強迫症／強迫性障害（Obsessive-Compulsive Disorder　以下OCDと略す）

　基本的な特徴は，強迫観念や強迫行為のどちらかまたは両方が存在し，その考えや行為は自分自身に属していると認識しているにもかかわらず阻止することが難しく，心理社会的にも著しい障害が起きている。患者のほとんどは強迫観念と強迫行為の両方があり，強迫観念の不安や苦痛を打ち消すための儀式や行為が伴いやすい。「変なバイ菌が体についたのではないか」という不安や不快感（強迫観念）を，「手を洗う」「自分の周囲を消毒する」といった行為によって打ち消そうとすることは非常によくみられる。しかし完全に不安を解消しようとして，手洗いの回数が倍々に増え，生活のほとんどを手洗いや消毒に費やし，さらには身近な人間に大丈夫であるという保証を求め周囲を巻き込む，というエスカレートした状況は多々みられる。患者のみならず家族全体の生活に支障をきたしてしまう。治療には，心理療法と薬物療法が中心となる。

①薬物療法

　日本でOCDの治療薬として認可されているのは，選択的セロトニン再取り込み阻害薬（SSRI）であるフルボキサミンとパロキセチンである。どちらも本来はうつ病の治療薬として開発され，抗うつ・抗不安・抗強迫作用が期待されている。薬物療法により，患者の半数は症状が5割程度軽快するという報告もあるが，難治性や症状が重度の場合は，抗精神病薬や気分調整薬を併用し，入院治療等の環境調整も必要となる。

## 4. 強迫症／強迫性障害（Obsessive-Compulsive Disorder）

**表 3-12　OCD の診断基準**（DSM-5 に準拠）

A）以下に定義されるような強迫観念か強迫行為，またはその両方が存在する
強迫観念
1. 反復的，持続的な思考，衝動，イメージであり，それは侵入的で不適切なものとして体験されており，ほとんどの人にとって強い不安や苦痛を引き起こす
2. この思考，衝動，またはイメージを無視したり抑制したり，あるいは何か他の思考または行為によって中和しようと試みる

強迫行為
1. 反復行動（例：手を洗う，順番に並べる，確認する）または心の中の行為（例：祈る，数を数える，声を出さずに言葉を繰り返す）であり，強迫観念に対応して，厳密な規則に従っておこなわなければならないと感じる
2. その行動やこころのなかの行為は，苦痛や不安を避けるか緩和すること，何か恐ろしい出来事や状況を避けたりすることを目的としているが，それによって中和したり予防しようとすることは現実的な意味ではつながりをもっていないか，明らかに過剰である。

B）強迫観念または強迫行為は，時間を浪費させ（1日に1時間以上かかる），臨床上の著しい苦痛を引き起こし，社会的，職業的，または他の重要な領域における機能の障害を引き起こしている

C）D）除外鑑別診断
該当すれば特定せよ：
　病識は十分か概ね十分，病識が不十分，病識が欠如／妄想的信念をもつ

**表 3-13　よくみられる強迫観念と対応する強迫行為**

| 強迫観念 | 強迫行為 |
| --- | --- |
| 病気ではないか | 病院巡り，検査・診察で何回も確認する |
| ばい菌に汚染したのではないか | 手洗い，掃除，消毒 |
| 人を傷つけたのではないか | 常に周囲を確認する，そのような場所を避ける |
| モノをなくしたのではないか | 何回も確認する，同じものを収集する |
| 戸締りをしたか，ガスの元栓を閉めたか | 何回も確認する |
| 性的考え | 回避する，儀式で払う |
| 不敬な考え | 保証を求める，儀式で払う |

## ②心理療法

　患者の不安や心配のもととなる認知や不適切な行動に働きかけるものとして認知行動療法がある。特に行動療法の1つであるエクスポージャー法が有用とされている。

　OCDは慢性疾患ともいわれ，薬物療法で症状が改善しても服用を中止すると再発の可能性が高い。認知行動療法など心理療法を併用することで，患者自身の治療意欲を高め適切な対処行動を身に着け悪化を防ぐことが期待される。

### ■■より理解を深めるための参考文献

香山リカ（2004）．生きづらい〈私〉たち―心に穴があいている　講談社
厚生労働省　精神・神経疾患研究委託費外傷ストレス関連障害の病態と治療ガイドラインに関する研究班　主任研究者　金　吉晴（2001）．心的トラウマの理解とケア　じほう
ジュディス・ハーマン（著）中井久夫（訳）（1999）．増補版心的外傷と回復　みすず書房
成田善弘（2002）．強迫性障害―病態と治療　医学書院

## 4. 強迫症／強迫性障害（Obsessive-Compulsive Disorder）

---

**【一言】強迫症のアセスメント**

- MOCI（Maudsley Obsessional-Compulsive Inventory）モーズレイ強迫神経症質問紙　日本語版：自己記入式　「確認」「清潔」「優柔不断」「疑惑」の下位尺度，30の質問項目からなる
- Yale-Brown Obsessive Compulsive Scale（Y-BOCS）：半構造化面接による重症度評価「強迫観念」「強迫行為」それぞれ5項目について5段階評価
  児童用のCY-BOCSもある

---

**【一言】エクスポージャー法（暴露法）**

　患者が不安を感じる場面に患者を直面させ（暴露させ），不安が軽減することを体験させる。この体験を繰り返すことで起きてくる不安が軽くなっていく。暴露により不安が軽減するあいだ，不安に対する不適切な反応（強迫行為）をおこなわないように制限を加える（反応妨害）。この場合，行動だけでなく不安を打ち消すこころのなかの反応もおこなってはならない。患者にとっては非常に負荷のかかる方法であるため，治療者 - 患者の信頼関係のみならず，初回の体験が成功するような支援が重要である。

# 第4章

## 身体症状関連・解離・心身症

## 1. 身体症状に関連する障害

### 1) ヒステリー概念の歴史

　ヒステリーという用語は，そもそも「子宮」を意味するギリシャ語が語源となっている。女性に出現する疾患としてヒポクラテスの時代から存在し，現在とは異なり婦人病と考えられていた。しかし19世紀になって，ジャネによる解離の研究やシャルコー，フロイトの転換性ヒステリーの研究を中心として，精神医学における心因性障害，神経症研究が発展した。人間は，精神的に健康な状態の時は，ある基本的な性格をもった一個の人間として，統一された自己という感覚をもっている。ところがヒステリーはこの統一性が失われる障害と考えられる。精神的機能障害（解離ヒステリー）は意識，記憶，自己の同一性が失われ，身体的機能障害（転換ヒステリー）は知覚麻痺や運動麻痺が起こる。

　ヒステリーには疾患への逃避（flight into illness）という機制があり，発症すれば心的葛藤に悩まずにすみ，心的安定が得られる（一次利得）。さらに病気になったことで，周囲からの同情や看護などが得られる（二次利得）というように目的指向的な心因と考えられた。しかし「ヒステリー」という言葉は幅広く，さまざまな意味をもち，女性に対する蔑視の意味を含むこともあるため，現在では可能な限り使用を避けることが望ましいとされている。耐え難いストレスに対する患者の対処法を心理的に解釈したり仮定することは可能であるが，「無意識的な動機」や「二次的利得」のような，なにか1つの特別な理論から得られた概念は，ICDやDSMの診断基準には含まれない。ICD-10では，「転換」という言葉は，患者が解決できない問題や葛藤から生じた不快な感情が，どのようであれ症状に置き換わることを意味する，としている。

　DSMでは，DSM-Ⅲ以降いわゆる従来のヒステリー神経症を解離症と身体症状症のなかの変換症／転換性障害に分類し，ICD-10では，両者をまとめて解離性（転換性）障害としてF4カテゴリー（神経症性障害，ストレス関連障害および身体表現性障害）に入れている（図4-1）。

1. 身体症状に関連する障害　189

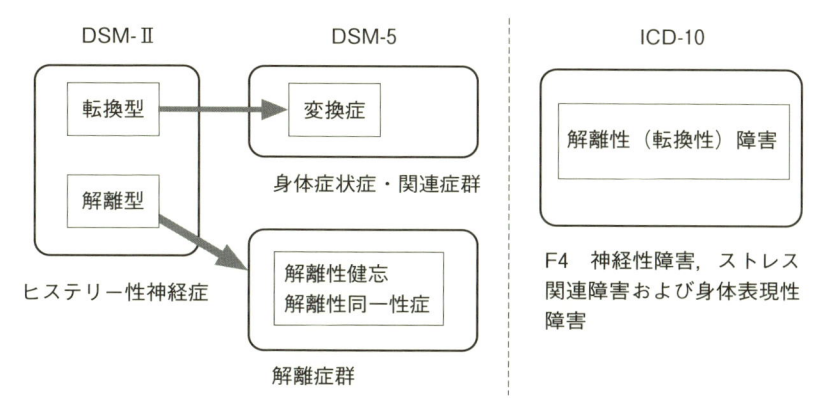

図4-1　ヒステリー神経症の概念の変遷

DSM-Ⅱ
- 転換型
- 解離型

ヒステリー性神経症

DSM-5
- 変換症 → 身体症状症・関連症群
- 解離性健忘／解離性同一性症 → 解離症群

ICD-10
- 解離性（転換性）障害
- F4　神経性障害，ストレス関連障害および身体表現性障害

表4-1　身体症状症および関連症群（DSM-5に準拠）

| コード | 名称 |
|---|---|
| 300.82 | 身体症状症 Somatic Symptom Disorder |
| 300.7 | 病気不安症 Illness Anxiety Disorder |
| 300.11 | 変換症／転換性障害（機能性神経症状症）Conversion Disorder (Functional Neurological Symptom Disorder) |
| 300.19 | 作為症／虚偽性障害 Factitious Disorder |

## 2) 身体症状症および関連症群（Somatic Symptom and Related Disorders）

歴史的には，心気症，転換ヒステリー，ブリケ症候群と呼ばれていた疾患が分類される。このカテゴリーは一般身体疾患を示唆する身体症状がありながら一般身体疾患，物質の直接の作用，他の精神疾患（例：パニック症）では完全には説明できない症状があるということが基本特徴である。症状は，臨床的に著しい苦痛や機能の障害を引き起こし，かつその身体症状は意図的なものではない（詐病との鑑別）。DSM-ⅣからDSM-5になりカテゴリー名も下位分類もかなり変更されている（表4-1, 4-2, 4-3, 4-4）。

① 身体症状症（Somatic Symptom Disorder）←従来の心気症（身体症状あり）
② 病気不安症（Illness Anxiety Disorder）←従来の心気症（身体症状なし）
③ 変換症／転換性障害（機能性神経症状症）（Conversion Disorder）（Functional Neurological Symptom Disorder）
④ 作為症／虚偽性障害（Factitious Disorder）

身体症状症とは，医学的説明のつかない身体症状に非適応的思考が加わった疾患とされ，DSM-5では心気症（Hypochondriasis）が廃止されたため従来心気症だと診断されていた人は「健康に関する強い不安＋身体症状がある」として身体症状症と診断されることになる。一方，病気不安症は，健康に関する強い不安はあるが，身体症状はないと定義され，どちらもDSM-5から登場した疾患名である。

## 3) 変換症／転換性障害（機能性神経症状症）（Conversion Disorder）（Functional Neurological Symptom Disorder）

「conversion」という用語は，フロイトによって紹介され，精神分析では無意識的な心的葛藤が身体症状に置き換えられると解釈されている。DSM-5では，変換症の身体症状は，随意運動と感覚機能の症状（神経学的症状）に限定している（表4-5）。基本的特徴は，神経疾患や一般身体疾患を思わせるような随意運動機能・感覚機能の症状や障害が存在するにもかかわらず，そうした身体的疾患ではないことである。症状や障害のはじまり，悪化に先立って葛藤や他のストレス因子が存在し心理的要因が関連していると判断される。

表 4-2 身体症状症の診断基準（DSM-5 に準拠）

A) 1つ以上の，苦痛な，日常生活に混乱を引き起こす身体症状
B) 身体症状や健康への懸念に関する過度な思考（症状に不釣り合いな深刻さ），感情（強い不安），行動（健康への懸念に費やされる過度の時間と労力）
C) そうしたなんらかの症状は，典型的には6カ月以上持続している

表 4-3 病気不安症の診断基準（DSM-5 に準拠）

A) 重い病気であるか，病気にかかりつつあるというとらわれ
B) 身体症状は存在しないか，存在しても非常に軽度であるが，とらわれはあきらかに過度で不釣り合いなもの
C) 健康に対する強い不安の存在
D) 過度に健康をチェックする（病気の徴候を繰り返し調べる），または不適切に回避する（受診や病院を避ける）
E) とらわれは，6カ月は持続している

表 4-4 変換症の診断基準（DSM-5 に準拠）

A) 1つ以上の随意運動，感覚機能の変化の症状
B) その症状と，神経疾患や医学的疾患とが適合しないという臨床所見がある

広範な神経疾患が変換症と誤診される可能性がある。この疾患の診断は，病因となる神経疾患や一般身体疾患を除外するための十分な身体医学的検査を行った後に，初めて下されるべきである。見かけ上は変換症と思われる多くの症例で，何年も経ってから一般身体疾患が原因であると判明することがある。ある研究では，変換症と診断された患者の1/4から半分が，後に一般身体疾患が原因であると判明したとしている。特に多発性硬化症，重症筋無力症，突発性・物質誘発性ジストニアは誤診されやすい。

### 4）心気症（Hypochondriasis）

医学的原因は見出されないにもかかわらず，重篤な身体疾患に罹患しているという恐怖と頑固なとらわれが本質的な病像である。基本的特徴は，身体症状に対するその人の誤った解釈や非適応的思考に基づく，自分が重篤な病気にかかる恐怖または病気であるという観念へのとらわれであり，そのとらわれは適切な医学的評価や医師の保証にもかかわらず持続する。

身体機能（例：心拍，発汗など）や，些細な身体的異常（わずかな痛み，時々の咳など），曖昧ではっきりしない身体感覚（心臓の疲れなど）に執拗にとらわれ，症状は多種多様である。精神的不調感の訴えは少なく，身体的愁訴が圧倒的に多い。

DSM-5から，この障害名は身体症状症と病気不安症とに変更されている。

## 2. 解離症群／解離性障害群（Dissociative Disorders）

「dissociation」という用語は，19世紀末のジャネに由来する。彼は，心理的緊張を維持する心的エネルギーの低下により，本来統合されていた人格のまとまりが統一性を失い機能しなくなった状態として，全般的エネルギー低下（精神衰弱）と部分的な低下（解離ヒステリー）が起こると考えた。DSM-5では解離症群のカテゴリーが独立し，ICD-10では，F44解離性（含む転換性）障害となっている。多くの社会で，解離状態は文化活動や宗教体験で容認されうる表現でもあり，解離症の評価に際しては，比較文化的な視点が重要になる。ただそのような場合には，解離状態は病気ではなく，著しい苦痛や障害または援助

表 4-5 変換症の症状

| 随意運動障害 | 四肢麻痺,失立失歩,失声,振戦,チックなど |
| --- | --- |
| 心因性非てんかん発作 | 弓なり緊張,けいれん発作（昏迷,トランス状態） |
| 感覚機能障害 | 知覚麻痺,知覚脱失（例：皮膚知覚脱失　手袋・靴下型（患者の理解する身体機能単位＞医学的領域），視覚喪失など |

表 4-6 解離性健忘の診断基準 (DSM-5 に準拠)

A) 重要な自伝的情報で，心的外傷的またはストレスの強い性質をもつものの想起が不可能で，通常の物忘れでは説明できない

B) その症状は，臨床的に著しい苦痛，社会的，職業的，他の重要な機能の障害を引き起こしている

該当すれば特定：
解離性遁走

を求める行動には至らない。

### 1）解離性健忘（Dissociative Amnesia）

　基本的特徴は，重要な個人情報を思い出すことができない状態であり，通常の物忘れでは説明できないようなものである。個人の同一性についての健忘であり，一般的な記憶は保たれていることが多い。解離性健忘（表4-7）は，その人の生活史のなかで，空白または一連の空白があった（ある時期のことが思い出せない，覚えていない）という報告が一般的である。この空白は，外傷的出来事や強いストレスと関連している。自傷行為・暴力の爆発・自殺企図のエピソードに関連して健忘が認められることがある（プチ解離，リスト・カッティングなど）。この障害の者のなかには，抑うつ症状・不安離人症状・トランス状態や自発的な年齢退行が認められる。ガンザー症候群のように，質問に対して大雑把な応答（「1たす1は3」など）をすることがある。なかでも全生活史健忘は，姓名，住所，出生など自分のエピソード記憶は思い出せない（自分がどこのだれであるかわからない）が，字を書くことや調理をするなど日常生活上の記憶は保たれているという特異な状態を示す。

　鑑別診断として，特定の神経疾患，頭部外傷，せん妄・認知症における記憶障害との区別が重要である。脳損傷による健忘では逆向性（脳が損傷を受ける以前の記憶に関するもの）・前向性（脳損傷以降の出来事に関するもの）の両方があり，通常ははっきりした身体外傷の既往，意識障害の期間，頭部外傷の臨床的証拠が存在する。解離性健忘の場合，想起障害はほとんど逆向性健忘であり，新たな情報の学習には問題がない。潜在的な二次疾病利得（犯罪や金銭トラブルなど）が明らかな場合，詐病による健忘との鑑別も重要である。

### 2）解離性同一症／解離性同一性障害（Dissociative Identity Disorder）

　2つまたはそれ以上の，はっきりと他と区別される同一性・パーソナリティ状態が存在し，それらが繰り返しその人の行動を統制している状態。この障害には，同一性・記憶・意識のさまざまな側面の統合の失敗がみられる。おのおのの人格（二重人格，交代人格）は，別の名前も含めてあたかもまったく別の個人史，自己像，同一性をもっているかのように経験されることがある。その人

## 表4-7 解離性健忘の種類

1. 限局性健忘：ある限られた期間の出来事の健忘。
2. 選択的健忘：ある限られた期間のいくつかは想起できるが，すべては想起できない。
3. 全般性健忘（全生活史健忘）：その人の全人生を想起できない。この障害はまれであり，警察・救急外来・総合病院のコンサルテーション部門でみられることがある。
4. 持続性健忘：新しい出来事が起こるたびにそれを忘れる。
5. 系統的健忘：あるカテゴリーに関する健忘。家族や特定の人物のみの記憶の喪失。

3〜4はより重篤な解離性同一性症と診断されることがある。

---

**【一言】ガンザー症候群（Ganser's syndrome）**

ガンザーが拘禁反応の1つとして記載したもの。「的はずれ応答」（「1＋1は？」「3」といった微妙に外れる応答や自分の年齢を間違えるなど）や幼児的態度，解離症状を特徴とし，一般には，拘禁状況（刑務所，捕虜など拘束状況）からの解放願望を示唆するような環境においてみられる。

---

## 表4-8 解離性同一症の診断基準（DSM-5に準拠）

A）2つ以上の，他とはっきり区別されるパーソナリティ状態に特徴づけられた同一性の破綻。同一性の破綻とは，自己感覚や意志作用感のあきらかな不連続であり，感情，行動，意識，記憶，知覚，認知，感覚運動機能の変容を伴う。文化により憑依体験と記述されうる。これらの徴候や症状は他者により観察される場合もあれば，本人から報告される場合もある

B）日々の出来事，重要な個人情報，心的外傷的な出来事の想起について空白の繰り返しであり，通常の物忘れでは説明できない

C）その症状は，臨床的に著しい苦痛，社会的，職業的，他の重要な機能の障害を引き起こしている

D）その障害は，広く受け入れられた文化的，宗教的な慣習の正常な部分ではない
子どもの場合，想像上の遊び友達や空想的遊びとして説明されるものではない

の昔の記憶にも最近の記憶にも頻繁な空白があり，健忘はしばしば不均一である。健忘の証拠は，その人が認めようとしない行動を目撃した他の人からの報告（自分では決して行ったことのない盛り場にいたという友人の報告）や，その人自身が身に覚えのないことを発見（自分では買った覚えのない服が洋服ダンスにあるのを見つける）して明らかになる。短期間の記憶喪失が繰り返されるだけでなく，小児期・青年期についてもかなりの期間やすべての記憶喪失がある。この障害をもつ人は，小児期に重篤な身体的・性的虐待を受けた経験があると報告することが多い。小児期の記憶は歪曲されやすく，この障害の人のなかには強い被催眠性傾向，示唆的影響を受けやすい人がいるため，こうした報告の正確さをめぐっては議論がある。しかし虐待の行為者は，自分たちの行動を否認したり歪曲しがちである。過去の性的・身体的虐待が客観的な証拠によってあきらかにされることもしばしばある。

### 3）離人感・現実感消失症（Depersonalization/Derealization Disorder）

自分自身の精神活動や身体が自分でないような感覚（離人感），自分をとりまく周囲の出来事が現実であるとは感じられないような体験（現実消失感）。自分が周囲から疎隔され，周囲とはベールで隔てられているように感じ，自分自身の感情がなくなってしまった，周囲は人工的で不自然と訴えることが多いが，一方では，それが自分の主観的な問題であると気づいている。

### 4）解離性遁走（Dissociative Fugue）（DSM-5 では解離性健忘に統合された）

基本的特徴は，予期していない時突然に，家庭や日常の場所から離れて放浪し，過去の一部または全部を想起できなくなること（いわゆる記憶喪失）。この時，その人の同一性が混乱し，新しい同一性を装うこともある。放浪は，短期間（数時間から数日）から長期間（数週間から数カ月）にわたるものまである。遁走中，その人は精神病理をもつようには見えず（病気には見えない），周囲もその人が変だとは思わない。ほとんどの遁走では新しい同一性を形成しないが，もしそういう場合には以前に比べより社交的になり非抑制的な傾向をもつことが多い。新しい名前，住所を定め，うまく統合され，思いもよらない社会活動に従事していることがある。そうした人が遁走の前の状態に戻った時，その人

## 2. 解離症群／解離性障害群（Dissociative Disorders）

―【一言】犯罪と多重人格―

『24人のビリー・ミリガン―ある多重人格者の記録』（キイス著・堀内訳，1999）。1977年にミリガンは逮捕され，誘拐と強姦の罪で起訴された。しかし多重人格の治療で有名な精神分析医が「典型的な多重人格」と診断し，7カ月の鑑定を兼ねた入院で，実父の自殺，幼児期の継父からの性的虐待それによる人格の解離があきらかになり，「精神異常による無罪」の判決が下され，精神病院に収監された後，紆余曲折を経て1991年自由の身になる。また，1979年に連続強姦殺人犯としてビアンチが逮捕されたが，彼に関しては，6人の専門家が別個に精神鑑定をおこない，診断は両極端に分かれた。一方は，反社会性人格で，多重人格を含め法律による精神障害には該当しない，他方は，あきらかな多重人格で，精神異常にあたるという意見である。結局彼は，司法取引に応じて死刑判決を免れ終身刑に服した。日本においては，連続幼女誘拐殺人事件の宮崎勤被告の診断に関して，多重人格が争点になった最初の裁判である。

―【一言】遁走の事例―

海外では以前から遁走の報告例は多くある。ウィリアム・ジェームズは「Ansel Bourne神父の例」（1887）を報告している。また1888年アイルランド生まれのJ. C. Poultneyは，生まれてから1914年まで（26年間）はPoultneyとして，その後は世界各地をC. J. Poultingと名乗り転々としていた。1929年に米国で遁走と診断が下されたが，この症例では遁走か多重人格かについて議論がなされてきた。解離性遁走は単なる健忘と多重人格のあいだに位置し，症例によっては明確に区別するのが難しい。

（参考：高橋，1997）

の過去の外傷的な出来事に対しては健忘が残ることがある。また遁走中の出来事に関して記憶がなくなっていることもある。有病率は，戦時中や天災といった非常にストレスの強い出来事がある状況下では増加する。

## 3. 心身症（Psychosomatic disease）

「身体疾患のなかで，発症や経過に心理社会的因子が密接に関与し，器質的ないし機能的障害が認められる病態」を心身症と定義する（日本心身医学会）。心身症とは，独立した疾患単位ではなく，病的状態や病像といった意味の病態を包括した用語である。したがって，心身症は身体疾患を対象とし（DSMには「心身症」という用語はない），器質的身体病変を呈する場合（潰瘍性大腸炎，気管支喘息など）と機能的障害を呈する場合（過敏性腸症候群，過換気症候群など）に大別される。患者の身体的側面だけでなく，心理的側面や社会的側面を含めて総合的に病気をみていこうとする学問であり（心身医学），医療においては心療内科を標榜することが多い。

### 1) 心身医学の歴史

心身医学的（psychosomatic）という言葉が初めて用いられたのは，精神医学者ハインロート（Heinroth, J. C. A. 1773-1843）の論文中（1818）といわれている。

1930～40年代の米国では，精神力動学や精神生理学が発展するなかで，心身症（psychosomatic disease）の概念が提唱され，1934年に米国心身医学会が設立された。アレキサンダー（Alexander, F. 1891-1964）は，消化性潰瘍，本態性高血圧，甲状腺機能亢進症などの内科疾患に精神分析理論を応用し，心理的葛藤が身体疾患に影響を与える心身相関を明らかにしようとした。また精神生理学においては，セリエ（Selye, H. 1907-1982）による内分泌のストレス反応の研究やキャノン（Cannon, W. B. 1871-1945）による情動と自律神経に関するホメオスタシス研究などから，心身症の症状は，情動に伴う生理的反応が自律神経系や内分泌系を介して出現するものと考えられた。特に，従来の生物学中心の身体医学に対して，疾病を多次元的視点からから理解するための生理 -

## 3. 心身症（Psychosomatic disease）

表 4-9 主な心身症

| | |
|---|---|
| 呼吸器系 | 気管支喘息，過換気症候群，喉頭けいれんなど |
| 循環器系 | 本態性高血圧症，狭心症，心筋梗塞，一部の不整脈など |
| 消化器系 | 胃・十二指腸潰瘍，慢性胃炎，心因性嘔吐，過敏性大腸症候群，胆道ジスキネジア，潰瘍性大腸炎，慢性膵炎など |
| 内分泌・代謝系 | 神経性食欲不振症，神経性過食症，甲状腺機能亢進症，単純性肥満症，糖尿病など |
| 神経・筋肉系 | 筋収縮性頭痛，片頭痛，慢性疼痛症候群，痙性斜頸，書痙など |
| 皮膚科領域 | 神経性皮膚炎，円形脱毛症，多汗症，蕁麻疹 |
| 泌尿・生殖器系 | 夜尿症，神経性頻尿，心因性尿閉，心因性インポテンツなど |
| 産婦人科領域 | 更年期障害，婦人自律神経失調症，月経前緊張症候群など |
| 眼科領域 | 原発性緑内障，眼精疲労など |
| 耳鼻咽喉科領域 | メニエル病，動揺病，アレルギー性鼻炎咽喉頭部異常感症など |
| 歯科・口腔外科領域 | 顎関節症，義歯不適合症，補綴後神経症など |

表 4-10 心身医学的アプローチが必要な状態や症状（村松，2007 を参考に作成）

1. ICU，CCU，RCU でみられる精神症状や心理反応
2. 慢性肝炎，人工透析など慢性疾患の経過中にみられる心身症的反応
3. 各科におけるリハビリテーションの心身医学的側面
4. 術前術後，分娩前後の心身医学的側面
5. 災害や職場における事故・疾病，過労死など
6. 各種難病，心身障害者（児）
7. 癌・悪性腫瘍・HIV 患者に対する医療とケア　ターミナル・ケア
8. 慢性疼痛の管理や処置
9. 老年期の医療
10. 人工臓器，臓器移植患者の心身医学的側面
11. 医療場面の科学的進歩によるストレス患者
12. 心身症の周辺領域
　　仮面うつ病，身体病をもつパーソナリティ障害，詐病・虚偽性障害，医原性患者，問題行動や習癖

心理－社会－実存的アプローチの重要性を強調している。

## 2）主な心身症とストレス指標

主な心身症を表4-9に示す。これらの疾患は，診断や治療に心身症を配慮した対応が必要とされる。私たちの日常生活における出来事（ライフイベント）には，良くも悪くもさまざまなストレスが伴う。そうしたライフイベントに遭遇したのち，各個人が再適応していくのにどの程度の負荷がかかるものかを評価するための一覧を表4-11に示した。1年間でこれらのストレス値の合計が200以上になると，心身症になる危険が増加するとされている。

## 3）心身医学的理解と治療

治療においては，第一に患者の身体状態を各種検査などから正確に把握し，次に心身相関の観点から，心理的評価（心理検査がよく用いられる）や社会学的評価を行い，包括的な理解を進める（表4-12）。特に日常的な出来事におけるストレスやライフスタイルの特徴などは，患者自身が気づかないことも多いので，生活の流れに沿って丁寧に聞いていく。心療内科でよく用いられる心理療法とその概要を表に示す（表4-13）。患者の心身の状態や入院か通院かなど治療場面に応じて，治療法を選択する。

### ■■より理解を深めるための参考文献

池見酉次郎（1973）. 続・心療内科　中央公論社
成田善弘（1986）. 新装版　心身症と心身医学――精神科医の眼　岩波書店
フランク・W・パトナム（著）中井久夫（訳）（2001）. 解離―若年期における病理と治療　みすず書房
松本俊彦（2009）. 自傷行為の理解と援助　日本評論社
ジークムント・フロイト（著）懸田克躬（訳）（1980）. ヒステリー研究　ジークムント・フロイト（著）懸田克躬・小此木啓吾（訳）フロイト著作集7　人文書院

## 3. 心身症（Psychosomatic disease）

**表 4-11 社会的再適応評価尺度（Social Readjustment Rating Scale）**

日常生活におけるストレッサーとしての出来事 43 項目（ライフイベント）とそれぞれのストレス値。1 年間にこの数値の合計が 200 以上になると心身症の発生リスクが高くなる。

| 出来事 | ストレス値 | 出来事 | ストレス値 |
|---|---|---|---|
| 配偶者の死 | 100 | 息子や娘が家を離れる | 29 |
| 離婚 | 73 | 親戚とのトラブル | 29 |
| 配偶者との離別 | 65 | 自分の特別な成功 | 28 |
| 拘禁（期間） | 63 | 妻が家の外で働き始める，外の仕事を辞める | 26 |
| 親密な家族メンバーの死 | 63 | 就学・卒業 | 26 |
| 自分のけがや病気 | 53 | 生活条件の変化 | 25 |
| 結婚 | 50 | 個人的な習慣の変更 | 24 |
| 失業（解雇） | 47 | 上役（ボス）とのトラブル | 23 |
| 婚姻上の和解 | 45 | 労働時間や労働条件の変化 | 20 |
| （定年）退職 | 45 | 住居の変化 | 20 |
| 家族メンバーの健康上の変化 | 44 | 学校の変化 | 20 |
| 妊娠 | 40 | 気晴らしの変化 | 19 |
| 性的な障害 | 39 | 宗教活動の変化 | 19 |
| 新しい家族メンバーの獲得 | 39 | 社会活動の変化 | 19 |
| ビジネスの再調整 | 39 | 100 万円以下の抵当やローン | 17 |
| 経済状態の変化 | 38 | 睡眠習慣の変化 | 16 |
| 親密な友人の死 | 37 | 同居の家族数の変化 | 15 |
| 他の仕事への変更 | 36 | 食習慣の変化 | 15 |
| 配偶者との口論の数の変化 | 35 | 休暇 | 13 |
| 100 万円以上の借金（抵当） | 31 | クリスマス | 12 |
| 借金やローンでの抵当流れ | 30 | 軽微な法律違反 | 11 |
| 職場での責任の変化 | 29 | | |

表4-12 よく用いられる心理検査　質問紙法

| | | |
|---|---|---|
| 1 | POMS | 不安や抑うつなど6つの状態について，主観的気分の評価。 |
| 2 | エゴグラム | 交流分析理論をもとに作られ，自我へのエネルギーの割り振りをみる。 |
| 3 | CMI健康調査表 | 心身両面にわたる自覚症の調査と情緒障害のスクリーニング。 |
| 4 | 矢田部・ギルフォード性格検査 | 12個の性格特性のプロフィールから，性格類型や性格の判定をおこなう。 |
| 5 | SDS, CES-D, BDI-Ⅱ | うつ状態やうつ症状の自記式質問紙。 |
| 6 | MMPI | 550項目からなる代表的な自己報告型パーソナリティ検査。コンピューターによる自動解釈システムが導入され，短縮版もある。 |
| 7 | STAI, MAS | 不安症状の全般的アセスメント。 |
| 8 | DES-Ⅱ | 28項目からなる解離性体験の自己記入式尺度 |

表4-13 心身医学的治療

| | | |
|---|---|---|
| 1 | 自律訓練法　リラクゼーション | シュルツにより開発された精神生理学的訓練法。心身のリラクゼーションをはかる全般的な心身調整法であり，患者のセルフ・コントロールで進める。 |
| 2 | 筋弛緩法 | ジェイコブソンの漸進的弛緩法を基本とした全身弛緩法。 |
| 3 | 交流分析 | バーンが創始し，精神分析をより簡易にした心理療法。 |
| 4 | ゲシュタルト療法 | パールズにより開発された統合的，実存主義的心理療法。「今，ここで」の気づきに焦点を当てる。 |
| 5 | バイオフィードバック療法 | 生体の感じる情報を意識化し，制御する手続きを通して，自律神経のコントロールを目指す。 |
| 6 | 認知行動療法 | 行動療法は学習理論に基づき，症状や問題を誤って学習された不適応行動と考え，それを消去し適応行動を再学習する。特にベックの認知療法は認知の歪みに焦点を当て，症状や問題の修正を目指す。 |
| 7 | 絶食療法 | 絶食という条件のもとで心身の病的状態を揺さぶり，心身の健康状態を引き出す。適応症と禁忌症がある。 |
| 8 | その他（ヨーガ，東洋医学的治療など） | ヨーガは体位や呼吸法から心身のコントロールをおこなう。東洋医学療法では自然科学思想に基づく心身全体の調和を重視。これらが心身症に適応的となることが多い。 |

# 第5章

## 摂食障害・睡眠障害・性に関連する障害

# 1. 摂食障害

## 1）摂食障害の概念と歴史

　摂食障害（eating disorder）とは，広くは摂食行動の異常を主症状とする障害を包括した米国発祥の概念である。しかし狭義には，好発年齢や精神病理，症状の特異性などから神経性やせ症（Anorexia Nervosa　以下 AN と略す）と神経性過食症（Bulimia Nervosa　以下 BN と略す）を示すことが多い。摂食障害の概念と疾患名は，DSM-Ⅲ（1980）の診断基準で初めて登場し，DSM-Ⅲ-R の改訂において AN と BN が摂食障害の独立項目として扱われた。特に米国有名歌手の事例などがマスコミに取り上げられ，日本においても 1980 年代末から 90 年代にかけて当初は AN が，遅れて BN の患者数が飛躍的に増加し，文化社会的問題まで広がりをみせている。食行動の特徴から，日本では AN に拒食症・思春期やせ症，BN に過食症・大食症などさまざまな訳語があてられたが（表 5-1），DSM-5 日本語版では神経性やせ症と神経性過食症となっている。

　AN の症状を最初に記載したのはモートン（Morton, R. 1637-1698）の 1689 年の論文といわれている。その後 1874 年ガル（Gull, W. W. 1816-1890）が臨床像を詳細に著した症例報告で Anorexia Nervosa の名称を提唱し，以来世界的にその名称が使用されている。1914 年シモンズ（Simmonds, M. 1855-1925）がシモンズ病を報告して以来，AN は下垂体の病気としてシモンズ病と混同されていたが，1940 年代からは明確に区別されるようになっている。

　過食は，1950 年代頃から肥満症との関連で研究されていた。しかし 1970 年代以降 AN の研究が進むに従って，体重は正常範囲かつ肥満ではないが，むちゃ食いしては嘔吐などを繰り返す AN 患者の一群の存在が明らかになってきた。1979 年ラッセル（Russell, G. 1928-）は AN の予後不良の亜型を bulimia nervosa と命名し報告している。

　DSM-Ⅳや ICD-10 では摂食障害の項目で AN と BN の診断基準を明確に区別してきたが，DSM-5 では大項目を食行動障害および摂食障害群 Feeding & Eating Disorders と変更し，AN や BN の他に異食症，反芻症，回避・制限性食物摂取症，過食性障害を含み，摂食行動の異常を示す障害を広く一括する方向に変わってきている（表 5-2）。

**【一言】カレン・カーペンターと摂食障害**

　米国の有名な兄妹ポップデュオ「カーペンターズ」は，兄のリチャードが楽器を受け持ち妹のカレンがボーカルを担当し，1973年の"Top of the World"をはじめ1970年代に一世を風靡した。しかし1970年代後半には，音楽活動の不振をはじめ，兄リチャードの薬物依存やカレン自身の結婚の失敗などストレスが重なり，カレンは過激なダイエットから神経性やせ症にかかっていた。彼女は大量の下剤や吐剤を服用していた可能性もあり，入院により摂食障害の治療をうけるものの，1983年2月4日心肺停止により32歳で亡くなる。彼女の死は社会に大きな衝撃を与え，摂食障害が社会的に認知されるきっかけともなった。

表5-1　AN と BN の日本語訳

| anorexia nervosa | bulimia nervosa |
|---|---|
| **神経性やせ症** | **神経性過食症** |
| 神経性食思不振症 | 神経性大食症 |
| 神経性無食欲症 | 神経性多食症 |
| 思春期やせ症 | 大食症 |
| 拒食症 | 過食症 |

表5-2　食行動障害および摂食障害群（DSM-5 に準拠）

| | | |
|---|---|---|
| 307.52 | 異食症 | Pica |
| 307.53 | 反芻症 | Rumination Disorder |
| 307.59 | 回避・制限性食物摂取症 | Avoidant/Restrictive Food Intake Disorder |
| 307.1 | 神経性やせ症 | Anorexia Nervosa |
| 307.51 | 神経性過食症 | Bulimia Nervosa |
| 307.51 | 過食性障害 | Binge-Eating Disorder |

## 2) 神経性やせ症／神経性無食欲症（Anorexia Nervosa）（表5-3）

　基本特徴は，正常体重の最低限を維持できない，年齢や文化で期待される以下の体重減少，体重が増えることや肥満に対する強い恐怖，自分の体重や体型の感じ方の障害，自己評価に対する体重や体型の過剰な影響，低体重の重大さの否認である。重症度を body mass index（BMI）表に基づき分類する（図5-1）。2つのタイプがある。

①制限型：3カ月間に過食・排出行動はない。低体重を，節食や絶食，過剰な運動によって達成しようとする。

②過食・排出型：習慣的な過食や排出行動をおこなう。

　ほとんどの場合著しい体重減少が起きた後，家族などに連れられて治療機関を訪れる。患者自らが助けを求めることはあまりない。低体重に対する病識を欠いており，否認が多い。典型的には青年期中期から後期に始まる。最近は制限型の患者に低年齢化が目立っている。単一のエピソードの後完全に回復する人もいるし，体重増加・再発を繰り返す人もいる。慢性的に悪化する経過をたどる人もいる。制限型のかなりの人が，経過とともにむちゃ食いをするようになり，過食・排出型に変わる人もいる。その症状が持続すると，結果として神経性過食症に診断が変化することもある。

　体重を回復させ，体液や電解質平衡を補正するために入院が必要となることもあるが，体重30kg以下の場合は生命的危険があるといわれ，入院が必要となる。患者は，極度のやせ，飢餓に伴う皮膚乾燥，毳毛(ぜいもう)（産毛）の密生，軽度の脱毛などによる特有の外見を示す。筋力低下や四肢末端の冷え，低代謝による除脈，低血圧もよくみられる。特に嘔吐の著しい場合や下剤・利尿剤乱用者には，電解質異常がしばしば認められ，時には不整脈による突然死も引き起こされる。飢餓による可逆性の脳室拡大（脳萎縮のため）がしばしば認められる。

　成因は明らかにされていないが，心理的・社会的・生物学的因子が複雑に関与している，といわれている。例えば，先進諸国における痩身に美的価値を与える社会風潮と競争社会（バレーダンサー，体操選手，フィギュアスケーター），両親特に母親との関係を中心に思春期の心的発達における家庭の病理（成熟拒否）など，の研究報告がある。

```
BMI ＝ 体重 kg ÷（身長 m）²
  軽  度：BMI ≧ 17
  中等度：BMI 16 - 16.99
  重  度：BMI 15 - 15.99
  最重度：BMI ＜ 15
  【例】身長 165cm で体重が 40kg の場合
      BMI ＝ 40 ÷ 1.65² ≒ 14.7 （最重度）
```

図 5-1　body mass index（BMI）による重症度の判断基準


表 5-3　AN の診断基準（DSM-5 に準拠）

A）年齢・性別・発達・身体的健康状態に対して，有意に低体重になるようなカロリー摂取の制限。体重は正常の下限を下回る体重，子どもや青年の場合に，期待される最低体重を下回る。

B）低体重にもかかわらず，体重増加や肥満に対する強い恐怖があり，体重増加を妨げるような持続的行動。

C）自分の体重や体型の体験の仕方の障害，自己評価に対する体重や体型の不適切な影響，低体重の重大さに対する持続的な認識欠如。

どちらかを特定せよ
　摂食制限型：最近 3 カ月間で，過食や排出行動（自己誘発性嘔吐，下剤・利尿剤・浣腸の誤った使用）をおこなっていない。体重減少は，主に食事制限，断食，過剰な運動により起こっている。
　過食・排出型：最近 3 カ月で，過食や排出行動（自己誘発性嘔吐，下剤・利尿剤・浣腸の誤った使用）をおこなったことがある。

重症度の特定
　重症度の水準は，body mass index（BMI）に基づく

## 3）神経性過食症（Bulimia Nervosa）（表 5-4）

　基本特徴は，過食エピソードを繰り返し，ほとんどの人が食べる量よりもあきらかに多い量の食べ物を食べ，それを制御できないという感覚をもつ。体重増加を防ぐために不適切な代償行為を繰り返す（自己誘発性嘔吐，下剤・利尿剤・浣腸の乱用）。自己評価は，体型や体重の影響を過剰に受けている。

　自分の摂食の問題を恥ずかしいと思っており，症状を隠そうとする。過食は秘密裡に，人目につかないようにおこなわれ，急速な摂取を特徴とする。過食は，気持ちが悪くなるまで，苦痛をおぼえるほど満腹になるまで続けられる。過食の後軽蔑的な自己批判と抑うつ気分が続く。少々やせていたり肥満したりしていることもあるが，ほとんどは正常体重範囲内である。嘔吐を反復すると，歯のエナメル質が溶け，歯が欠けて「虫食い状態」になる。唾液腺・耳下腺の著明な腫大がみられることもある。手で嘔吐反射を誘発している人は，手の甲にたこや瘢痕ができることもある。

## 4）過食性障害（Binge-Eating Disorder）

　基本的特徴は，過食のエピソードを繰り返し，食べることを制御できないという感覚がある。しかし BN のように繰り返される不適切な代償行為とは関連していないことから，AN や BN の経過中にみられる過食とは区別する。DSM-5 から摂食障害の一疾患として扱われる。

## 5）治　　療

　摂食障害の患者はさまざまな症状や病態を示すため，治療にはそれぞれの病態に応じた包括的なアプローチを必要とする。第一に身体状態（体重・栄養状態）と精神状態のアセスメントが重要である。身体的に危険な場合は，入院治療を考える。入院の場合は，精神科病棟，一般内科病棟，救急病院，小児病棟など，患者の状態や治療の専門性を考慮して選択する。

　短期間の急速な体重減少，痩せが著しく浮腫がある，高度の電解質異常やバイタルサインが示す危険など，身体的生命的危機がある場合は緊急入院を必要とする。一方自傷行為や自殺企図など精神科的な緊急入院の場合もある（表 5-5）。米国における AN の治療のガイドライン，および入院治療における看護

表 5-4　BN の診断基準（DSM-5 に準拠）

A）繰り返される過食のエピソード
他の人よりもあきらかに多い食物の摂取
食べることを抑制できないという感覚（食べることを止めることができない，どれほど多く食べているか制御できない）
B）体重増加を防ぐため，不適切な代償行為を繰り返す，自己誘発性嘔吐，下剤・利尿剤・薬剤の誤った使用，絶食，過激な運動
C）過食や不適切な代償行為は，少なくとも3カ月の間に週1回はおこなっている。
D）自己評価は，体型や体重の影響を過剰に受けている。
重症度の特定
　軽度（不適切な代償行為が週に1～3回），中等度（週に4～7回），重度（週に8～13回），最重度（週に14回以上）

表 5-5　摂食障害患者　入院治療の判断

| 身体的状態 | 精神的状態 |
| --- | --- |
| 急速な体重減少や30kg以下のるい痩 | 自殺企図，強い希死念慮 |
| 低血糖による意識障害 | 薬物・アルコール依存の合併 |
| 電解質異常による不整脈 | 家族によるサポートの欠如 |
| 急性腎不全や急性肝不全の発症 | |

表 5-6　AN 患者治療目標（米国ガイドライン）

①体重を正常に回復させる，月経と排卵の再来（女性）
②身体合併症の治療
③治療に対する動機づけの強化と維持
④健康的な食事の指導
⑤不適応思考・行動・情動の正常化
⑥摂食障害によりもたらされる問題のある情動・行動面の解決
⑦家族の支援
⑧再発予防

の一般的原則は表5-6, 5-7のとおりである。

　治療目標を達成するために，栄養状態の改善，心理社会的治療，薬物治療の併用が推奨されている。極度の低栄養状態の患者には，まず身体状態の改善を優先し，かつ患者との間に信頼関係の構築を心がける。体重が増加し始めると，精神療法的かかわりが役に立つようになる。精神療法的介入として，認知行動療法，対人関係療法，精神力動的療法，グループ療法，言語表現が難しい患者の場合は描画などの芸術療法，回復期には作業療法などがある。また，摂食障害の精神病理からしても長期のサポートが必要となるため，家族に対するサポートや家族療法を併用することで家族病理の問題にもかかわる。

## 2. 睡眠障害

### 1）睡眠と覚醒

　私たちの睡眠（眠り）と覚醒（目覚め）は，体内にある生物時計の時刻（体内時計　サーカディアンリズム）と，体内時計にかかわらない覚醒時間の長さによって量と質が決定される恒常性維持機能（ホメオスターシス）によって制御されている。しかし人間の体内時計の自由継続リズムの周期は24時間ではなく，おおよそ25時間と考えられている。そのため人間が外的環境に適応するためには，自らの体内時計を毎日リセットする必要がある。リセットするためのスイッチが，周期的に変化する環境刺激であり，なかでも光は最も強力な要因である。他にも通勤や通学をはじめとする生活スケジュールや，食事，運動などがある。

　睡眠の発現には，大きく2つの因子が関係すると考えられている。入眠前の覚醒時間の長さに関連した因子（起きている時間が長いと，比較的容易に入眠できる）と，ある時間になると眠くなるというような生体リズムに関連した因子である。睡眠はレム睡眠とノンレム睡眠に大別される（表5-8）。睡眠ポリグラフィー（PSG）をもとに作られた睡眠経過図（図5-2）からは，覚醒→ノンレム睡眠（段階1→2→3→4）→レム睡眠，を1サイクル（約90分）として，人は一晩に3〜5サイクルを繰り返している。

表 5-7　摂食障害患者　入院看護の一般的原則（切池，2003 を改変）

①病気についての正しい知識と理解をもつ
②患者の身体・精神状態の把握
③患者の病棟内での行動の把握
④医師 – スタッフ間で情報を共有し，チーム医療をおこなう
⑤患者や家族に操作されない
⑥適切な食事指導
⑦医師 – 患者の治療関係のサポート
⑧家族をサポート

表 5-8　睡眠に関連する用語

①レム（Rapid Eye Movement: REM）睡眠
1953 年アセリンスキー（Aserinsky, E. 1921-1998）とクレイトマン（Kleitman, N. 1895-1999）により発見される。この睡眠時には，抗重力筋の筋緊張消失があり，まぶたの下で眼球が急速に動く。大脳を活性化させるための眠りであり，夢と関連があり脳は活発に活動しているが全身の骨格筋は弛緩しているという特殊睡眠期。

②ノンレム（non-REM）睡眠
大脳を鎮静化させるための眠り。眠りの深さで段階 1〜4 までがある。新生児では REM 睡眠が 50% を占めるとされ，大脳皮質の発達とともに non-REM 睡眠が増え，3〜5 歳で成人と同じになる。

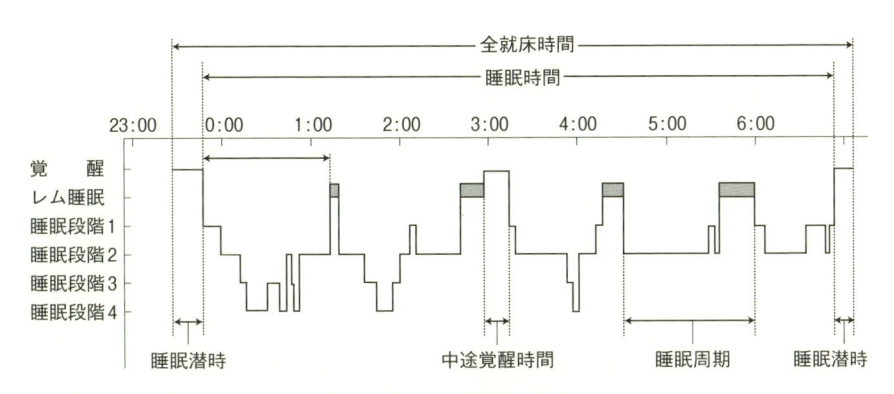

図 5-2　人間の睡眠経過図

## 2）睡眠障害の分類

　睡眠障害の分類には，ICD や DSM の基準もあるが，国際的によく用いられているのは，1990 年米国睡眠障害連合会（現・米国睡眠学会）によって出版された睡眠障害国際分類（International Classification of Sleep Disorders：以下 ICSD と略す）であり，ここでは 2005 年に改訂された ICSD-2 の内容に従って紹介する。なお，DSM-5 における睡眠－覚醒障害群（Sleep-Wake Disorders）は表 5-9 のとおりである。

### ①不眠症（Insomnia）

　入眠と睡眠の持続・維持困難が 1 カ月以上続き，社会的・機能的に重要な障害をもたらし，日中の機能障害（眠気，注意力・集中力の低下）を訴えるもの。特に精神生理性の不眠は，なんらかの機会に不眠を経験したものが，睡眠問題だけにとらわれ不安と緊張が高まり，次第に悪循環に入っていき，筋緊張や血管収縮が強くなる。かつて神経質性不眠ともいわれた（表 5-10，5-11）。

### ②睡眠関連呼吸障害

- 中枢性／閉塞性睡眠時無呼吸症候群（Sleep Apnea Syndrome　以下 SAS と略す）　睡眠時に動脈血酸素飽和度の低下を伴う換気の停止を反復し，過眠・不眠または両方を訴える。一般には加齢とともに増加するが中高年の男性に多い。成人病とか生活習慣病といわれるまでになっている。

### ③中枢性過眠症

- ナルコレプシー（narcolepsy）　古くから「居眠り病」として知られ，日中の過度の眠気と，笑ったり驚いたりすると全身から力が抜ける脱力発作を二大症状とする。

### ④概日リズム睡眠障害（Circadian Rhythm Sleep Disorder）

　生体リズムの 1 つである睡眠覚醒リズムが，社会環境や生活のリズムと合わないため，不眠や過眠を訴える。時差症候群（ジェット・ラグ），交代勤務睡眠障害，睡眠相後退症候群，非 24 時間睡眠覚醒症候群など。

### ⑤睡眠時随伴症（Parasomnias）

- レム睡眠行動障害　健康老人にみられ，夜間夢体験に引き続き突然粗暴な行動を起こし，一定時間続いた後完全に覚醒する睡眠中の異常行動。退行期に至り，睡眠調節に不全をきたしたものと考えられる。

**【一言】ICSD-2 改訂にあたって**

「それぞれの睡眠障害に関して，研究やエビデンスには大きな違いがある。ナルコレプシーや睡眠時無呼吸症候群などは多くのエビデンスがあるので，基礎的生理学機序に対する理解は一定している。しかし多くの睡眠障害ではまだエビデンスは十分でなく統一した見解が得られていない。したがって診断分類に際しては，この時点での実用と経験を考慮して，共通した主症状に基づいて分類している。この障害の多様性に応じて，以前に使用していた『内在因性』『外在因性』という用語は削除し，『精神性』『神経性』『他の医学的疾患』によるものは含めないことにした」という内容を導入のところで述べている。改訂前に比して簡潔な分類となっており，これは DSM-5 の診断分類にも影響を与えているものと考えられる。

(米国睡眠学会，2005 より)

表 5-9 睡眠・覚醒障害群（DSM-5 に準拠）

| | |
|---|---|
| 不眠障害 | Insomnia Disorder |
| 過眠障害 | Hypersomnolence Disorder |
| ナルコレプシー | Narcolepsy |
| 呼吸関連睡眠障害<br>　閉塞性睡眠時無呼吸低呼吸<br>　中枢性睡眠時無呼吸<br>　睡眠関連低換気 | Breathing-Related Sleep Disorders |
| 概日リズム睡眠 - 覚醒障害群 | Circadian Rhythm Sleep-Wake Disorders |
| 睡眠時随伴症群<br>　ノンレム睡眠からの覚醒障害<br>　悪夢障害<br>　レム睡眠行動障害 | Parasomnias |
| レストレスレッグス症候群（むずむず脚症候群） | Restless Legs Syndrome |

表 5-10 不眠症状のタイプ

| | |
|---|---|
| 入眠障害 | 床についてから眠りに入るまでの時間が延長，一般には週3回以上入眠に30分以上，本人が苦痛に感じる |
| 中途覚醒 | 入眠後翌朝に覚醒するまでに，何度も覚醒する，再入眠困難，回数が著しく多い，日中の眠気に障害 |
| 早朝覚醒 | 本人の通常の起床時間の1〜2時間以上早く覚醒し，再入眠が困難になる |
| 熟眠障害 | 睡眠時間はとれるが，「よく眠った感じがしない」という主観的な不満足感の訴え |

⑥睡眠関連運動障害
・レストレスレッグス症候群（Restless Legs Syndrome 以下 RLS と略す。むずむず脚症候群），周期性四肢運動障害（睡眠時ミオクローヌス）など。

## 3）検査法
・睡眠ポリグラフィー（PSG）　生理学的検査。必要最小限の指標として，脳波・眼球運動・オトガイ筋電図を記録する。検査目的に応じて，呼吸活動・心電図を含む循環動態・下肢の表面筋電図・体温なども同時に記録する。PSG をもとに作られた睡眠経過図によって，睡眠の持続性や構造の異常の有無や評価をおこなう。

## 4）治　療
　さまざまなストレスや不規則な生活習慣など不眠の背景となる要因は幅広い。その原因を1つに特定できないことがほとんどである（表 5-12）。治療では，第一に原発性睡眠関連疾患による二次性睡眠障害の有無を診断する。SAS や RLS は臨床場面で遭遇しやすい疾患であり，原疾患の治療を優先する。次に背景となる身体・精神疾患がないかどうかの精査が必要となる。例えば，うつ病は睡眠障害をほとんど伴っている。その上で生活習慣病と同様に，心理社会的介入や援助（非薬物療法）で改善が望めないかを検討する。睡眠薬を処方する時も，睡眠衛生指導は必須であり，患者の主体的な取り組みが鍵となる（表 5-13）。そのためにも患者自身による睡眠日誌（図 5-3）の作成は重要であり，まず2週間から1カ月の睡眠リズムを記載してもらう。

# 3. 性に関連する障害

　性に関連する障害や異常は，社会文化的背景や時代変遷によって，その概念や位置づけが大きく異なっている。現在も刻々と変化しているので，DSM-Ⅳ，DSM-5，ICD-10 それぞれの分類を表 5-13 に示す。なかでも，時代とともに大きく位置づけが変化してきた性同一性障害（Gender Identity Disorder: GID）について説明する。DSM-5 では性別違和（Gender Dysphoria）となり，独立し

表5-11 ICSD-2における不眠症の基準 (米国睡眠学会, 2010)

A. 入眠困難, 睡眠維持困難, 早朝覚醒, 慢性的に回復感のない質のよくない睡眠が続くという訴え
B. 眠る機会や環境が適切であるにもかかわらず上述の睡眠障害が生ずる
C. 夜間睡眠の障害に関して, 以下の日中障害が1つ以上ある
　　疲労または倦怠感注意力, 集中力, 記憶力の低下
　　社会生活上, 職業生活上の支障, 学業低下
　　気分障害, 焦燥感
　　日中の眠気やる気, 気力, 自発性の減退
　　職場で, 運転中に, 過失や事故を起こしやすい
　　睡眠の損失に相応した緊張, 頭痛, 胃腸症状がある
　　睡眠について心配したり悩んだりする

### 【一言】睡眠時無呼吸症候群 SAS

無呼吸がレム睡眠とノンレム睡眠の双方にみられることを前提とし, 無呼吸指数 (AI) (10秒以上継続する無呼吸が1時間当たり出現する頻度を示す) が5以上で, そのつど覚醒反応と動脈血酸素飽和度の低下を伴うこと。無呼吸には気道の閉塞が主体の閉塞型と, 呼吸中枢の機能障害が中心となる中枢型がある。治療としては, 無呼吸を増悪させる要因を取り除く。肥満があれば軽減し, アデノイドや扁桃腺肥大があれば疾患の対処をおこない, アルコールや男性ホルモンを避ける。その上で, 経鼻持続陽圧呼吸 (CPAP) と歯科的矯正器具 (PMA) がよく用いられる。

### 【一言】レストレスレッグス症候群 (RLS)

その身体感覚から「むずむず脚症候群」とも呼ばれる。夕方から夜間に下肢を動かしたい強い衝動にかられ, 特に就寝時に多く, 入眠障害や睡眠維持困難のため不眠症の原因となる。家族研究で関連遺伝子の存在が報告されている突発性 (一次性) と二次性に分類される。二次性の原因疾患には, 腎不全, 鉄欠乏性貧血, 妊娠, パーキンソン病, 関節リュウマチ, 薬物性などがある。したがって二次性の場合は, 原因疾患の治療や原因薬物の除去を優先し, 睡眠指導やリラクゼーション, 日中の適度な運動・体調管理を勧める。軽症では, 非薬物治療のみでも軽快が期待できる。

たカテゴリーとなっている。

### 1）性同一性障害の概念

　性同一性障害は，自分の生物学的性（sex）と自己の性意識・心理社会的性（gender）とが一致しないことから，自らの生物学的性に持続的な不快感や役割の不適切感を抱き，反対の性に属することや反対の性になることを望む状態と定義される。不一致の程度には，確固たる信念から漠然とした違和感まで大きく幅がある。また性的嗜好にかかわる同性愛とは異なる概念である。診断のためには，このような性に対する気分や違和感が思春期前から明らかになっている必要がある。身体的性が男性である場合をMTF（Male to Female），反対の場合をFTM（Female to Male）と分類しているが，彼らはむしろ「本来は女性（男性）なのに，間違って男性（女性）の身体をもって生まれてきてしまった」と訴え，自分の本来の性別を取り戻そうと考え行動する。

### 2）性同一性障害の治療

　日本で大きく性同一性障害の問題が臨床医学的に取り上げられるようになったのは，1995年に埼玉医科大学倫理委員会が「性別適合手術も性同一性障害の一手段として容認する」という答申を出してからといわれている。この答申では診断と治療は専門的な医療機関で，一定の手順に沿っておこなわれる。適切な治療をおこなうためには，関連する各領域の専門家による医療チームの設置が必要となる。精神科医は他の精神疾患との鑑別をおこない，一定期間の経過をみる。カウンセリングの段階では，性別の自己意識を明らかにするため，面接で生活歴，家族歴，性行動歴の詳細を聞き取り，現在の性意識や性役割を明確にする。治療法の効果や副作用，現実的な目標を話し合っていくなかで，今後の適応力の評価や治療への導入を図る。診断・治療について2名の精神科医の意見が一致した場合に初めて，性転換治療について医療チームが携わり，治療のガイドラインに沿って，ホルモン治療，FTMに対する乳房切除術，性別適合手術の適用の検討をしていくとされている。

　さらに2003年には性同一性障害者性別取扱特例法（GID特例法）が成立し，性同一性障害と医師に診断された人について，「20歳以上，結婚していない，子

表 5-12 不眠症の原因 5つのP

| 生理学的原因<br>(physiological) | ジェットラグ,交代制勤務,短期間の入院,不適切な睡眠衛生 |
|---|---|
| 心理学的原因<br>(psychological) | 精神的ストレス,重篤な疾患による精神的ショック,生活状況の大きな変化 |
| 精神医学的原因<br>(psychiatric) | アルコール依存症,不安症,PTSD,うつ病,統合失調症 |
| 身体的原因<br>(physical) | 疼痛,掻痒,頻尿,呼吸困難をもたらす身体的疾患,熱性疾患,腫瘍,血管障害,心疾患,消化器疾患,内分泌・代謝疾患,喘息・慢性閉塞性肺疾患,中枢神経疾患 |
| 薬理学的原因<br>(pharmacological) | アルコール,抗がん剤,降圧剤,H2 受容体拮抗薬,カフェイン,中枢神経作用薬,ステロイド,気管支拡張薬,甲状腺製剤,抗パーキンソン病薬,インターフェロン |

表 5-13 不眠症の治療(薬物療法に入る前に以下を心がけ,生活を工夫する)

①睡眠日誌(図 5-3)の記録と規則的生活 睡眠衛生指導
②夕方からのカフェイン・ニコチン・アルコールを避ける
③適度な運動や微温湯の入浴
④音・光・湿度などの調整
⑤睡眠リズムの固定化
⑥自律訓練法,リラクゼーションを試みる,不眠の認知行動療法

表 5-14 性に関連する障害 各診断基準の比較

| ICD-10 | DSM-Ⅳ | DSM-5 |
|---|---|---|
| F52 性機能不全<br>Sexual Dysfunctions | 性障害および性同一性障害<br>・性機能不全<br>　Sexual Dysfunctions<br>・性同一性障害<br>　Gender Identity Disorders<br>・性嗜好異常<br>　Paraphilias | 性機能不全群<br>Sexual Dysfunctions |
| F64 性同一性障害<br>Gender Identity Disorders | | 性別違和<br>Gender Dysphoria |
| F65 性嗜好障害<br>Disorders of Sexual Preference | | パラフィリア障害群<br>Paraphilic Disorders |

どもがいない，性別適合手術を受けた」，という要件を満たせば，戸籍の性別変更を認めることとした。

■■**より理解を深めるための参考文献**─────────────────────
内田　真（編）(2002). 睡眠障害の対応と治療ガイドブック　じほう
切池信夫（2009). 第2版摂食障害─食べない，食べられない，食べたら止まらない　医学書院
下坂幸三（2007). 新装版アノレクシア・ネルボーザ論考　金剛出版
山内俊雄（編）(2004). 性同一性障害の基礎と臨床　新興医学出版

3. 性に関連する障害　219

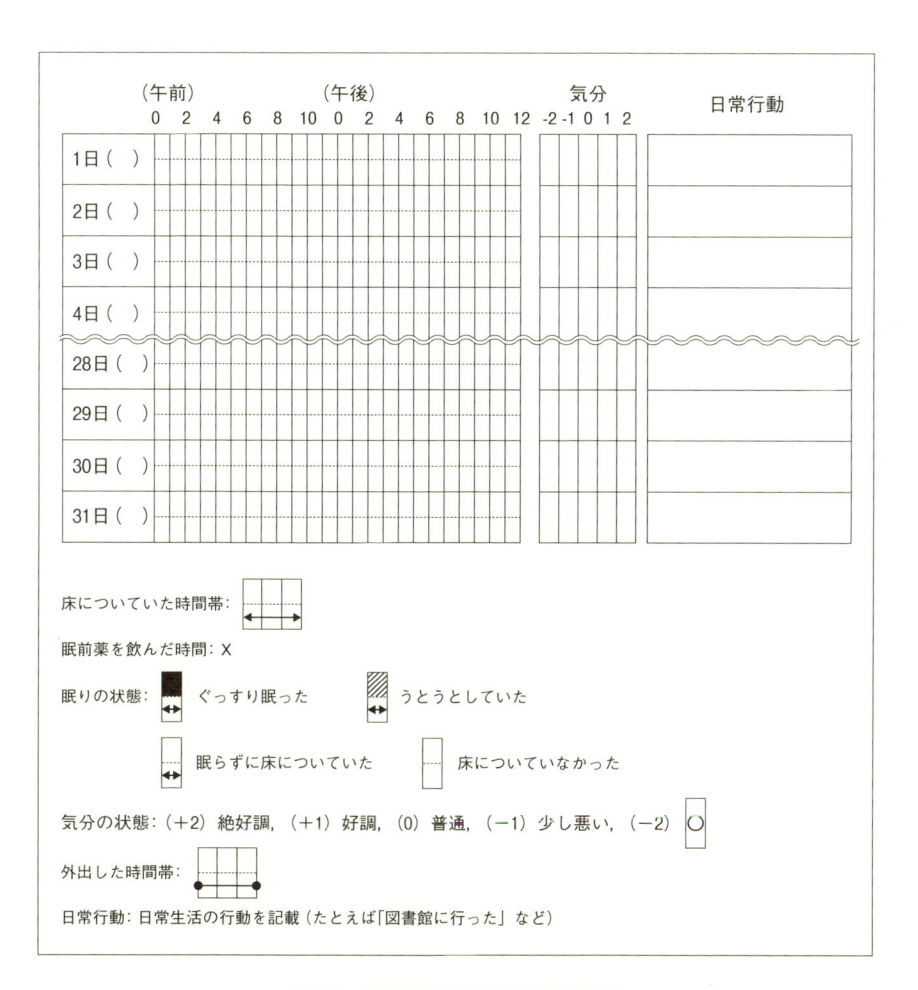

図 5-3　睡眠覚醒リズム表（睡眠日誌）

# 第6章

## 物質関連障害・認知症・せん妄

# 1. 物質関連障害

## 1）物質関連障害および嗜癖性障害群（Substance-Related and Addictive Disorders）

DSM-5では，DSM-Ⅳにおける依存と乱用が「使用障害（use disorders）」に統一され，11項目のうち2項目以上満たすというように変更された（表6-1）。物質（表6-2）にはアルコール，カフェイン，大麻，幻覚剤，吸入剤，アヘン類，鎮静剤（催眠剤または抗不安薬），覚醒剤，タバコ，その他が含まれるが，それぞれ個別に扱われている。

## 2）アルコール使用障害，アルコール中毒，アルコール離脱（Alcohol Use Disorder, Alcohol Intoxication, Alcohol Withdrawal）

物質関連障害のなかでも，代表的なアルコール関連障害（アルコール依存症）について述べる。物質使用障害の診断基準は，物質名が異なるだけで基本的には同一基準である。

①診断基準（表6-1を参照）
　アルコール使用障害（Alcohol Use Disorder）
　アルコール中毒（Alcohol Intoxication）（表6-3）
　アルコール離脱（Alcohol Withdrawal）（表6-4）

②アルコール依存
　依存（dependence）とは，物質を繰り返し摂取しているうちに，生体の側に，その物質に対してやむにやまれぬ欲求が生じ，物質を追い求める行動が優位になり，物質を生体から撤退しようとすると不快な離脱症状（withdrawal symptom）（表6-5）が生じるに至った一群の生理的・認知的・行動的な現象である。物質を追い求める行動が認められることが，依存の必須条件である。アルコール依存は，臨床面では行動・精神・身体それぞれに現れる症候群ととらえられる。行動の変化として，飲酒量が増加し，社会的に容認されないような飲酒パターン（昼間から飲酒する，アルコールを手に入れるため家族に暴力を振るうなど）を繰り返す。精神的には，飲みたいという衝動（craving）を抑えられなくなり，飲酒中心の思考パターンにはまりこむ。身体的には，離脱症状

## 1. 物質関連障害

```
物質関連障害 ┬ 物質使用障害・嗜癖（物質依存，物質乱用）
           └ 物質誘発性障害（物質中毒，物質離脱）
```

- 物質中毒（intoxication）：外部からなんらかの物質が生体に進入し，可逆的な物質特異の有害な作用を及ぼす。
- 物質離脱（withdrawal）：大量，長期間にわたる物質使用を中止（減量）することで，物質に特異的な症候群が現れる。

図 6-1　物質関連障害の分類

表 6-1　アルコール使用障害（DSM-5 に準拠）

| 以下のうち少なくとも 2 つが 12 カ月以内に起こっている。 |
|---|
| ①当初のつもりより，アルコールを大量により長く使用する。 |
| ②アルコールの使用を減量または制限しようとする努力が不成功になる。 |
| ③アルコールを手に入れるために必要な活動，使用，その作用の回復に費やされる時間が大。 |
| ④使用に対する渇望・強い欲求・衝動。 |
| ⑤反復的な使用の結果，学校，仕事，家庭の主要な役割義務を果たすことができない。 |
| ⑥アルコールの作用により，持続的または反復的に社会的・対人関係の問題が引き起こされ悪化しているにもかかわらず，使用を継続する。 |
| ⑦使用のため重要な社会的・職業的・娯楽的活動を放棄し減少している。 |
| ⑧身体的危険のある状況で，反復使用する。 |
| ⑨精神的または身体的問題が持続し悪化していることを知っているにもかかわらず使用を続ける。 |
| ⑩耐性：中毒や期待する効果を得るため著しく多量のアルコールが必要。持続使用により，著しく効果が減弱する。 |
| ⑪離脱：特徴的なアルコール離脱症候群がある。離脱症状を回避するため，アルコールを摂取する。 |

を起こすようになり，離脱を回避するための飲酒という悪循環になり，アルコールに対する耐性も低くなる。

③アルコール中毒

アルコールを飲用するといろいろな程度の精神的・身体的中毒症状が起こるが，これをアルコール酩酊（めいてい）という。アルコール酩酊は，図6-2のように分類される。

単純酩酊では，はじめ種々の脱抑制（多幸気分（たこう），多弁，易刺激性）から酩酊期（注意力低下，構音障害，運動失調），さらに進むと昏睡（こんすい）状態から死に至ることもあるが，精神機能と運動機能がほぼ並行して低下する。急性中毒の場合は，通常は飲酒量に比例するが，耐性の程度により個人差が大きく，高齢者や肝・腎障害を有する場合は耐性が低下している。血中濃度200mg/dl以上になると意識障害や心肺機能の低下，350mg/dlで死亡例の報告がある。450mg/dl以上になれば，半数が1～2時間で死亡するといわれる。

司法精神医学で用いられる異常酩酊は，複雑酩酊と病的酩酊に分類される。複雑酩酊は，一般には「酒癖が悪い，酒乱」と呼ばれる。アルコール飲用によって，著しい興奮状態となり，その人の平素の人格とは異質な行動が出現し，易刺激的，粗暴な行動が出現しやすい。しかし，その行動は周囲の状況から了解可能で，酩酊中の記憶はおおよそ保たれ広範な記憶欠損はあまりない。一方，病的酩酊は，強い意識障害が存在する点で異なっている。著しい見当識障害や周囲の状況の本質的誤認を起こし，行為は了解不能で，ほぼ完全な健忘を残す。

④アルコール依存患者の治療

3段階に分けて考える。

・急性期の中毒症状や離脱症状（表6-5）に対する治療（解毒）　入院と薬物療法が主となる。

・依存に対するリハビリテーション治療　いわゆるアルコール・リハビリテーション・プログラム（ARP）として，心理社会的に包括的なリハビリテーションをおこなう。解毒を終え身体的に回復しても，再発の可能性はきわめて高い。患者に断酒の必要性を徹底させる。単一の方法よりもいくつかのアプローチを組み合わせる方が効果的と考えられている。例：集団精神療法や認知行動療法＋薬物療法（抗酒薬）＋家族療法。それとともに併発疾患（特に糖尿病など身体疾患）の改善を促進する。患者のみならず，配

表 6-2　物質の分類に関連した診断

|  | 使用障害 | 中毒 | 離脱 |
|---|:---:|:---:|:---:|
| アルコール | ○ | ○ | ○ |
| カフェイン |  | ○ | ○ |
| 大麻（マリファナなど） | ○ | ○ |  |
| 幻覚薬（LSD など） | ○ | ○ |  |
| 吸入剤（有機溶剤） | ○ | ○ |  |
| オピオイド | ○ | ○ | ○ |
| 鎮静剤・催眠剤・抗不安薬 | ○ | ○ | ○ |
| 精神刺激薬（アンフェタミン，コカインなど） | ○ | ○ | ○ |
| タバコ | ○ |  | ○ |

依存形成物質は一般に，個体を多幸的（euphoric）な方向に変化させる精神作用を有している。精神抑制物質（アルコール，催眠剤，抗不安薬，有機溶剤など）と覚醒度を高める精神刺激物質（コカイン，アンフェタミン類，タバコなど），幻覚惹起作用をそなえた物質（幻覚剤 LSD など）がある。

表 6-3　アルコール中毒（DSM-5 に準拠）

A. 最近のアルコールの摂取量
B. 臨床的に著しい不適応性の行動や心理的変化が，アルコール摂取中や摂取後すぐに発現。
C. 徴候のうち一つ以上：ろれつの回らない会話，協調運動障害，不安定歩行，眼振，注意または記憶力の低下，昏迷または昏睡。

表 6-4　アルコール離脱（DSM-5 に準拠）

A. 長期にわたる大量のアルコール使用の中止または減量
B. 2つ以上が使用中止後数時間から数日以内に発現：自律神経系過活動（発汗，100 以上の脈拍），手指振戦の増加，不眠，吐き気嘔吐，一過性の視覚性・触覚性・聴覚性の幻覚か錯覚，精神運動興奮，不安，全般性強直間大発作

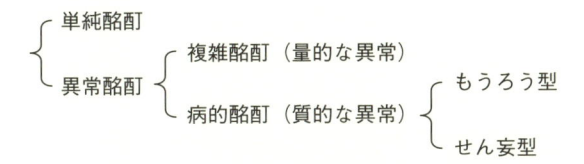

```
            ┌ 単純酩酊
            │            ┌ 複雑酩酊（量的な異常）
            └ 異常酩酊 ─┤                              ┌ もうろう型
                         └ 病的酩酊（質的な異常）──┤
                                                      └ せん妄型
```

図 6-2　アルコール酩酊の分類（Binder, 1935）

偶者・子どもなど家族に対する援助も重要なカギになる（例：共依存，患者の家庭内暴力が起きやすい）。
・アフター・ケア　断酒を維持し，家族関係の改善や職場復帰などQOLを高める。再飲酒の防止として，AA（Alcoholics Anonymous），断酒会その他の自助グループへの参加を促す。

## 2. 認 知 症

　認知症は，伝統的な診断分類においては器質性精神障害に分類される。器質性精神障害は，脳の器質的損傷により，失語，失認，失行などの大脳巣症状を呈したり，認知機能障害やパーソナリティの変化をもたらすことがある。器質性精神障害の急性期の症状は意識障害を特徴とし，慢性期にはパーソナリティの変化や認知機能障害を呈する。認知症は狭義には慢性・進行性の認知機能障害であり，広義にはパーソナリティの変化を含む。また身体疾患を原因とする症状性精神疾患も，急性期には意識障害を主症状とし，身体疾患が治癒すれば精神状態も改善するのが原則であるが，経過中に狭義の器質性精神疾患に移行する場合がある。この両者の明確な区別が困難なため，シュナイダーは「身体疾患に基礎づけうる精神病」という概念で統合した。またボンヘッファー（Bonhoeffer, K. 1868-1948）は，症状性精神疾患では原因となる基礎疾患はいろいろであっても，それとは関係なく意識障害を中心とした特徴的な外因反応を示すとして，外因反応型の概念を提示している。これらはまず基礎にある身体疾患の検索や鑑別が重要となる。

### 1) 認知症（Dementia）とは

　1906年アルツハイマー（Alzheimer, A. 1864-1915）によって報告されて以来，アルツハイマー病は，65歳以降発症する老年性認知症とは異なる変性疾患と，長い間考えられていた。しかし神経病理学的・生化学的研究の発展により両者は共通した病理過程をもつことが認められ，それまでの血管性認知症に対立する変性性認知症として，両者をまとめてアルツハイマー病と呼ぶようになった。さらに1990年代以降，画像診断の進歩により，アルツハイマー病として

## 2. 認知症

表6-5 ビクター（Victor, M.）らによるアルコール離脱症候群

| 小離脱<br>最終飲酒から<br>12～24時間 | 自律神経系過活動 | 血圧上昇，ふるえ，吐気，落ち着きなさ，掌などの発汗，不眠 |
|---|---|---|
| | けいれん発作 | 意識消失を伴う全身けいれん |
| | 幻覚症 | 飲酒間欠期における血中アルコール濃度低下により起こる，意識清明下で呈する幻聴など，重篤な場合は「家を包囲されている」といった包囲攻撃妄想など． |
| 大離脱<br>最終飲酒から<br>24時間以上 | 振戦せん妄 | より重篤な自律神経症状（38℃以上の体温上昇，120/分以上の頻脈），粗大な振戦を伴う意識障害（せん妄：「昆虫」「小動物」といった幻覚幻視や興奮を伴う），夜間や暗所で増悪する，動揺性の経過 |

栄養障害や身体疾患，ウェルニッケ・コルサコフ脳症などの合併症がなければ，4日～7日後に回復に向かう．

表6-6 アルコール依存スクリーニング・テスト CAGE

1. あなたは，自分の酒量を減らさねば（**C**ut down）ならないと感じたことがありますか．
2. あなたは，誰か他の人に自分の飲酒について批判され，うるさいなと感じた（**A**nnoyed）ことがありますか．
3. あなたは，自分の飲酒についてよくないと感じたり，罪悪感（**G**uilty）をもったことがありますか．
4. あなたは，神経を落ち着かせるため，または二日酔いを治すために，朝真っ先に飲酒（**E**ye-opener）したことがありますか．

　　　　　　　　　　　　　　　4問中2問に該当すれば，依存症の疑い

---

**【一言】共依存**

　アルコール依存症の患者を取り巻く人々（特に家族）に特徴的にみられる，生活や問題解決の機能不全パターンである．そうした人々に共通の病理として，自己の感情表出の困難，完全主義，他者の行動や感情に対する過度の責任感，良好な自己認知を保つために他者の評価を必要とするなどが挙げられる．相手との関係性に過剰に依存し，その人間関係にとらわれている状態を指し，一般的に，共依存者は自己愛・自尊心が低いため，相手から依存されることに対し，無意識に存在価値を見出し共依存関係を形成することが多いとされる．

まとめられた変性性認知症から，レビー小体型認知症や前頭側頭葉型認知症などが独立した疾患に分類されるようになってきた。

認知症とは，脳疾患による症候群であり，慢性あるいは進行性で，記憶，思考，見当識，理解，計算，学習能力，言語，判断を含む多数の高次機能障害を示す。認知症をきたす代表的疾患として，アルツハイマー型認知症，血管性認知症，レビー小体型認知症，前頭側頭葉型認知症などがあるが，その他にも一次性あるいは二次性に脳を障害する病態で出現する（表6-7）。なかには適切な治療により認知機能の改善が見込まれる（treatable）認知症もあるため，細かな病歴聴取，血液検査，各種画像検査，神経心理検査など丁寧なアセスメントを通して，速やかに原疾患を明らかにする必要がある。

認知症患者の諸機能を評価することはさほど困難ではないが，「認知症」と判定しその重症度を評価する場合，誤った判定をしないように注意が必要である。認知障害は，通常，情動の統制，社会行動や動機づけの低下といった精神症状も伴う上，ADL（Activity of Daily Living：日常生活動作）の評価には介護の機能レベルといった患者を取り巻く環境を含めた包括的なアセスメントが重要となる。近年認知症に対する研究は目覚ましいものがあり，特に「認知症の早期発見，早期診断，早期介入」が大事とされ，アセスメントの手段としての認知機能検査も数多く開発されている（表6-8）。

## 2）認知症という用語

DSM-Ⅳにおいては，「せん妄，痴呆，健忘性障害，その他の認知障害（Delirium, Dementia, and Amnestic and Other Cognitive Disorders）」というカテゴリーであったが，DSM-5では痴呆（Dementia）という用語は廃止され，神経認知障害群（Neurocognitive Disorders）と名称を変更し，神経・認知の障害というニュアンスが強調された用語変更となっている。名称に関して日本では，先に行政領域から「痴呆」→「認知症」に2004年名称変更がされている。一般に認知症とは，「①正常に発達していた知的機能が，②器質的原因によって，③持続的に障害され，社会生活に支障をきたすようになった状態」と定義される。したがってそれぞれ下線部に対応しない，①精神発達遅滞，②機能性あるいは心因性精神疾患による偽性認知症，③せん妄など一過性で可逆的な病態と

## 2. 認知症

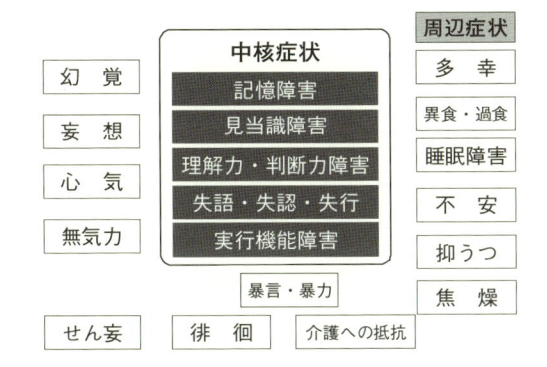

```
         ┌─────────────────┐
         │    中核症状      │      周辺症状
 幻 覚   │   記憶障害       │      多 幸
 妄 想   │   見当識障害     │      異食・過食
 心 気   │   理解力・判断力障害│    睡眠障害
         │   失語・失認・失行│      不 安
 無気力  │   実行機能障害   │      抑うつ
         └─────────────────┘      焦 燥
              暴言・暴力
 せん妄   徘 徊   介護への抵抗
```

**中核症状**

| 記憶障害 | 新しい情報を学習したり，以前に学習した情報を想起する能力の障害 |

| 見当識障害 | 失見当識ともいう。現在の自分に関する基本的な見当づけ能力であり，時間→場所→人の順に障害されやすい |

| 実行機能障害 | 計画を立てる，組織化する，順序立てる，抽象化する能力の障害 |

図 6-3　認知症の症状

---

**【一言】痴呆の用語変更について**

一般的な用語や行政用語としての「痴呆」について，次のような結論に至った。
① 「痴呆」という用語は，侮蔑的な表現である上に，「痴呆」の実態を正確に表しておらず早期発見・早期診断等の取り組みの支障となっていることから，できるだけ速やかに変更すべきである。
② 「痴呆」に替わる新たな用語としては，「認知症」が最も適当である。
③ 「認知症」に変更するにあたっては，単に用語を変更する旨の広報をおこなうだけではなく，これに併せて，「認知症」に対する誤解や偏見の解消等に努める必要がある。加えて，そもそもこの分野における各般の施策を一層強力にかつ総合的に推進していく必要がある。

（厚生労働省「痴呆」に替わる用語に関する検討会報告書より）

は区別される。

### 3）代表的な認知症
#### ①アルツハイマー型認知症
　最も多い進行性の変性疾患。初期には近時記憶障害やエピソード記憶障害，時間の見当識障害が目立ち，徐々に場所の見当識障害などの複数の認知機能低下をきたし，進行すると構音障害や反響言語などの言語面の解体が加わり，寝たきりの状態になる。失語・失行などの大脳巣症状を合併する例もある。

#### ②血管性認知症
　脳梗塞や脳出血などの脳血管障害を原疾患とする認知症。症状は原疾患の成因によって異なるが，共通の特徴として，病前のパーソナリティが保たれ，逆に病前のパーソナリティが強化されること（人格の先鋭化），認知機能の低下が部分的であったり島状であったりすること，情動失禁を起こしやすいこと，動揺性の経過をとり段階的に進行すること，せん妄を起しやすいこと，などが挙げられる。

#### ③レビー小体型認知症
　変性疾患のなかではアルツハイマー型の次に多いとされている。発病初期には視空間認知障害や注意障害が目立ち，進行性認知機能障害に加え，幻視やパーキンソニズム，睡眠障害という症状が出現する。

#### ④前頭側頭葉型認知症
　初老期に発症することが多く，人格変化と行動障害を主症状とし，保続や言語障害なども出現する。

・軽度認知症（Mild Cognitive Impairment　以下 MCI と略す）
　認知機能の低下は認められるが，生活に大きな支障をきたしていない，認知症の前段階として MCI が 1999 年以来提唱されるようになっている。MCI の患者のすべてが認知症に移行するとは限らないが，高い移行率には変わりなく早期発見・早期介入が重要な概念となっている。
　DSM-5 では，認知症（Major Neurocognitive Disorder）と軽度認知障害（Mild Neurocognitive Disorder）に分類するようになっている。

## 2. 認知症

表 6-7 認知症をきたす代表的疾患（太字は治療可能な認知症）（柴田, 2013 を参考に作成）

| | | 代表的疾患 |
|---|---|---|
| 中枢神経疾患 | 神経変性疾患 | アルツハイマー病, 前頭側頭葉変性症, レビー小体型認知症, パーキンソン病, ハンチントン舞踏病など |
| | 脳血管障害 | 脳血管性認知症（脳出血, 脳梗塞後後遺症） |
| | 感染症 | **脳炎**, 進行麻痺, エイズ脳症, プリオン病 |
| | 腫瘍 | **脳腫瘍** |
| | その他 | 神経ベーチェット病, 多発性硬化症 |
| 頭部外傷 | | **慢性硬膜下血腫** |
| 髄液循環障害 | | **正常圧水頭症** |
| 代謝異常・内分泌障害 | | **甲状腺機能低下症**, 腎不全・肝不全 |
| 中毒・栄養障害 | | アルコール中毒, **ビタミン B12 欠乏症** |

表 6-8 認知症に関連する神経心理検査（沼, 2009 を参考に作成）

| 目的 | 検査名 | 内容 |
|---|---|---|
| 認知症のスクリーニング | HDS-R<br>改訂長谷川式簡易知能評価スケール | 日本で開発されアルツハイマー型のスクリーニングとして広く活用されている 30 点満点, 20 点以下の場合に認知症を疑う |
| | MMSE<br>Mini Mental Status Examination | 国際的に用いられている認知障害のスクリーニング検査。日本版では 30 点満点, 23 点以下の場合に認知症を疑い, 27 点以下は軽度認知症（MCI）を疑う。 |
| | CDT<br>Clock Drawing Test | 白紙の用紙に, 検査者が指定する時間を示す時計の絵を描いてもらう検査 |
| 認知症の行動評価 | CDR<br>臨床認知症評価尺度 | 家族などからの情報をもとに, 6 項目（記憶・見当識・判断力問題解決・社会適応・家庭状況・介護状況）について 5 段階評価し, 健康〜高度認知症の 5 段階に判定 |
| | N-ADL<br>N 式日常生活動作能力評価尺度 | 歩行・起座・着脱衣など日常生活能力を点数化した行動評価尺度 |

# 3. せん妄

## 1) せん妄（Delirium）とは

　せん妄は，軽度から中等度の意識混濁に，異常体験（錯覚，幻覚）や情動障害（不安や精神運動興奮）や異常行動が加わった代表的かつ特徴的な意識変容である。せん妄はいわゆる「こころの病気」ではなく，全身状態の不良からくる「脳の機能不全」であることを意識した治療と対応が必要とされる。症状の特徴により以下の3型に分類されるが（今井・天野，2006），この状態は相互に移行する。ある時点の症状のみでは，認知症やうつ病と類似するため，それぞれの特徴を把握し，正確な鑑別診断が必要となる（表6-9, 6-12）。
① 活動過剰型　精神運動興奮，幻覚・妄想，錯乱（さくらん），易刺激性，易怒性（いどせい），不眠，徘徊
② 活動減少型　傾眠，無表情，無気力，記銘力低下，失禁など，周囲に対する関心が低下し，視覚・聴覚などの感覚刺激に対して反応が鈍くなる（茫乎（ぼうこ））。
③ 混合型　①と②が混合した状態で，昼夜が逆転し夜間に症状が増悪（ぞうあく）する。

　さらに，比較的急速に発症し1～2週間以内に消失，睡眠覚醒リズムの変化（日中の眠気と夜間の不眠），経過中に意識清明期もあるという3徴候は，診断に有力な手がかりとなる。

## 2) 病　因

　せん妄は，脳機能が広範に障害されて起こる非特異的な症状群であり，脳障害のみでなくさまざまな身体疾患，年齢（特に高齢者），物質関連障害など複数の要因が発症に関与する。表6-10に示すように，それぞれの因子が作用し合うため，せん妄になりうる状況を見落とさない（表6-11）ことが大事である。特に総合病院において，集中治療室や緩和ケア病棟（がん患者）において高い出現率を示し，65歳以上の入院患者の30～40％にせん妄の既往があるとの報告もある。またせん妄は予後不良の徴候ともとらえられている。
① 直接因子　急性意識障害の原因となりうる脳血管障害や脳炎の初期段階，急性代謝障害（肝障害，腎障害，呼吸不全），薬物・化学物質の急性中毒。
② 準備因子　起こしやすくさせる状態，脳の加齢性変化，認知障害など脳の脆弱性，免疫や代謝の機能低下。

表 6-8 認知症に関連する神経心理検査（つづき）（沼, 2009 を参考に作成）

| 目的 | 検査名 | 内容 |
|---|---|---|
| 記憶・記銘力の評価 | COGNISTAT<br>The Neurobehavioral Cognitive Status Examination | 認知機能の多面的評価　11 の下位項目（見当識・注意・理解・記憶・判断など）をプロフィールで表示 |
| | WMS-R<br>Wechsler Memory Scale-Revised | 記憶のさまざまな側面を総合的に評価　13 の下位項目で構成され言語性と視覚性検査が交互に配置されている |
| アルツハイマーの評価 | Behave-AD<br>アルツハイマー型認知症行動スケール | 認知症患者の異常行動や精神症状を評価　介護者などに対する構造化インタビュー　7 項目（妄想・幻覚・行動障害・日内リズムなど）25 の質問 |
| | ADAS<br>Alzheimer's Disease Assessment Scale | アルツハイマー型認知症研究で広く用いられている検査　認知機能検査と非認知機能検査があり，記憶，言語，行為・構成の 3 領域を測定 |
| 前頭葉機能の評価 | FAB<br>前頭葉機能検査 | 前頭葉機能の検査　6 項目のなかに動作性検査が含まれている |
| | BADS<br>遂行機能障害症候群の行動評価 | 日常生活上の遂行機能に関する問題点の評価　カードや道具を使った 6 種類の検査と 1 つの質問票から構成されている |
| その他 | SIB<br>Sever Impairment Battery | 高度に障害された認知機能の評価　9 項目（社会的相互行為・記憶・見当識・注意・実行・視空間能力・言語・構成・名前の志向）40 の質問項目からなる |
| | NPI<br>Neuropsychiatric Inventory | 脳疾患のある患者の精神症状や問題行動の評価　介護者などに対する構造化インタビュー　10 項目（妄想・幻覚・興奮など）について頻度と重症度　介護負担度の評価 |

③誘発因子　直接的原因ではないが，促進作用として関与する。睡眠障害，心理的負荷，隔離や身体拘束，環境の変化など。

## 3）検査・評価

せん妄を起こしている要因特定のため，詳細な情報収集と必要な検査・評価が必要である。
①基礎疾患に関する情報
②認知症の有無，脳神経疾患の既往
③飲酒歴，常用薬の情報
④血液・尿検査・心電図・薬物血中濃度・画像検査
⑤脳波検査　　意識混濁の推移を検査
⑥せん妄の重症度の評価尺度（Delirium Rating Scale: DRS）

## 4）治　療

せん妄の治療は，基礎疾患の確定と治療，多様な要因を軽減し除去することが原則である。発症にはさまざまな要因が作用し複雑に重なっているので，包括的に状態を把握し，症状や状況に応じた治療方針が重要である（日本総合病院医学会ガイドライン参照）。
①危険因子の評価
②初期状態の把握，見逃さない
③病因の検索
④精神症状の評価と安全性の確保
⑤環境調整

■■より理解を深めるための参考文献─────────────────
クリスティー・ボーデン（著）　桧垣陽子（訳）(2003).私は誰になっていくの？─アルツハイマー病者からみた世界　かもがわ出版
原田憲一 (1997).改訂版意識障害を診わける　精神科選書2　診療新社

表 6-9　せん妄の診断基準（DSM-5 と ICD-10 より抜粋）

| DSM-5 | ICD-10 |
|---|---|
| A 注意の障害（注意の方向づけ，集中，維持，転換能力の低下）および意識の障害（見当識の障害） | 1 意識と注意の障害（混濁から昏睡に至る意識障害，注意の集中，維持，転動能力の減弱） |
| B 短期間のうちに出現し（数時間～数日），もとの注意や意識水準が変化し，重症度も変動する | 2 認知の全体的障害（知覚の歪み，幻視，幻覚，思考散乱，記憶障害，失見当識） |
| C 認知の障害を伴う（記憶欠損，失見当識，言語，視空間認知，知覚） | 3 精神運動性障害（寡動から多動の予測不能の変化，反応時間延長，発語の増加または減少，驚愕反応の増大） |
| D 既存の確定した神経認知障害では説明できない，昏睡の状況下ではない | 4 睡眠－覚醒周期の障害（不眠，睡眠－覚醒の逆転，症状の夜間増悪，悪夢） |
| E 病歴，診察，臨床検査所見から，直接的な生理学的結果により引き起こされたものである | 5 感情障害（抑うつ，不安・恐怖，焦燥，多幸，無感動，困惑） |
|  | 以上のいずれの症状も軽重によらず存在する |

表 6-10　せん妄の危険因子（天野，2013 を参考に作成）

| 因子 | 内容 | |
|---|---|---|
| 器質因（直接因子） | 中枢神経系疾患 | 脳血管障害，脳腫瘍，脳・髄膜炎 |
|  | 内科的疾患 | 代謝性疾患，内分泌疾患 |
|  | 依存薬物からの離脱 | アルコール，睡眠薬 |
|  | 中枢神経系に作用する薬物 | 抗コリン剤，ステロイド，化学療法薬など |
| 素因（準備因子） | 高齢 | |
|  | 脳血管障害（慢性期） | |
|  | アルツハイマー病など | |
| 促進因子（誘発因子） | 入院など，環境の変化 | |
|  | ICU　CCU など | |
|  | 睡眠妨害要因（騒音，不適切な照明） | |
|  | 心理的ストレス（不安など） | |
|  | 身体的ストレス（痛み，かゆみなど），感覚遮断（ICU，隔離など） | |
|  | 拘禁状況 | |

表 6-11 せん妄の原因になりうる状況（DELIRIUM の暗記法）(鶴田, 2011 より)

| | | |
|---|---|---|
| D | Drugs | 薬物（鎮静剤） |
| E | Eyes Ears | 視覚，聴覚の障害 |
| L | Low $O_2$ states | 低酸素状態（心筋梗塞，肺塞栓症，心不全など） |
| I | Infection | 感染症 |
| R | Retention (urine or stool) Restraints | 尿・便の停滞　身体拘束 |
| I | Ictal | けいれん発作後 |
| U | Underhydration/Undernutrition | 脱水／低栄養 |
| M | Metabolic | 代謝性障害 |

表 6-12 認知症とせん妄を見分ける

せん妄は，急性の脳障害に伴って起こる軽い意識障害で，判断力や理解力が低下し，しばしば幻覚や妄想が現れて興奮状態になる。せん妄と認知症の違いとして，せん妄の患者は一日の中で症状の変化が激しく，「しっかりしている時期」と「そうでない時期」がある。アルツハイマー型認知症はせん妄を伴うこともある。

| | せん妄 | 認知症 |
|---|---|---|
| 基本症状 | 注意・意識障害，しばしば幻視・運動不穏 | 記憶障害等の認知機能障害 |
| 発症の仕方 | 急激 | 徐々に |
| 症状の動揺性 | 多い，夜間や夕刻に悪化 | 少ない |
| 症状の持続 | 数日間～数週間（一過性） | 年単位（慢性） |
| 睡眠 | 昼夜逆転 | 保てている |
| 身体疾患 | 多い | 時にあり |
| 薬物の関与 | しばしばあり | なし |
| 環境の関与 | 多い | なし |
| 見当識 | 障害 | 障害 |
| 幻覚 | しばしばあり | なし |

# 第7章

# 発達障害とパーソナリティ障害

幼児期から青年期にかけての精神・神経発達およびパーソナリティにかかわる障害や異常については，発達し成長，変化しうることを考慮しても，あきらかになっていないことが多く統一的な診断基準に達することは難しい。歴史的にみても，概念や定義さらに疾患名までがたびたび変化しており，現時点もそのただなかにある。そのためにも疾病概念の変遷を理解しておくことが重要となる。ICD-10 と DSM-5 における診断分類の概要を表7-1, 7-2 に挙げる。特に，DSM-Ⅳまでは「通常，幼児期，小児期，または青年期に初めて診断される障害」の大カテゴリーに幼児期から青年期にかけて発達にかかわる疾患を含んでいたが，DSM-5 では神経発達症（Neurodevelopmental Disorders）として分類項目や診断名が大きく変更されている。

## 1. 知的能力障害と精神遅滞

### 1）用語について

精神遅滞（mental retardation）とは，先天的あるいは早期後天性において何らかの障害によって，精神発達の遅れや発達不全が生じ，知的能力の低下や自己の身辺処理や社会生活の適応困難が持続的である状態を示す。学術・医学診断名として ICD-10, DSM-Ⅳでは精神遅滞が用いられている。しかしDSM-5 では知的能力障害（Intellectual Disability, Intellectual Developmental Disorder）と名称変更している。

一方，過去の日本において文部省は知的能力を知能指数 IQ で分類し，精神薄弱（mental defficiency）という用語を用いてきたが，不適切な表現ということもあり，法律・行政用語としては1999年に知的障害に改められている。

### 2）知的能力障害（Intellectual Disability）

精神遅滞（DSM-Ⅳ）から，DSM-5 では知的能力障害に名称が変更され，DSM-Ⅲ以降の多軸診断ではこの障害はⅡ軸に位置づけられていたが，多軸診断そのものも廃止された。また DSM-Ⅳまでは知能検査で評価された IQ で障害の程度を示していたが，DSM-5 では重症度の分類として適応機能障害の3領域（概念スキル，社会的スキル，実用的スキル）を基準に判断することにな

表7-1 ICD-10における分類

ICD-10の分類システムにおいて，通常児童期以前に発症し，その後の発達に持続的影響を及ぼしやすいもの，児童精神疾患に相当するのは以下の項目である。

F7 精神遅滞

F8 心理発達の障害
　　　会話および言語，学力，運動機能の特異的発達障害
　　　広汎性発達障害（小児自閉症，レット症候群，アスペルガー症候群 他）

F9 小児期および青年期に通常発症する行動および情緒の障害
　　　多動性障害（活動性および注意の障害，多動性行為障害 他）
　　　行為障害
　　　情緒障害（分離不安障害 他）
　　　社会的機能の障害（選択性緘黙，反応性愛着障害 他）
　　　チック障害


表7-2 神経性発達症群（DSM-5に準拠）

| | |
|---|---|
| 319 | 知的能力障害群 |
| 315 | コミュニケーション症群／コミュニケーション障害群 |
| 299 | 自閉スペクトラム症／自閉症スペクトラム障害 |
| 314 | 注意・欠如多動症／注意欠如・多動性障害 |
| 315 | 限局性学習症／限局性学習障害：読字障害，算数障害，書字表出障害 |
| 315 | 運動症群／運動障害群：発達協調運動症 |
| 307 | 常同運動症，チック症群 |

---

【一言】知的障害　日本の行政における用語の変更

1953年　文部省「教育上特別な取り扱いを要する児童生徒の判別基準」において，精神薄弱の重症度を4段階に分類

1982年　障害に関する用語の整理に関する法律（白痴，痴愚，魯鈍，境界線）→不適切用語として廃止

1999年　障害者基本法など32の法律で使われている「精神薄弱」という表現を「知的障害」に改め施行

っている（表7-3）。知能検査で能力を測定することは否定していないが，IQ だけの評価でなく臨床的な総合判断を重視し，適応機能水準によって必要な支援を決定する必要があるとしている。こうした流れは ICD-11 でも同じようになると考えられる。知的能力の遅れに対しては，医療領域だけでなく教育福祉領域における療育や支援が重要となる。

### 3）原因となる疾患

この障害は，原因によって先天性と後天性に分類できる。原因による大きな分類として，正常変異性原因，病理性原因，心理社会性原因を区別すると，後の療育や支援に役立つ（図 7-1）。

①**正常変異性原因（生理的精神遅滞・知的能力障害）**

特別な病的機序は存在しない。知能指数の正規分布を考え，仮に IQ70 未満を知的障害とするならば，普通の IQ 分布（平均 100，標準偏差 = 15）では 2 標準偏差低い方に偏った分，統計学的には約 2.3％が知的障害となる（図 7-2）。一般人口において知的障害の半数以上は正常変異によるものであるといわれている。知能が低いこと以外に特別な身体症状はなく，障害の程度もそれほど重篤でない場合が多い。

②**病理性原因**

医学的原因別に，母体の感染・中毒，出産時の脳に対する物理的原因，患児自身の代謝障害・発育・栄養障害，遺伝子（染色体）異常などがある。

③**心理社会的原因**

幼児期，小児期早期に，正常な環境刺激を剥奪(はくだつ)されたため，正常に機能するための知識や能力を獲得できない場合。戦争・災害による難民など大きな環境状況から，養育者の虐待による成長不良の結果としての場合も含まれる。

また米国知的・発達障害協会（AAIDD）は，知的障害の病因を，個人の生涯にわたるものと親から子の世代にわたるものが相互に作用し，人の全般的機能に影響を及ぼす 4 つの危険因子カテゴリー（表 7-4）からなる多因子的特質として概念化している。

## 1. 知的能力障害と精神遅滞

表 7-3 知的能力障害の診断基準（DSM-5 に準拠）

A）臨床的評価と個別的・標準化された知能検査両方で確認された知的機能（論理的思考，問題解決，計画，抽象的思考，判断，学校での学習，経験からの学習といった）の遅れ。

B）複数の日常生活場面（家庭，学校，職場，地域社会など）における適応機能（年齢や社会・文化で期待されるような自立した生活や社会的役割を果たすという）の遅れ。

C）この知的機能と適応機能の遅れは，発達期に現れる概念領域・社会的領域・実用的領域それぞれの適応機能障害の重症度を特定せよ，
軽度，中等度，重度，最重度

表 7-4 知的障害の危険因子（米国知的・発達障害協会 AAIDD より）

| 時期 | 生物医学的 | 社会的 | 行動的 | 教育的 |
|---|---|---|---|---|
| 出生前 | 染色体異常，単一遺伝子疾患，症候群，代謝疾患，脳の発生異常，母親の疾患，母親の年齢 | 貧困，母親の栄養不良，DV，出生前ケアの未実施 | 親の薬物使用，親の飲酒，親の喫煙，未成年の親 | 支援がない状況下での親の認知能力障害，親になる準備の欠如 |
| 周産期 | 未熟性，分娩外傷，新生児期の疾患 | 出生前ケアの未実施 | 親による養育拒否，親による子どもの放棄 | 退院後の福祉支援への医療側からの紹介欠如 |
| 出生後 | 外傷性脳損傷，栄養不良，髄膜脳炎，発作性疾患，変性疾患 | 養育者との不適切な相互作用，適切な養育刺激の欠如，家庭の貧困，家族の慢性疾患，施設収容 | 子どもの虐待とネグレクト，DV，子の安全に無頓着，社会的剥奪，育てにくい気質の子どもの行動 | 不適切な育児，診断の遅れ，早期介入支援が不十分，特別支援教育が不十分，家庭支援が不十分 |

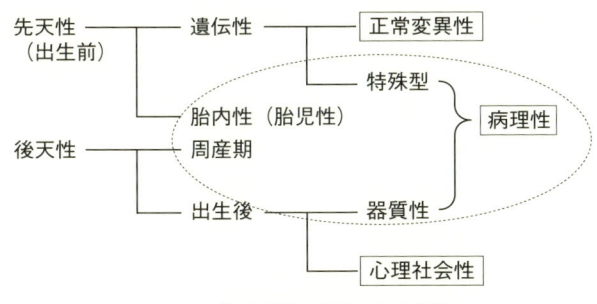

図 7-1 精神遅滞の原因による分類

## 2. 自閉スペクトラム症／自閉症スペクトラム障害（Autism Spectrum Disorder）

### 1）自閉症概念の歴史と変遷（表 7-5）

　ベルリン大学から米国に帰化した精神科医レオ・カナー（Kanner, E. 1894-1981）は，1943年『情緒的接触の自閉的障害』の論文において早期幼児自閉症を提唱した。その内容は，基本症状の「自閉」を中心に，通常の方法で他者とかかわることができない，意思疎通のために言語を使えない（発語があっても場面にそぐわない），同一態維持への強迫的欲求などから成り，幼児期に始まる統合失調症と位置づけられていた。一方翌1944年，オーストリアの小児科医アスペルガー（Asperger, H. 1906-1980）によって自閉的精神病質の症例が報告された。これは先天的な性格の偏りであり，通常言葉の遅れは目立たず，6～7歳ごろから孤立が目立ち，集団に適応できないという問題が出現する。また特定の対象（文字・地図・貨幣など）に興味を示し，知的能力は平均以上，ほとんどは男子のみにみられるとしている。カナーとは異なる独自の立場から，小児の性格障害を提唱したものである。しかし当時はカナーの早期幼児自閉症ほどに大きな反響はなかった。

　自閉症研究の歴史において1960年代には，その原因を親（母親）の性格，態度，育児に求めることもあった。また，英国の児童精神科医ラター（Rutter, M. 1933-）は，自閉症児の追跡調査（5～15年）をおこない，自閉症の根本には言語・認知の欠陥があるとして言語・認知障害説を唱えるが，知能障害・言語障害があっても「閉じこもらない子」もいるため，これだけでは自閉症に特徴的な自閉的孤立を説明しきれなかった。他にもチンパンジー研究から導かれた「心の理論」を引用し，相手の心の動きを推し量り行動の予測をする能力に障害があるのではないか，とも考えられた。ICD-8 では幼児自閉症を統合失調症の一亜形として位置づけていた。さらに英国の児童精神科医ウィング（Wing, L. 1928-）は1981年，アスペルガーの自閉的精神病質と自閉症との類似に着目し，アスペルガー症候群として再提案した。

　自閉症研究が進展するなか，DSM-Ⅲでは自閉症を含めて広汎性発達障害（Pervasive Developmental Disorders　以下PDDと略す）という名称を提唱し，

## 2. 自閉スペクトラム症／自閉症スペクトラム障害（Autism Spectrum Disorder）

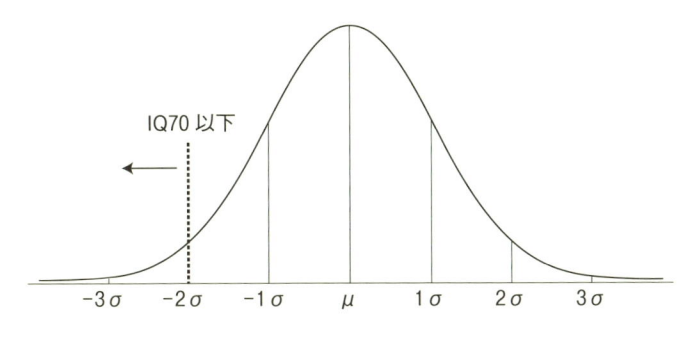

図 7-2　知能の分布図

（図中：IQ70 以下、-3σ　-2σ　-1σ　μ　1σ　2σ　3σ）

---

**【一言】高機能広汎性発達障害に関連する言葉**

①広汎性発達障害（PDD）：自閉症やアスペルガー障害（症候群）を含んだ上位概念
②高機能自閉症：自閉症かつ高機能≒自閉症で知的障害がない　知能テストで IQ が 70〜80 以上であるという意味を含む
③高機能広汎性発達障害：DSM や ICD の広汎性発達障害かつ知的障害がない（アスペルガー症候群，アスペルガー障害はここにふくまれる）
④自閉スペクトラム症：自閉症をスペクトラム（連続性）でとらえた概念，DSM-5 から登場

自閉症の歴史や定義，診断を理解しないと，これらがすべて混乱！！

DSM-ⅣとICD-10ではPDDの亜形としてアスペルガー障害（症候群）を追加している。しかしDSM-5では、「カテゴリーからディメンジョン」という趣旨を取り入れすべての亜形が廃止され、自閉スペクトラム症（Autism Spectrum Disorder ASD：以下　ASDと略す）にまとめられた。

### 2）自閉スペクトラム症（Autism Spectrum Disorder）

　基本的特徴は、A.社会的コミュニケーションや相互作用を維持させることの問題、B.行動や興味の限定された反復パターン（常同・反復的運動、ルーティンへの固執と儀式化された行動パターン、特定の対象に対する興味の限定、感覚過敏や特異的感覚など）の両方を満たす必要がある。A基準は満たすがB基準を満たさない場合、従来は特定不能のPDD（PDD-NOS）と診断されていたが、DSM-5では、社会的（語用論的）コミュニケーション症（Social (Pragmatic) Communication Disorder　以下SCDと略す）（表7-7）の診断を検討することになり、成人のアスペルガー障害の一部は、この新設されたSCDに診断される可能性が高くなる。またB基準の4番目に「感覚過敏または感覚鈍感さ」があり、「電車内の音や、街中のザワザワ」を嫌がる（聴覚過敏）、体に触れられるとパニックになる（触覚過敏）一方、痛みなどには鈍感という臨床的にはよく知られている特徴が明記されている。スペクトラムという概念は下位分類をもたないため、基準のAとBそれぞれのレベルによって、支援の必要度を評価するという考え方が重要になっている（基礎編第4章第2節参照）。

　従来の診断では、自閉症とAD/HDの鑑別が重要視されていたが、DSM-5ではASDとAD/HDの併存も可能となり、より臨床場面にフィットするようになっている。こうした自閉症概念の変化には、成人におけるASDや過剰診断の問題にも対応していこうという方針がうかがえる。

## 3. 注意欠如・多動症／注意欠如・多動性障害（Attention Deficit/Hyperactivity Disorder）

### 1）AD/HDやLDのルーツは？

　元来、多動で落ち着きのない子どもや、学習能力に凸凹のある子どもたち

### 3. 注意欠如・多動症／注意欠如・多動性障害（Attention Deficit/Hyperactivity Disorder）

表7-5 自閉症概念の歴史

| 西暦 | | 概要 |
| --- | --- | --- |
| 1943 | Kanner, E. | 最初の報告。「早期幼児自閉症」提唱 |
| 1944 | Asperger, H. | 「自閉的精神病質」性格類型として記述 |
| 1965 | ICD-8 | 幼児自閉症─統合失調症の一亜型として位置づけ |
| 1980 | DSM-Ⅲ | 広汎性発達障害（PDD） |
| 1981 | Wing, L. | アスペルガー症候群の提唱、成人患者への注目 |
| 1990 | ICD-10 | PDDの亜型としてアスペルガー症候群を追加 |
| 1994 | DSM-Ⅳ | PDDの亜型としてアスペルガー障害を追加 |
| 2000 | DSM-Ⅳ-TR | PDDの3亜型（自閉症、アスペルガー障害、PDD-NOS）は症状の程度と数で操作的に区分される |
| 2013 | DSM-5 | 亜型カテゴリーをすべて廃止し、自閉スペクトラム症（ASD）にまとめる |

表7-6 ASDの診断基準（DSM-5に準拠）

A）複数の状況における社会的コミュニケーションや対人相互反応の持続的な困難
1. 相互の対人的・情緒的関係の問題：興味・感情・情動の共有の少なさ、社会的相互反応の開始や応答の失敗
2. 対人的相互反応における非言語的コミュニケーション行動の問題：アイコンタクトと身振りの異常、またその理解と使用の欠如、表情の表出や非言語コミュニケーションの欠如
3. 人間関係を発展させ、維持し理解することの欠如：社会的状況に合わせた適切な行動の困難、想像上の遊びの共有や友人をつくることの困難、仲間への関心の欠如

B）行動や興味や活動の限定された反復パターン（以下の少なくとも2つ以上）
1. 常同的または反復的な運動性の行動、物の使用、または会話
2. 同一性への固執、習慣への頑固な固執、行動の儀式化されたパターン
3. 対象に対する異常で非常に制限され固執した興味
4. 感覚刺激に対する過敏さまたは鈍感さ、環境の感覚的側面への並外れた興味

C）症状は発達の早期にみられなければならない

D）社会生活や仕事、その他重要な領域で大きな支障をきたしている

---

【一言】ASDに関連する書籍や映画

ドナ・ウィリアムズ「自閉症だったわたしへ」（新潮文庫）
ケネス・ホール「ぼくのアスペルガー症候群　もっと知ってよぼくらのことを」（東京書籍）
映画：ダスティン・ホフマン主演「レインマン/Rain Man」1988年
　　：ジェット・リー主演「海洋天堂/Ocean Heaven」2010年

は，明確に区別されてこなかった。19世紀末，モーガン（Morgan, W. P.）が知能は正常なのに文字が読めない子どもについて「先天性語盲」と報告している。1902年，スティル（Still, G. F. 1868-1941）は，攻撃的で反抗的な子どもとして，道徳心が他の子より極端に低い子どもの分析をおこない，「自己統制の病的な機能不全と注意の持続障害」に言及している。20世紀初頭，北米においてエコノモ脳炎が流行し，脳炎の後遺症によって脳にダメージを受けた子どもに，多動・衝動性・注意散漫など行動上の特徴がみられることが知られていた。1947年，シュトラウス（Strauss, A. A. 1897-1957）らは，「出産前後に脳に損傷を受けた子どもに上記の行動特徴が認められること，形態の知覚に独特の様式がある」ことを指摘する。1960年ごろは「微細な傷なので検査では存在を証明できない。しかし脳にある微細な傷のために，機能が十分働いていない」という仮説のもと，微細脳損傷症候群（Minimal Brain Damage Syndrome 以下MBDと略す）という概念が拡がったが，1970年代には衰退していった。

　このころからそれぞれの障害――注意欠如・多動性障害（Attention Deficit/Hyperactivity Disorder 以下AD/HDと略す）と学習障害（Learning Disorder 以下LDと略す）――の概念が明確になってきた。1963年シカゴでおこなわれた心理学者カーク（Kirk, S. A. 1904-1996）の講演で使われたLD（この場合は，Learning Disability）という言葉がきっかけとなり，それまでいろいろな名称だったのがLDに統一されていくようになったといわれる。彼は精神遅滞の子どもの早期教育を提唱し，LDのための知能検査ITPAを開発した心理学者であり，LDの名称のルーツは教育現場の概念であった。一方，AD/HDは，多少診断基準が違ってはいるがDSM-Ⅲから登場してきた診断名である（表7-8）。

　また1937年，ブラッドレイ（Bradley, C. 1902-1979）は，中枢神経刺激剤メチルフェニデートが治療効果をもたらす行動障害を報告している。その一群の子どもたちの臨床像とMBDの臨床像が非常に似通っていた。その後，AD/HDの治療薬としてメチルフェニデートが見出され，現在は徐方性メチルフェニデート（商品名コンサータ®），アトモキセチン塩酸塩（商品名ストラテラ®）といった治療薬が使われている。

## 3. 注意欠如・多動症／注意欠如・多動性障害（Attention Deficit/Hyperactivity Disorder）

表 7-7　社会的（語用論的）コミュニケーション症 SCD の診断基準（DSM-5 に準拠）

A) 言語的，非言語的コミュニケーションの社会的な使用の持続的な困難
1. 社会的目的のためのコミュニケーションの使用の欠如（挨拶，情報の共有）
2. 状況や聞き手の要求に合わせて，コミュニケーションを変える能力の欠如（相手が大人か子どもか，遊び場と教室）
3. 会話や話術の上でのルールに従うことの困難（相づちを打つ，誤解された時に言い換える，順番に話す）
4. はっきりと言われていないこと（例：推測すること），論理的ではない曖昧な言葉（例：慣用句，ユーモア，比喩，文脈の理解によって変わる複数の意味をもつもの）の理解の困難

B) 効果的なコミュニケーション，社会参加，社会的関係，学業成績，仕事のパフォーマンスにその問題や機能的な限界が生じる

C) 発達の早期に症状が出現しているが，許容量を超えた社会的コミュニケーションが要求されるまでは，その欠陥は完全にはあきらかにならないかもしれない

表 7-8　AD/HD と LD 概念の歴史

| 年 | | 概　要 | |
|---|---|---|---|
| 1902 | スティル | 子どもの「問題行動」の論文 | |
| 1918〜 | | 北米大陸において数年にわたるエコノモ脳炎 | |
| 1947 | シュトラウスら | 出産前後の脳損傷の子どもの行動特徴 | |
| 1958〜1962 | ? | 微細脳損傷<br>微細脳機能障害（MBD） | |
| 1962 | 国際小児神経学者集会 | MBD という診断名の不使用勧告 → MBD 概念は 1970 年代には衰退 | 1963　カークの学習障害 Learning Disability |
| 1968 | DSM-II | 児童期障害の多動性反応（Hyperkinetic Reaction of Childhood disorder） | |
| 1980 | DSM-III | 注意欠陥障害（Attention Deficit Disorder; ADD） | |
| 1987 | DSM-III-R | 注意欠陥多動性障害（Attention Deficit Hyperactivity Disorder; ADHD）「多動」を必須とする | 学習能力障害 Academic Skills Disorders |
| 1994 | DSM-IV | AD/HD「多動」は必須ではない<br>⇒ 3 亜型設定：ⅰ）不注意優勢型，ⅱ）多動性－衝動性型，ⅲ）混合型 | 学習障害 Learning Disorders |
| 2013 | DSM-5 | AD/HD は「行動障害」から「神経発達障害」へ 亜型は廃止され「現在の状態像」を 3 型に特定 | 限局性学習症 Specific Learning Disorder |

## 2）注意欠如・多動症（Attention Deficit/Hyperactivity Disorder: AD/HD）

DSM-5（表7-9）によれば，基本的特徴は，A. 不注意，多動・衝動性の持続的な様式。そのどちらも6項目以上の症状（17歳以上の成人は5項目の症状）が6カ月以上続く。B. 症状のいくつかは12歳以前に出現し，症状が複数の場面で認められる。そのためにあきらかに社会生活や学業・仕事で支障をきたしている。

歴史的にみても，こうした問題を抱える子どもたちはいろいろな場面で取り上げられ（非行や学業不振など），軽度の不注意や落ち着きのなさは一般の児童にもみられるため，どこまでを障害とするかいつも問題となっている。特に米国では，DSM-ⅢからDSM-Ⅳ改訂後に子どものAD/HDが3倍にも膨れ上がったという報告がある。また症状の特徴として周囲から叱られたり注意されることが多く，子ども自身が自信をなくしたり自己評価が低下して，学業や生活場面で不適応や情緒障害など二次的な問題を起こしやすい。このため適切なアセスメントと障害の理解，子どもの自己評価を高めるような支援が目的となる。適用となる薬物療法もあり，患児の問題行動への周囲の対応（ペアレントトレーニングなど）も含めた支援が有効である。

## 3）限局性学習症／限局性学習障害（Specific Learning Disorder）

基本的特徴は表7-10のとおりであるが，歴史的にも医療領域より教育領域において問題になってきた。日本でいえば「読み・書き・そろばん」ができないということであり，こうした基本的な領域の勉強ができないということは「怠けている」「意欲がない」と誤解されやすい。さらに日本の文部科学省が推進している特別支援教育は，LDをはじめとする発達障害（軽度発達障害）の児童生徒を対象としており，学校教育場面における支援が重要視されている。

一方医療領域では，知的能力障害（精神遅滞）と区別して，特定の領域における学習スキル習得と使用の困難さをLDの定義としている。LDには一種の認知障害があり，視知覚や空間認知の障害のため，線の位置関係の把握ができず，文字がうまく書けない，書き間違えが多い，左右が覚えられないなどの学習上の問題が発生すると考えられる。文字文化の違いもあり，欧米において読字障害（dyslexia）が，日本よりはるかに多いという報告もある。近年はこうし

3. 注意欠如・多動症／注意欠如・多動性障害（Attention Deficit/Hyperactivity Disorder）

表 7-9　AD/HD 診断基準（DSM-5 に準拠）

A. 不注意，多動・衝動性の持続的な様式。どちらも 6 項目以上（17 歳以上の成人は 5 項目以上）の症状が 6 カ月以上持続している
　1. 不注意：（学業，仕事，活動において），綿密に注意できないか不注意な間違い，注意を持続することが困難，話しかけられた時聞いていないかのようにみえる，指示に従えず義務をやり遂げることができない，課題や活動を順序立てることが困難，精神的努力の持続を要する課題を避けたり嫌ったりいやいやおこなう，課題や活動に必要なものをなくす，外の刺激に気が散る，忘れっぽい
　2. 多動・衝動性：手足をそわそわと動かしトントン叩いたり椅子でもじもじする，座っていることを要求されるのに席を離れる，不適切に走り回り高いところに登る，静かに遊べない，じっとしていない，エンジンで動かされるように動く，喋りすぎる，質問の終わる前に答える，順番が待てない，他人を妨害し邪魔をする
B. 症状のいくつかは 12 歳以前に出現する
C. 症状のいくつかは 2 つ以上の場でみられる
D. 症状によって，社会的生活，学業，仕事において支障をきたしている
（除外項目に ASD は挙げられていない）

表 7-10　限局性学習症の診断基準（DSM-5 に準拠）

A. 以下の学習スキルの習得と使用の困難が，1 つ以上 6 カ月以上続いている
　1. 不正確で，速度が遅く，努力を要する読字
　2. 読んでいるものの意味を理解することが困難
　3. 綴りが覚えられない
　4. 書字表出の困難さ
　5. 数字の概念，数値，計算などの習得が困難
　6. 数学的推論の困難さ
B. この問題は暦年齢から期待されるレベルを明らかに下回り，学業，仕事，日常生活に著しい支障をきたしている。標準化された個別学力検査と詳細な臨床評価によって診断される
　該当すれば特定：読字障害，書字表出障害，算数障害

た障害の理解が進み，自らLDであると報告する著名人（例：スピルバーグ）もいる。

## 4. パーソナリティ障害

### 1) パーソナリティや行動の偏りと異常

　パーソナリティや行動の偏りと異常が精神医学のなかで現在のようなかたちで位置づけられたのは，DSM-Ⅲ（1980）以降である。それまでは，人格異常，性格偏奇，あるいは行動異常として症候論のなかで扱われてきた。クレペリンは，正常と精神疾患との中間領域にあたる精神病質人格として7つの類型を提唱した。これに対して，シュナイダーは，精神病質は病気とは無縁で，正常からの変異であり逸脱であるとして「その人格の異常性のために自ら悩むか，その異常性のために社会を悩ませるもの」と定義した（表7-11）。クレッチマーは，三大精神疾患に気質と体格を結びつける実証的な研究をおこない，病前性格という概念を確立し，気質が増強されて異常となった時を病質として，分裂病質（Schizoid），循環病質（Zykloid），類てんかん病質（Epileptoid）と呼んだ（表7-12）。他にヒステリー性格（フロイト），執着性格（下田光造），メランコリー親和型性格（テレンバッハ）などがあった。

　性格や行動の偏りが，反社会的傾向をもつ精神病質人格として扱われていた時代には，そうした人は精神医学の領域からは排除されていた。一方，訴えは神経症的なのに，精神分析の治療を続けるうちに治療抵抗性で精神病状態に陥るような「神経症の仮面を被った統合失調症」といわれる患者が，1950年前後から精神分析の領域で大きく取り上げられるようになった。こうした神経症と精神病の境界患者としての議論から始まり，いわゆる「境界例」と呼ばれる病態について研究が盛んになった。ナイト（Knight, R.）の「境界状態」（1953），グリンカー（Grinker, R. R. 1900-1990）の「ボーダーライン症候群：抑うつ，怒り，対人関係における情緒的欠陥と自己同一性の障害という特徴をもった症候群」（1968），カーンバーグ（Kernberg, O. 1928-）の「境界パーソナリティ構造：神経症的パーソナリティ構造より低い次元で機能するパーソナリティ構造」（1968）など，精神分析領域から発展して，精神医療におけるパーソナリテ

## 4. パーソナリティ障害

---
**【一言】スピルバーグの告白**

2012年10月3日の朝日新聞に，アメリカの映画監督スピルバーグ氏本人が，学習障害であることをインタビューで語ったという記事が掲載された。「小学校時代，読み書きのレベルが同学年の子より2年遅れ，みんなの前で読むのが嫌で，学校へ行くのが嫌だったが，映画作りを通して救われた。5年前に初めてディスレクシア（読字障害）と診断された」という内容を，学習障害の子ども向けのウェブサイトであかしている。

---

表7-11　精神病質の分類

| クレペリン | シュナイダー |
|---|---|
| 興奮者 | 発揚者 |
| 軽佻者 | 抑うつ者 |
| 欲動者 | 自信欠乏者 |
| 奇矯人 | 狂信者 |
| 虚言人 | 顕示者 |
| 反社会人 | 気分変動者 |
| 好争人 | 爆発者 |
|  | 情性欠如者 |
|  | 意志欠如者 |
|  | 無力者 |

表7-12　クレッチマーの気質・体格・病質・精神疾患

| 気質 | 体格 | 病質 | 精神疾患 |
|---|---|---|---|
| 分裂気質 | 細長型 | 分裂病質 | 精神分裂病（統合失調症） |
| 循環気質 | 肥満型 | 循環病質 | 躁うつ病 |
| 粘着気質 | 闘士型 | 類てんかん病質 | てんかん |

ィ障害の研究と治療が拡がっていった。

　一方米国精神医学会は，新しい疾病分類（DSM-Ⅲ）を提示するにあたって，それまでの特異な病態記述を並べたものではなく，理論的に抽出されたパーソナリティ分類を取り入れた。心理検査MMPIやアイゼンク（Eysenck, H. 1916-1997）のMPIの評価を因子分析し，積極性・受動性，依存・独立，両価性・分離性の三次元の要因をそれぞれ組み合わせた8類型である。それに対応する精神病理学的用語を導入し，さらに臨床的に重要と思われる3つを加え（境界性・妄想性・統合失調症型），新しくパーソナリティ障害の診断基準を提案した（表7-13）。

### 2）いわゆる「境界例（ボーダーライン）」の多義性について

　"境界例，ボーダーライン（borderline）" という概念はきわめて多義的である。その言葉をどの意味合いで用いるのか，どんな文脈の中に位置づけるのか，おおよそ以下の5つに分類できるといわれている。

① 神経症と精神病の境界線上にあるケースという意味で用いる場合，歴史上当初はborderlineという言葉が使われた。偽神経症性統合失調症，潜在性統合失調症。

② 特有な発達の固着をもつ精神力動的パーソナリティとしてのborderlineの位置づけ。1960年代のborderline研究の推進力となったカーンバーグの「部分的対象関係」やマスターソン（Masterson, J. F. 1926-2010）の「見捨てられ抑うつ」というような精神分析的立場から，発達固着とパーソナリティ障害を関連づける。

③ 境界パーソナリティ構造というパーソナリティ構造。カーンバーグは，パーソナリティの機能水準としてのパーソナリティ構造の図式を提案した。

④ 症候群としての位置づけ。1960年代のグリンカーの研究は，ボーダーライン症候群という概念を提示し，borderlineとは果たしてパーソナリティ障害なのか，ボーダーライン症候群としたほうが適当ではないかという議論があった。

⑤ DSM-Ⅲ作成にあたって，ガンダーソン（Gunderson, J. G.）のborderline患者診断面接。DSMにおいては，境界パーソナリティ障害としてパーソナリ

## 4. パーソナリティ障害　253

表7-13　DSM-Ⅲにおけるパーソナリティ障害のための基礎分類

| | |
|---|---|
| 1. 受動・依存（服従パーソナリティ） | 依存性 |
| 2. 積極・依存（社交性パーソナリティ） | 演技性 |
| 3. 受動・独立（自己愛性パーソナリティ） | 自己愛性 |
| 4. 積極・独立（攻撃性パーソナリティ） | 反社会性 |
| 5. 受動・両価（反発性パーソナリティ） | 強迫性 |
| 6. 積極・両価（順応性パーソナリティ） | 受動攻撃性 |
| 7. 受動・分離（非社会性パーソナリティ） | シゾイド性 |
| 8. 積極・分離（回避性パーソナリティ） | 回避性 |

さらに，境界性，妄想性，統合失調症型の3分類は臨床的重要性から取り入れる

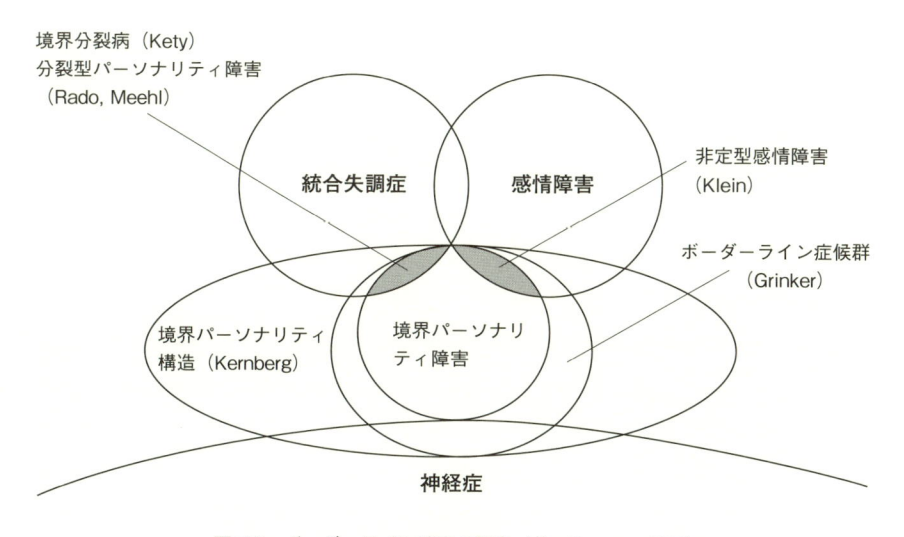

図7-3　ボーダーライン障害の概念（ガンダーソン，1988）

ティ障害の1カテゴリーに位置づける（図7-3）。

### 3）DSMにおけるパーソナリティ障害の診断基準

DSMやICDにおいてパーソナリティ障害とは，その人の属する文化から期待されるものより著しく偏った，内的体験や行動の持続的様式ととらえられ，以下のような領域に現れると定義されている。
① 認知　自己・他者・出来事を知覚し解釈する仕方
② 感情　情動反応の範囲・強さ・不安定性・適切さ
③ 対人関係機能
④ 衝動の制御

このありようにに柔軟性がなく，自分個人から社会と幅広い範囲に及び，そのことで著しい苦痛を引き起こし，社会的・職業的な機能の障害を引き起こすほどである。さらに様式の特徴により，A・B・Cの3群（クラスター）に分けられている（表7-14）。

パーソナリティ障害には，いわゆる病的（pathological）・持続的（persistent）・広範囲（pervasive）な特徴（3つのP）がある。したがって，この診断を下すには，その人の長期にわたる評価が必要になる。継時的にも，異なった状況下においてもパーソナリティ傾向の一定性を評価すべきである。ただしその人自身に対してその様式が自我親和的になってしまっている場合は，障害や問題と感じていないことが多く，評価が複雑になる。

### 4）治療の変遷

境界例やパーソナリティ障害概念の歴史からみても，治療については精神分析の役割が大きい。精神分析は主に神経症患者を治療するが，治療が進むにつれて多様な神経症症状や行動化，治療者に向けられる激しい両価的感情，一過性の精神病症状など治療者-患者関係が混乱するような患者の対応を迫られるようになった。そうした患者について，精神分析的な発達理論や自我状態の力動的理解を進めることで，治療努力が続けられてきた。しかし伝統的精神医学のなかでは，パーソナリティ障害の患者は薬物療法の適応が難しく，治療的位置づけがされてこなかった。

## 4. パーソナリティ障害

表7-14 パーソナリティ障害の分類 (DSM-5に準拠)

|  | | |
|---|---|---|
| クラスター A | 猜疑性/妄想性パーソナリティ障害<br>Paranoid PD | 他人の動機を悪意あるものと解釈するといった，不信と疑い深さ |
| | シゾイドパーソナリティ障害<br>Schizoid PD | 社会的関係からの離脱および感情表現の範囲の限定 |
| | 統合失調型パーソナリティ障害<br>Schizotypal PD | 親密な関係で気楽にいられず，そうした関係を形成する能力が不足，認知的・知覚的歪曲，風変わりな行動 |
| クラスター B | 反社会性パーソナリティ障害<br>Antisocial PD | 他人の権利を無視し，それを侵害する |
| | 境界性パーソナリティ障害<br>Borderline PD | 対人関係，自己像，情動の不安定および著しい衝動性 |
| | 演技性パーソナリティ障害<br>Histrionic PD | 過度な情動性と人の注意を引こうとする |
| | 自己愛性パーソナリティ障害<br>Narcissistic PD | 誇大性，賞賛されたいという欲求，共感の欠如 |
| クラスター C | 回避性パーソナリティ障害<br>Avoidant PD | 社会的抑制，不全感，否定的評価に対する過敏性 |
| | 依存性パーソナリティ障害<br>Dependent PD | 面倒をみてもらいたいという過剰な欲求のため，従属的でしがみつく行動をとり，分離に対する不安を感じる |
| | 強迫性パーソナリティ障害<br>Obsessive-Compulsive PD | 秩序，完全主義，統制にとらわれ，柔軟性，開放性，効率性を犠牲にする |

1980年代に入り，DSM-Ⅲによってパーソナリティ障害の位置づけや診断基準が明確になった。うつ病性障害，摂食障害，解離性障害とパーソナリティ障害の併存（comorbidity）の問題，ボーダーラインや児童虐待，多重人格の研究などに基づいて，患者の生来的な過敏体質と慢性的なストレスや外傷体験の関連性から生物学的レベルの知見や理論もみられるようになった。1990年代に入り，精神分析的精神療法の工夫のみならず，認知療法，対人関係療法，弁証法的行動療法など新しい治療技法が開発され，精神分析的視点から行動科学的視点へと移りつつある。

### ■■より理解を深めるための参考文献

笠原　嘉（2012）．笠原嘉臨床論集　境界例研究の50年　みすず書房
神田橋條治（2013）．境界例の治療　松下正明（総編集）　精神医学エッセンシャル・コーパス3　中山書店
斎藤　環（1998）．社会的ひきこもり―終わらない思春期　PHP研究所
齊藤万比古（総編集）．（2009）．子どもの心の心療シリーズ1　子どもの心の診療入門　中山書店
ドナ・ウィリアムズ（著）河野万里子（訳）（1993）．自閉症だったわたしへ　新潮社
成田善弘（1989）．青年期境界例　金剛出版
山登敬之（2005）．子どもの精神科　筑摩書房
ローナ・ウィング（監修）吉田友子（2005）．あなたがあなたであるために―自分らしく生きるためのアスペルガー症候群ガイド　中央法規出版

# 第8章

## 薬物療法と精神療法

## 1. 薬物療法

### 1）薬物療法の歴史

　精神医療における近代的薬物療法は，クロルプロマジンの発見から始まるとされている。当初は抗ヒスタミン薬として合成されたが，1952年，ドレーらが統合失調症や躁病などの精神症状に効果があることを報告した。以来，統合失調症の幻覚妄想といった陽性症状を改善するハロペリドール（1958年）など数多くの抗精神病薬が開発された。1990年代以降には，意欲減退などの陰性症状にも効果があるとしてリスペリドンやオランザピンなど非定型抗精神病薬が次々に開発された。抗精神病薬の主な薬理作用はドーパミン$D_2$受容体の遮断作用であり，それによる副作用として錐体外路症状がある。また抗精神病薬の最も重篤で致死的な副作用として，悪性症候群がある。非定型抗精神病薬は，陰性症状の改善度が高く錐体外路症状などの副作用も少ない薬物として開発され，1990年代以降急速に普及した。これら1990年以降に登場した非定型抗精神病薬を総称して第2世代抗精神病薬，それ以前を第1世代抗精神病薬という。

　抗うつ薬としては，1957年，三環系抗うつ薬としてイミプラミンが登場した。抑うつ気分や意欲減退の症状は改善されるが，抗コリン作用（便秘，口渇，尿閉など），たちくらみ，頻脈などの副作用も強く，1990年代以降は副作用の少ない抗うつ薬として，選択的セロトニン再取り込み阻害薬（SSRI）やセロトニン・ノルアドレナリン再取り込み阻害薬（SNRI）が登場し広く普及するようになった。しかし，SSRIはうつ病の第一選択薬となる一方，消化器症状や賦活（アクチベーション）症候群や離脱症候群などの報告がされるようになっている。1960年代から躁病治療薬として臨床的に応用された炭酸リチウムは，双極性障害病相の再発予防効果があることがわかり，現在は気分安定薬としても用いられている。有効量と中毒量の差が小さく，血中濃度の測定が必須である。

　抗不安薬は，1954年に筋弛緩薬類似薬に不安・緊張緩和作用があることが発見され，その後クロルジアゼポキシドやジアゼパムはじめ，多くのベンゾジアゼピン誘導体が開発され，1960年代以降の主流となっている。これまで頻用されてきた薬物であるが，最近では，反跳性不安（通常の用量でも，急激な中断はかえって不安が増強する）や離脱症状に関連した依存や乱用の問題があき

表 8-1 向精神薬の適用による分類

| | |
|---|---|
| 抗精神病薬 | 定型抗精神病薬（クロルプロマジン，ハロペリドールなど）　非定型抗精神病薬（リスペリドン，オランザピン，クエチアピン，アリピプラゾールなど） |
| 抗うつ薬 | 三環系抗うつ薬（イミプラミンなど），四環系抗うつ薬（ミアンセリンなど），SSRI（フルボキサミン，パロキセチンなど），SNRI（ミルナシプランなど），NaSSA（ミルタザピン） |
| 気分安定薬 | リチウム，ガルバマゼピン，バルプロ酸，ラモトリギン |
| 抗不安薬 | ベンゾジアゼピン系（ジアゼパム，アルプラゾラム，プロアマゼナムなど） |
| 抗てんかん薬 | バルプロ酸，フェノバルビタール，カルバマゼピン，フェニトイン，ラモトリギンなど |
| 抗認知症薬 | ドネペジル，メマンチン |
| 睡眠薬 | ベンゾジアゼピン（ニトラゼパムなど）バルビツール酸系（アモバルビタールなど）， |
| 抗酒薬 | シアナマイド，ジスルフィラム |

表 8-2 薬剤の主な有害（副）作用

| | |
|---|---|
| 急性錐体外路症状 | 薬剤性パーキンソン症状（筋硬直，加速歩行，前屈姿勢，流涎など），アカシジア（正座不能，制御できない下肢のムズムズ感，筋肉の不快感） |
| 遅発性錐体外路症状 | 遅発性ジスキネジア（口部・頸部などを中心とする持続性の不随意運動） |
| 悪性症候群 | 3兆候として発熱，筋強剛，血清クレアチンキナーゼ（酵素）の上昇，その他に振戦，嚥下障害，無動または興奮，頻脈，血圧上昇など |
| 抗コリン作用 | 口渇，便秘，起立性低血圧，視力調節障害など |
| 賦活（アクチベーション）症候群 | 不安，焦燥，不眠，パニック発作，易刺激性，衝動性，自殺念慮など |
| 反跳性不安 | 急に使用を中止すると以前よりひどい不安に襲われる（リバウンド現象） |
| 離脱症状 | めまい，吐気・嘔吐，不眠，焦燥，不安など |

らかになっている。不安障害への適応薬剤はベンゾジアゼピン系からSSRIやSNRIといった新規抗不安薬に移りつつある。

## 2）薬物の分類

　精神に作用する薬を向精神薬といい，治療に用いられる薬物は，疾患の適用により，抗精神病薬，抗うつ薬，気分安定薬，抗不安薬，抗てんかん薬，抗認知症薬，睡眠薬，抗酒薬など（表8-1）の他，AD/HDやナルコレプシーの治療薬がある。

## 3）薬物療法の心理的側面―アドヒアランス

　薬物療法における薬物の作用機序や副作用（表8-2）の重要性はだれでも理解している。しかし薬物療法における心理的側面，治療者－患者間の信頼関係は見逃されやすい。従来，薬物療法ではコンプライアンス（compliance: 服薬遵守），すなわち「医師の指示通り服薬する」ことが，重要視されてきた。現在はさらに，患者の治療に対する主体的，積極的取り組みとして，アドヒアランス（adherence: 治療継続性）の概念が主流になっている。背景には，医療現場においてインフォームドコンセント（IC）が普及してきたこともある。患者は，治療における十分な説明を受けた上で，自分の疾患について意思決定をおこない，治療者とともに患者自身も「治療への参加と責任」を担っていく。近年特に注目されているのは，双方向性の治療決定（shared decision making: SDM）と呼ばれるもので，治療者－患者双方が治療に関して意見を交換し，十分話し合い，治療方針を決定していくものである。こうしたアドヒアランスの基本となるのは，治療者－患者間の信頼関係であり，患者の心理的側面へのかかわりである。信頼関係の欠如は，患者のアドヒアランスを低下させ，怠薬さらには過量服薬や薬物による自殺企図など，薬物のマイナス面に影響を及ぼす。

## 2. 精神療法

　精神科の臨床場面では，今も薬物療法とともに精神療法が柱である。患者の生育歴，環境，家族関係，性格などを背景に，今患者の問題となっている状況

表8-3 ノンコンプライアンスを招く要因の例 (上島, 2005を改変)

1. 患者側の要因
    ① 服薬を妨げる心理的要因の存在
        疾病の否認, 医療不信, 主体的服薬の放棄, 健康法や宗教上の教えなど
    ② 服薬を妨げる非心理的要因が存在
        通院が困難, 生活が不規則, 自動車の運転など
    ③ 疾病や薬物治療への理解が不十分
        理解力や知的能力に問題がある, 情報収集不足, 病識の欠如など
    ④ 精神症状による拒薬
2. 治療者側の要因
    ① 薬物治療に対する知識や自信がない
    ② 薬物治療に対する心理教育などの説明不足
    ③ 薬物管理の不十分
3. 薬物側の要因
    ① 薬物の形状, 味, 臭いなど
    ② 服薬量, 服薬回数が多い, 多剤併用
    ③ 薬物の効果が不十分, 効果の発現が遅い
    ④ 副作用が強い
4. 周囲の問題
    ① 家族や周囲の人々が薬物治療に否定的, 懐疑的

---

**【一言】プラセボ効果**

　プラセボ placebo とは, ラテン語の placere (to please) に由来し, なぐさめる, 気休めを与えるの意味がある。転じて, 薬理作用のない本物の薬剤そっくりの形状をした製剤を指す。このようなプラセボを投与することで症状の改善がみられる場合を, プラセボ効果と呼ぶ。暗示作用としての心理的要因や自然治癒の要因が関与していると考えられている。

や症状にいたる患者自身の物語(ストーリー)を読み解くことが,病気の見立てになる。その上で,適切な薬物療法や精神療法が選択されるのである。

## 1) 精神療法・心理療法・カウンセリング

これらの用語はいずれも患者の心理的側面に対する治療や援助を示す用語であり,一般的には明確な区別をつけずに用いられることが多い。しかしカウンセリングは,進路相談,法律相談,キャリア教育などより広範囲で幅広い人々を対象としている。カウンセリングを最初に提案したのは,医療領域ではなく,米国の職業指導運動を率いたパーソンズ(Parsons, F. 1854-1908)といわれている。一方,精神療法や心理療法の歴史的背景には精神分析(フロイトから始まる力動的精神療法),学習心理学・行動理論の流れとして行動療法などがある。一般的に,医学的なオリエンテーションで心理的な治療や援助をとらえる場合に心理療法・精神療法と,心理的介入を教育的かつ啓発的なものととらえる場合にカウンセリングと用いることが多い。医療場面において,医師は精神療法,心理の専門家は心理療法というように言葉を使い分けることもある。カプラン(サドック・サドック,2007)によれば「精神療法とは精神疾患と行動障害のための治療法であり,トレーニングを受けた治療者が患者と契約を結び,言語的非言語的な一定の治療的コミュニケーションを通して,情緒障害を軽減し,行動の不適応パターンを反転ないし変化させ,人格の成長を促すものである」と定義されている。

## 2) 精神療法の基本的要因

精神療法は大きく以下の4つの基本的要因に分類できる。
①支持:患者との信頼関係を土台とし,心の支えになる。傾聴と受容により患者の健康的な側面を支持し,困難な状況から回復するのを助ける。特別な理論的背景ではなく,医療現場での基本的な援助のかかわりもここに含まれる。
②洞察:患者の無意識的な葛藤や欲動から起きる症状や不適応状態を,精神分析的理論を用いて分析し,患者が洞察を得ていくよう導く。
③訓練:行動療法や自律訓練法に代表されるような,「今,問題となっている」実際の行動に働きかけ,体験し訓練することを通して,その対処方法を身に

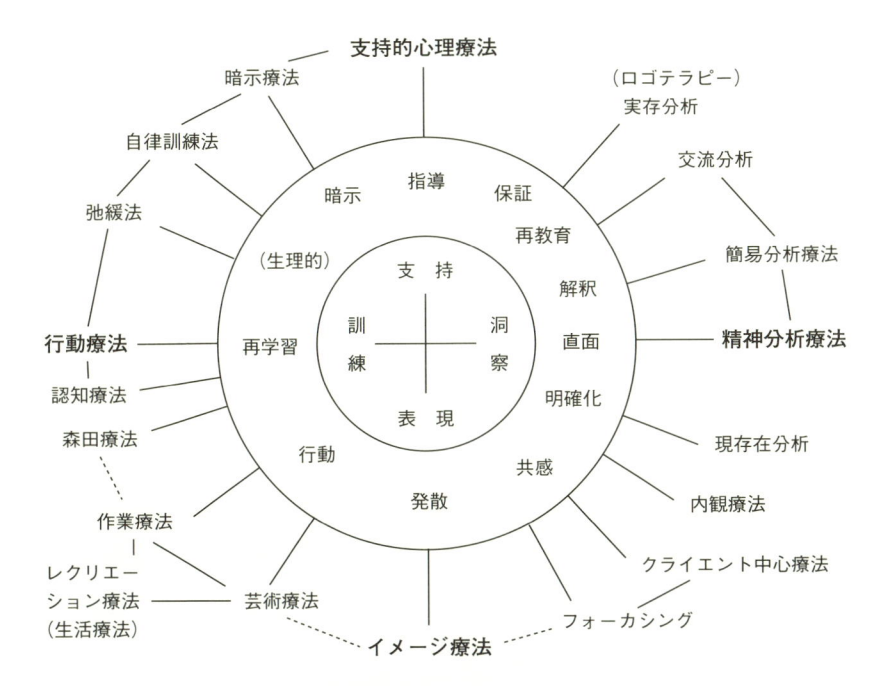

図 8-1 精神療法の要因と主な技法（前田, 1992）

---

**【一言】医科診療報酬**

　日本の医療制度の大きな特徴の1つは，健康保険法の規定に基づき診療報酬が定められていることである。保険診療における，医療行為などについて計算される報酬の対価であり，2年ごとに厚生労働省により改定される。費用額は，1点の単価を10円とし，定められた点数に乗じて算定される。例えば，平成30年現在，認知療法に習熟した医師が認知療法を実施した場合，1日につき480点なので費用は4800円となる。

④表現：患者が，音楽や絵画などを通して内面を自由に表現することで，緊張を和らげ感情を解放させる。

　これらの要素と技法を組み合わせて，精神療法技法が構成されている（図8-1）。医療現場で用いられる技法やアプローチは多種多様であるが，治療者の理論的立場や対象となる患者の症状や疾患によって使い分けられている。

　なお日本の医療制度では，健康保険法の規定に基づき医療行為などについて医科診療報酬が定められている（ほぼ2年ごとに改定）。医療保険のもとに実施される精神療法などは，精神科専門療法として保険点数算定できるようになっている（厚生労働省保険局：表8-4）。

### 3）精神療法の各種技法
#### ①クライエント中心療法，支持的精神療法
- **クライエント中心療法**　ロジャーズ（Rogers, C. 1902-1987）によって提唱された，非指示的カウンセリングとも呼ばれる。第二次世界大戦後の日本において，臨床心理学の主流となった心理療法である。クライエント自身がもつ治療への動機と治癒力を信頼し，治療者は非指示的態度によってクライエントの自己洞察に寄り添う。その時の治療者の基本的態度として，無条件の肯定・共感的理解・真実性を重要視した。不適応や軽度の神経症状態にふさわしい方法であり，こうしたクライエントの話を尊重する「傾聴」「受けとめ」「共感的理解」という治療者の態度が，カウンセリング態度として医療スタッフに広く一般化された。
- **支持的精神療法**　特殊な技法ではなく，患者のこころの健全な働きを支持し，治療者はカウンセリング態度（傾聴と共感）をもって対応する，治療者-患者関係を総称してこう呼ばれることが多い。患者が安心できる治療関係を結び，患者の現実適応を援助することを目指している治療法と定義できる。

#### ②精神分析療法，精神分析的精神療法
- **精神分析療法**　フロイトによって創始された精神分析理論に基づく治療法。神経症的症状や苦痛として現れている無意識の葛藤を，意識化し洞察することを目指す。寝椅子（カウチ）に横たわり自由連想法に基づく面接が，

表 8-4　医科診療報酬における精神科専門療法（2014 年現在）

| 療法 | 対象 | 目的 |
| --- | --- | --- |
| 入院精神療法 | 入院中の患者<br>統合失調症，躁うつ病，神経症，中毒性精神障害，心因反応，児童・思春期精神疾患，パーソナリティ障害，精神症状を伴う脳器質性障害，認知症，てんかん，知的障害または心身症等（以下　対象精神疾患と略す） | 精神面から効果のある心理的影響を与えることにより，対象精神疾患に起因する不安や葛藤を除去し，情緒の改善をはかり洞察へと導く |
| 通院・在宅精神療法 | 入院中以外の患者　当該患者の家族<br>対象精神疾患 | 危機介入，対人関係の改善，社会適応能力の向上をはかるための指示，助言等の働きかけを継続的におこなう |
| 標準型精神分析療法 | 入院中の患者，入院中以外の患者 | 口述による自由連想法を用いて，抵抗，転移，幼児体験等の分析を行い解釈を与えることによって洞察へと導く |
| 認知療法・認知行動療法 | 入院中以外の患者<br>うつ病等の気分障害の患者 | 認知の偏りを修正し，問題解決を手助けする |
| 心身医学療法 | 心身症の患者 | 身体的傷病と心理・社会的要因との関連を明らかにするとともに，当該患者に対して心理的影響を与えることにより，症状の改善または傷病からの回復をはかる<br>自律訓練法，カウンセリング，行動療法，催眠療法，バイオフィードバック療法，交流分析，ゲシュタルト療法，生体エネルギー療法，森田療法，絶食療法，一般心理療法および簡便型精神分析療法 |
| 入院集団精神療法 | 入院中の患者<br>対象精神疾患 | 言葉によるやりとり，劇の形態を用いた自己表現等の手法により，集団内の対人関係の相互作用を用いて，対人場面での不安や葛藤の除去，患者自身の精神症状・問題行動に関する自己洞察の深化，対人関係技術の習得等をもたらすことにより，病状の改善をはかる |
| 通院集団精神療法 | 入院中以外の患者<br>対象精神疾患 | 集団内の対人関係の相互作用を用いて，自己洞察の深化，社会適応技術の習得，対人関係の学習等をもたらすことにより病状の改善をはかる |
| 入院生活技能訓練療法 | 入院中の患者<br>精神疾患を有するもの | 行動療法の理論に裏づけられた一定の治療計画に基づき，観察学習，ロールプレイ等の手法により，服薬習慣，再発徴候への対処技能，着衣や金銭管理等の基本生活技能，対人関係保持能力および作業能力等の獲得をもたらすことにより，病状の改善と社会生活機能の回復をはかる |

週3〜5回（1回50分）続けられる。そのなかで起きてくる，患者の抵抗と治療者に対する転移を解釈することで，無意識に抑圧された葛藤や過去の体験を処理していく。正統の精神分析は，きちんと教育分析を受けた分析医の資格をもつ医師がおこない，数カ月から数年にわたって治療が続けられる。フロイト以降，後継者たちによってさまざまな理論や技法が発展している。ユングの分析心理学（夢分析），アンナ・フロイトの自我心理学（遊戯療法），クラインの対象関係論（児童分析），サリバン（Sullivan, H. S. 1892-1949）の対人関係論，コフートの自己心理学（自己愛のテーマ）などがある。

- **精神分析的精神療法**　精神分析は，時間も費用もかかり，適用が禁忌となる障害が多い（自我境界の脆弱な精神病圏の患者には禁忌とされている）。現在では，面接回数や時間を減らし，寝椅子や自由連想法は用いないが，患者の無意識を大事にし，起こってくる心理的相互作用を力動的に解釈する，精神分析的精神療法が一般である。治療者の基本的な態度と技法は次のとおりである（成田，1999）。
    - ・治療構造を設定する
    - ・見立てる
    - ・共感を表明する
    - ・不思議に思う
    - ・患者に仕事をしてもらう
    - ・治療者自身の感情を吟味する

### ③行動療法

　アイゼンクは行動主義を基本に，行動療法という治療概念を提案し，ウォルピは「不適応行動は不適切な行動の学習と適切な行動の未学習の結果」と見なし，不適切な学習を消去する系統的脱感作法を編み出した。行動療法はこうした行動理論と学習理論に基づく治療法であり，以下のような技法を用いる。

- **条件づけ**　古典的条件づけとオペラント（道具的）条件づけがある。条件刺激に対して新たな好ましい反応を学習しそれを遂行することによって，報酬を得たり有害刺激を回避する強化機能を特徴とするオペラント条件づけが，現在は主に用いられる。トークンエコノミーは，正の強化（トークン

表 8-5　精神療法の各技法

| | | |
|---|---|---|
| ①自律訓練法 | シュルツ（Schultz, J. H. 1884-1970）が考案した自己催眠法の一種。一定の方式に従って6段階にわたる訓練（1 安静感，2 重量感，3 温感→6 頭部調整）をおこない，自分で全身の弛緩状態をコントロールし，生理的な身体機能の調整やストレス緩和をおこなう方法である。心療内科でよく用いられる。 | |
| ②催眠療法 | 催眠による暗示により神経症症状の改善をはかる。 | |
| ③芸術療法 | 表現療法ともいわれ，絵画，音楽，ダンス，陶芸など創造的活動を通して内的な感情を表出し，心的緊張を解く。心理劇（サイコドラマ）は，葛藤の原因となっている対人関係などを設定し，日常と異なる役割を演じることにより，自発性を引き出し洞察に導くものである。 | |
| ④遊戯療法 | 言語表現が十分でない子どもを対象に，遊びというコミュニケーションを媒介にした治療法である。安心できる治療関係のもと，遊びの創造性や遊びの自然治癒力が作用する。アクスライン（Axline, V. M.）の 8 原則が治療者の基本態度とされている。一般には，プレイルームといわれる部屋に，さまざまな遊び道具が設置されている。 | |
| ⑤箱庭療法 | ユング派の分析療法を理論的背景に，言語的治療が難しい人の治療法として発展してきた。砂を入れた一定の箱（底は青色）に，人間・動物・怪獣などの人形，植物・乗り物・建築物・柵のミニチュアなど玩具を自由に置いて作品を作ってもらう。治療者が見守る空間のなかで，作品を作っていく過程が治療的に働くといわれる。 | |
| ⑥集団精神療法 | 一定の手順により組織され保護された集団のなかで，集団の相互作用を通して，参加者それぞれの心理的，行動的問題の改善に導く。集団を通しての治療法でありさまざまな技法が使われている。 | |
| ⑦家族療法 | 家族内の人間関係を対象にした精神療法的治療方法であり，システム理論に基づく家族療法（患者 IP；Identified Patient が示す症状や行動は，家族全体のシステムの在り方に由来し，システムの歪みや病理が IP に反映されているとして家族全体の合同面接を行う），心理教育的アプローチ（統合失調症の家族を対象に，病気を再発させやすい感情表出家族に心理教育プログラムを実施するものであったが，気分障害の家族をはじめ広くおこなわれるようになっている）など，多様な技法が提唱されている。 | |
| ⑧森田療法 | 森田正馬（1874-1938）が創始した日本独自の精神療法である。森田神経質という状態が適応となる。一定の順序に従って入院治療を進め（絶対臥褥期，隔離期，作業療法期，日常生活への復帰），自分の症状を「あるがまま」に受け入れることができるように訓練する。 | |
| ⑨内観法 | 吉本伊信（1916-1988）が始めた，浄土真宗の「身調べ」を精神療法に応用したもの。自分が家族などに「してもらったこと」「して返したこと」「迷惑かけたこと」について，1週間の間，毎日一定時間，具体的に想起し，自己のあり方を振り返り，自己洞察を深める（集中内観）。 | |

という報酬を用いる）を利用して，目標行動の獲得を目指す介入方法である。例えば，神経性やせ症患者の治療では，目標体重や摂食パターンを設定し，患者の希望する行動範囲を拡大していくことで，正常な食事と体重回復を目指す。
・系統的脱感作法　弛緩法・リラクゼーションをおこなった上で，不安や恐怖を起こすような刺激に少しずつ触れさせ，この体験を繰り返すことによって不安 - 反応習慣を徐々に弱めていく。恐怖症やパニック障害に対して用いられる。
・モデリング　バンデューラ（Bandura, A. 1925-）の社会的学習理論をもとに，実際の映像やデモンストレーションのモデルを観察することで，それに結びつく手がかりや環境を知り，目標とする行動を獲得する。

④認知療法

　ベック（Beck, A. T. 1921-）により，うつ病に対する精神療法として考案された。うつ病では，自己・他者・将来に対する否定的な認知の偏りが，その人の気分や行動や身体状態に影響を及ぼすと考えた。そうした認知の歪みである自動思考（その時々の瞬間的な考え）を修正することで，直接は触れられないスキーマ（パーソナリティに根ざした思考のパターン，信念）を改変してゆくことを目的としている。治療者とともに訓練と再学習が基本になる。認知療法に行動療法的手法（実際に行動に移し体験する）を組み込んだ認知行動療法もある。アメリカ精神医学会の治療ガイドラインでは軽・中度のうつ病の第一選択治療の1つとされている。

## 4）治療ガイドライン

　近年医療領域では，適切な診断と治療を目的として「エビデンスに基づいたガイドライン」が疾病にあわせて作成されるようになってきた。ガイドラインとは，疾病の予防・診断・治療・予後予測など診療の根拠や手順について適切な決断を下せるよう，体系的な方法に則って作成された指針である。

　薬剤の新規開発や各種精神療法に関する効果研究無作為化（ランダム化）対照試験（RCT: Randomized Controlled Trial）が盛んに進められている。［薬物治療＋精神療法併用］対［薬物のみの治療］が比較され，臨床試験（特にラン

表 8-6　アメリカ心理学会に評価された「十分に確立された治療法」

| 治療法 | 対象 |
| --- | --- |
| ① Beck の認知療法 | うつ病 |
| ② 行動変容法 | 発達障害 |
| ③ 行動変容法 | 尿失禁と便失禁 |
| ④ 行動療法 | 頭痛と過敏性大腸症候群 |
| ⑤ 行動療法 | 女性のオルガズム障害と男性の勃起障害 |
| ⑥ 行動夫婦療法 | — |
| ⑦ 認知行動療法 | 慢性疼痛 |
| ⑧ 認知行動療法 | パニック障害（広場恐怖のあるものも） |
| ⑨ 認知行動療法 | 全般性不安障害 |
| ⑩ エクスポージャー法 | 恐怖症（広場恐怖，社会恐怖，単一恐怖）と PTSD |
| ⑪ 反応制止エクスポージャー法 | 強迫性障害 |
| ⑫ 家族教育プログラム | 精神分裂症 |
| ⑬ 集団認知行動療法 | 社会恐怖 |
| ⑭ 対人関係療法 | 大食症 |
| ⑮ Klerman と Weissman の対人関係療法 | うつ病 |
| ⑯ 親業訓練プログラム | 反抗行動のある子ども |
| ⑰ 系統的脱感作療法 | 単一恐怖症 |
| ⑱ トークン・エコノミー・プログラム | — |

アメリカ心理学会の第 12 部会（臨床心理学部）のタスクフォースによって十分に確立された治療法（Well-established treatments）と評価された治療介入法。

ダム化比較試験）の結果などから得られるエビデンスが吟味・評価され，疾患別にどのような精神療法技法が適切かを決める治療ガイドラインの基礎となっている。米国心理学会第12部会（臨床心理学部会）は，一定の厳しい基準を設定し「十分に確立された治療法（well-established treatments）」として18の治療技法を選出している（表8-6）。そうした知見に合わせて，日本でも各学会主導により，摂食障害，性同一性障害，双極性障害，うつ病などそれぞれの精神障害にそって治療ガイドラインが示されるようになってきた。しかし，ガイドラインはあくまでも標準的な指針であり，すべての患者に画一的な治療技法を強制するものではないことには留意すべきである。

## 3. 臨床心理アセスメント

　患者の理解と援助の見通しを立てるための包括的心理学的評価を，臨床心理アセスメントと呼ぶ。患者が抱えている悩みや精神状態などの問題を把握し，それと患者のパーソナリティ特徴，生活史，患者を取り巻く家族や社会環境などがどのようにかかわっているかを総合的に評価し理解する。そのための手段として，アセスメント面接や心理検査がある。特に精神医療領域では，心理検査の歴史は長く，患者理解の重要なツールとされてきた。

### 1）検査の種類

　医療では医科診療報酬として臨床心理・神経心理検査の一覧がある（実践編第1章参照）。心理検査の実施は，臨床心理士が担当することが多いが，何を目的に検査の依頼をするのか，依頼者と検査者の連携が必須である（図8-2）。精神科領域でよく使われる心理検査は以下のようである。

### 2）テストバッテリー

　より充実した心理アセスメントをおこなうために，複数の検査を有効に組み合わせて用いることをテストバッテリーと呼ぶ。しかしそのための理論や実施要領があるわけではなく，検査目的や検査対象，患者の状態や現場の要因（検査道具がそろっているかどうか）を考慮する。目的もなく安易に多数の検査を

3. 臨床心理アセスメント　271

- 鑑別診断の補助，病態水準の把握
- パーソナリティ特徴の理解
- 知的機能の評価，発達のレベルや知的能力
- さまざまな心理機能の評価
- 治療効果の評価
- 漠然とであるが，患者への対応が難しい場合

→ 患者の問題を見立て理解する心理的側面の評価

図8-2　心理検査が依頼される時

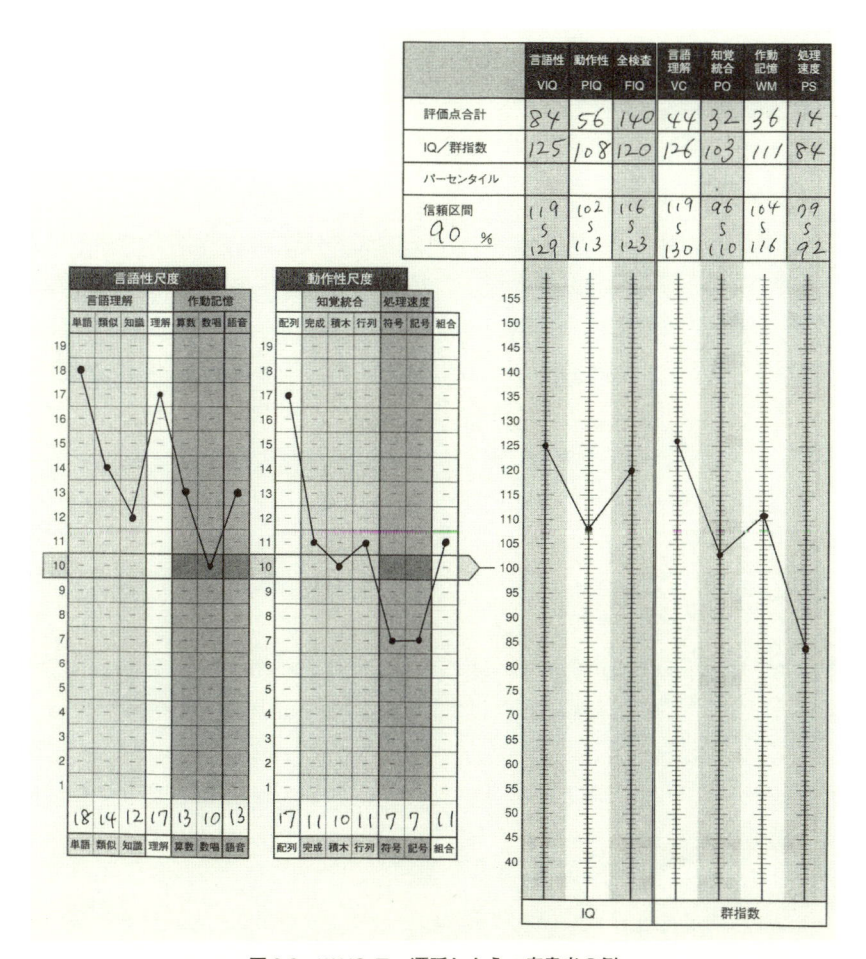

図8-3　WAIS-Ⅲ　遷延したうつ病患者の例

用いることや，正確な結果を求めるあまり患者に負担をかけ過ぎることには留意すべきである。

テストバッテリーの例

**①抑うつ障害と初期認知症の鑑別**
　認知機能検査（認知機能のスクリーニング→知能検査）＋投映法

**②主障害（適応障害など）の背景に発達障害があるかどうか**
　パーソナリティ検査＋知能検査＋発達障害関連の質問紙

**③認知行動療法など精神療法導入時**
　障害の重症度の質問紙法＋SCT

## 3）代表的な心理検査

### ①ウェクスラー式知能検査（図8-3，表8-7）

　最もよく用いられている代表的な知能検査である。対象年齢や検査目的により4種類ある。偏差知能指数を導入し，受検者の帰属する同一年齢集団からのズレ（偏差）で言語性IQと動作性IQを算出する。また能力の個人内差を測定するための群指数（言語理解・知覚統合・作動記憶・処理速度）も測定できる。例えばWAIS-Ⅲでは下位項目が14あり，すべて実施すると2時間以上要する場合があり，受検者の負担を考慮に入れる必要がある。

### ②ロールシャッハ・テスト

　「その人が表現するものはその人らしさを反映している，同じ刺激に異なった反応がみられれば，その反応の差異は個人の差異である」という仮説を踏まえて，スイスの精神科医ロールシャッハ（Rorschach, H. 1884-1922）によって開発された，代表的な投映法パーソナリティ検査である。インクのシミによって偶然できあがった左右対称の模様からなる10枚の図版を見せ，「何に見えるか」，「そう見えたのはどうしてか」を説明してもらう課題である（図8-4）。知覚されたインクのシミは，その人のなかにある概念と符合した意味づけ（認知）がおこなわれ，それが反応として提示される。受検者が何を見るかは，経験，知識，興味，気分，欲求，価値体系などによって決定される。

　このような心的過程を分析・解釈し，受検者の知的側面，自我機能（防衛機制・対処能力・現実吟味力・情緒的側面），対人関係様式，自己意識の側面など

表 8-7 ウェクスラー式知能検査の種類

| | |
|---|---|
| WAIS-Ⅲ | （16歳～89歳） |
| WAIS-Ⅳ | （16歳0カ月～90歳11カ月） |
| WISC-Ⅳ | （5歳0カ月～16歳11カ月） |
| WPPSI-Ⅲ | （2歳6カ月～7歳3カ月） |
| WMS-R | （記銘力・記憶力検査） |

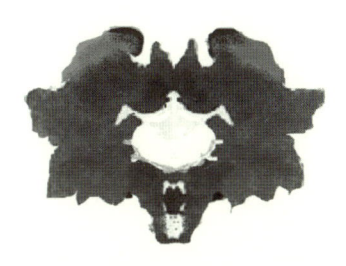

図 8-4 模擬ロールシャッハ図版

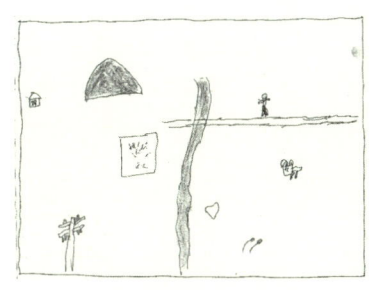

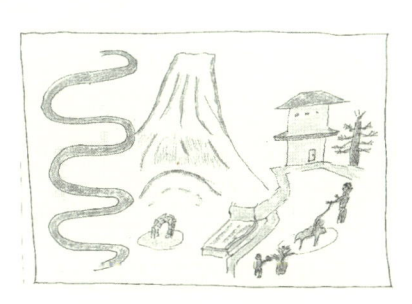

1　統合失調症患者（解体型）　　　2　統合失調症患者（妄想型）の例

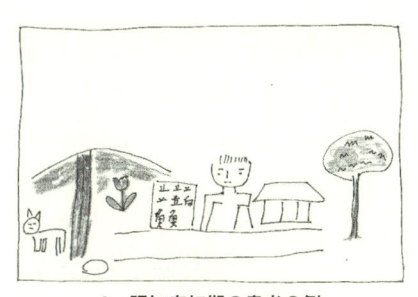

3　認知症初期の患者の例

図 8-5 風景構成法

を描き出す。

③**風景構成法**

精神科医中井久夫（1934-）によって1970年創案された描画法である。当初，統合失調症患者への描画を介した精神療法的接近に着目したものであった。枠づけされた画用紙に，決められた10のアイテム（川，山，田んぼ，道，家，木，人物，花，生き物，石）を順に描きいれて最終的に風景画を構成するという手順でおこなう（図8-5）。箱庭療法や芸術療法と同じように精神療法の流れのなかで用いられるものであるが，アセスメントとしての有用性も高く評価されている。

④**新版 TEG（Tokyo University Egogram）Ⅱ**

交流分析の理論を背景にして作られたエゴグラムの1つである。交流分析の構造分析では，人はみな内部に3つの部分（自我状態）――親の自分・大人の自分・子どもの自分――をもっているととらえられる（表8-8）。

この5つの自我状態がどのように機能しているかを分析する。エゴグラムとは，こうした各自我へのエネルギーの割り振りを視覚的（エネルギー量を棒グラフで示す：図8-6）に把握し，対人関係のありかたを明らかにするため考案されたものであり，TEGは元東京大学医学部心療内科によって1984年に開発されたものである。

## 4) 心理検査の留意点

①レッテル貼りを避ける。
②患者の病的部分の把握だけでなく，健康な能力や資質も理解する。
③患者の特徴をバラバラに列挙するのでなく，得られた情報を多次元的に組み合わせ，患者の人間像を描き出す。
④患者の自己理解，発達促進，援助や治療に役立つという視点。
⑤検査結果は，患者自身と彼らを援助する人々に有益になるよう用いる。
⑥守秘義務を守る。

3. 臨床心理アセスメント　275

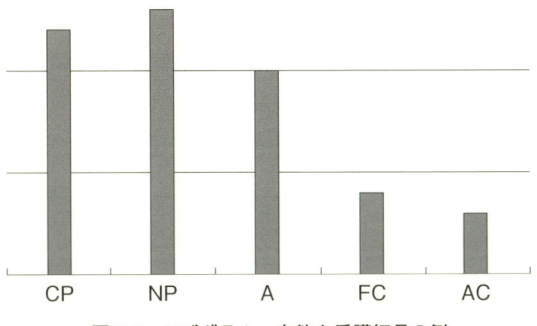

図 8-6　エゴグラム　有能な看護師長の例

表 8-8　自我状態

| 親の自分 P (Parent) | 親から教えられた態度や行動 | 父親のような批判的な親 CP (Critical Parent) |
| --- | --- | --- |
| | | 母親のような養育的な親 NP (Nurturing Parent) |
| 大人の自分 A (Adult) | 事実に基づいて物事を判断する理性 | |
| 子どもの自分 C (Child) | 子どものころのような本能や感情そのままの部分 | もって生まれたままの自由な子ども FC (Free Child) |
| | | 順応したいい子ちゃんの子ども AC (Adapted Child) |

## ■■より理解を深めるための参考文献

内山喜久雄・坂野雄二（編）(1987). 認知行動療法の技法と臨床　日本評論社
河合隼雄 (1992). 心理療法序説　岩波書店
J. S. ザロ, R. バラック, D. J. ネーデルマン, I. S. ドレイブラッド（著）森野礼一・倉光　修（訳）(1987). 心理療法入門―初心者のためのガイド　誠信書房
土居健郎 (1992). 新訂　方法としての面接　臨床家のために　医学書院
成田善弘 (2007). 新訂増補　精神療法の第一歩　金剛出版
山上敏子 (2007). 方法としての行動療法　金剛出版

# 第9章

# 精神医療における治療と支援

## 1. 精神科治療の特徴と実際

　精神医療の対象は，狭義の疾患だけでなく，患者のパーソナリティ全体に及ぶという点で，他の身体医療とは大きく異なる。病気を治療し以前の健康な状態に回復することを目指すだけでなく，患者のパーソナリティの成長を見まもり，時には患者の自己実現という，生き方にかかわることを目標にする場合すらある。身体や行動という客観的に観察しうるものを扱うだけでなく，患者の内面に関心をもち，患者と周囲との関係性にも働きかけが必要となる。観察や測定や説明といった自然科学的方法に加えて，治療者の患者に対する共感的理解やかかわりの態度が重要視される。こうした態度を意識的に担うことが，精神医療における治療者（援助者）の基本姿勢ともいえる。これらは治療の実際的内容に従えば，以下のように考えられる。

①治療の対象は，病気を抱える人間全体である。全人的援助（生物－心理－社会－実存）が必要。

②治療法には，疾患の原因に直接働きかけるよりも症状への対症療法が多い。統合失調症など多くの精神疾患の原因は科学的に十分解明されてはいない。薬物療法にしても症状レベルに働きかけることがほとんどである。

③精神疾患には，ストレスやトラウマなど心理的側面の働きかけが重要となる心因性障害がある。治療法として，種々の精神療法が重要となる。

④治療や支援には，医学的アプローチ（診断的理解）だけでなく，臨床心理学的アプローチ（共感的理解），社会福祉的アプローチ（リハビリテーション的理解）など多職種の連携が必要になる。前田（1981）は，精神科医と心理士（臨床心理士）の特徴を比較し，患者理解に際して「診断的理解」と「共感的理解」という，お互いの立場の違いについて述べている（表9-1）。

⑤近年医学領域では，エビデンスに基づく実践や研究が主流となり，症状評価や効果研究でも統計的手法や客観性が重要とされている。しかし精神症状には主観的症状が多く，身体症状ほど客観的な観察や測定ができない。治療効果の判定では，特に精神療法は特定の個人の効果が汎化できるかどうかの判断が難しい。

⑥「治る」ということの意味。精神科でよく使われる「寛解（かんかい）」という用語の背

表 9-1 臨床心理士と一般精神科医の特徴の比較 (前田, 1981)

| | 心理臨床家 | 一般の精神科医 |
|---|---|---|
| 患者理解 | 臨床心理学的〈不適応論〉に立つ（とかく心理主義的，人間学的な見方） | 精神医学的〈疾病論〉に立つ（とかく生物学的，記述的，類型論的な見方） |
| 診断 | インテーク面接―内的生活史（主観的）<br>心理テストによる診断（一応，客観的） | 病歴―外的生活史（客観的）<br>直感的診断（主観的） |
| 治療関係（態度） | 患者中心的立場―社会的責任は少ない（とかく共感的，非指示的傾向） | 管理的立場―社会的責任が重い（とかく指導的，再教育的傾向） |
| 技術上の特色 | いわゆる〈カウンセリング的〉〈聞き役的〉面接が多い<br>集団指導の技術（集団療法・家族療法・生活療法・リハビリテーションなど）をもつ | いわゆる〈ムンテラ的〉〈説得，指示的〉面接が多い<br>薬物・医学的な諸技術の利用 |
| | 心理行動の数量化と統計処理の技術<br>チームワークのマネージ的役割（異種業務のメンバー間の潤滑油，相談役的存在） | チームワークのリーダー的役割（診療体制や組織・病棟の規律や雰囲気を決める） |

景には，「治癒」ではなく「再発する可能性を含んでいるが，現在は症状がないか，あっても軽微である」という意味合いが込められている。こうした「治る」を患者が受けとめ，社会復帰できるような，環境体制が必要とされる。

## 2. 入院治療と通院治療

治療を形式から考えると，1）通院治療，2）入院治療，3）社会復帰治療に分けられる。

### 1）通院治療

病院外来に，一定間隔で通院し，社会生活を送りながら治療を受ける。大学病院や総合病院では，診療部門の1つとして，精神神経科や心療内科がある。診断の確定，セカンドオピニオン，合併症がある場合（コンサルテーション・リエゾン）などに適している。一方，入院施設をもたない病院，急性期救急の患者のみの対応など制限がある病院が多い。

都市圏を中心に，クリニック（診療所）が増えており，単科精神科病院のサテライト診療所などもある。軽症や維持的段階の精神疾患に向いており，患者の社会生活（仕事や学校）に対応して診療時間などが柔軟に組まれている。また診療対象を児童期や老年期を中心にしたり，精神分析療法・家族療法・自律訓練法など特殊な技法を掲げるところもあり，クリニックごとに特徴を活かすようになっている。

精神科病院（精神科や心療内科の単科）はほとんどが入院施設をもち，入院から外来と一貫した治療が可能である。統合失調症など長期にわたる治療が必要な疾患に向いており，再発などに対応しやすく，社会復帰施設（デイケア）を併設している病院が多い。

### 2）入院治療

一般身体科と異なり，精神保健福祉法に基づき，患者の人権の尊重のための入院の手続きと，非自発的入院や行動制限に際しては精神保健指定医（一定以上の経験と研修を経ている精神科医）の診断が必要との決まりがある。入院形

### 【一言】セカンドオピニオン

　セカンドオピニオンは，文字どおり「第二の意見」あるいは「第二医師の所見」と訳されるが，現在はこの言葉が広く認知されている。A医師の診察を受けている患者が，医療上重要な意思決定をする——例えば，検査を受けるかどうか，治療法の選択，さらには診断にかかわること——場面で，それまでの診療経過，検査結果などの資料（診療情報提供書）をもとに，その分野の専門家であるB医師の意見・所見を求め，判断の材料にすることである。セカンドオピニオンの考え方は，民間の医療保険が発達した米国において，患者（被保険者）の治療にかかるコストを抑制する目的で考え出されたものといわれている。医療費を支払う保険会社としては，同一疾患に対しては，より低い料金で治療することができる医療機関を選択するため，患者がかかっている医療機関とは別の第二医の治療方針に関する意見を聞き，費用対効果を比較対照する必要があった。

表 9-2 精神保健福祉法による入院形態

| | |
|---|---|
| 任意入院 | 患者本人の同意 |
| 医療保護入院 | 患者本人の同意はないが，指定医の診察＋家族などの同意 |
| 措置入院 | 患者本人の同意はないが，自傷他害の恐れがある場合＋指定医2名の診察 |
| 応急入院 | 患者本人の同意はないが，緊急を要する場合＋指定医の診察＋72時間限度 |

注）指定医とは精神保健指定医を指す。

### 【一言】精神障害者の社会的入院

　第二次世界大戦後，日本の精神医療は，各都道府県に公立精神病院を義務づけるなど入院偏重の状況が続いていた。1995年精神保健福祉法が制定され，「障害者プラン：ノーマライゼーション7か年戦略」を発表し，精神障害者の支援システムと社会復帰施設が提案された。しかし2002年，**受け入れ条件が整えば（家族や地域に社会資源が存在すれば）退院可能な社会的入院**の精神障害患者が7万2千人存在することを厚生労働省は認め，その社会復帰と在宅支援を促進するため，社会復帰施設の充実と地域生活の支援を打ち立てた。2013年「障害者総合支援法」が施行され，市町村を中心とした地域生活支援体制の整備を図り，病院精神医療から地域精神医療への移行が強調されている。

態には「任意入院」「医療保護入院」「措置入院」「応急入院」の4種類があり（表9-2），患者の意志に反した行動制限や入院が必要な場合があるため，特に人権保護に配慮する必要がある（基礎編の第8章，精神保健福祉法を参照）。

入院治療は，精神症状が重く（幻覚，幻聴，精神運動性興奮や行動異常などの陽性症状が激しい場合），意識障害や身体症状（中毒，衰弱など）を合併している，自殺や他害の恐れがある場合に適用される。また学校や職場といったストレス環境からの休養，薬剤の調整，家族介入として，入院が必要なこともある。

### 3）社会復帰支援

欧米では，薬物療法が発展し始めた1960年代から，精神科病院からの退院と社会復帰として「脱施設化（deinstitutionalization: 入院中心の精神医療からの脱却）」が進められ，病院と社会との中間施設である社会復帰施設や，地域における援助プログラムが整えられてきた。しかし我が国においては，いまだに多くの「社会的入院」患者が存在し，社会復帰施設の充実と地域におけるケアプログラムの開発が，精神医療政策の重要な1つとなっている（図9-1）。病院中心のリハビリテーションから地域中心のリハビリテーションへの移行には，以下の4点が必要である。

- ケアマネジメント　地域現場での援助の主体
- 住居　障害者の自立能力に応じた段階的な住居
- 危機介入　再発や増悪に対するきめ細かな危機介入体制（夜間や休日）
- 昼間の活動援助　デイケア，自立訓練施設，就労移行支援施設，就労継続支援施設，共同生活援助施設（グループホーム），地域相談支援センター

## 3. 心理社会的支援と精神科リハビリテーション

### 1）WHOの国際生活機能分類

精神科治療の特徴として挙げた，「治療の対象は，病気をかかえる人間全体である」という視点は，言い換えれば，患者の病気や不健康だけでなく，患者の生活の質（Quality of Life　以下QOLと略す），病気の予防や早期介入，と

3. 心理社会的支援と精神科リハビリテーション　283

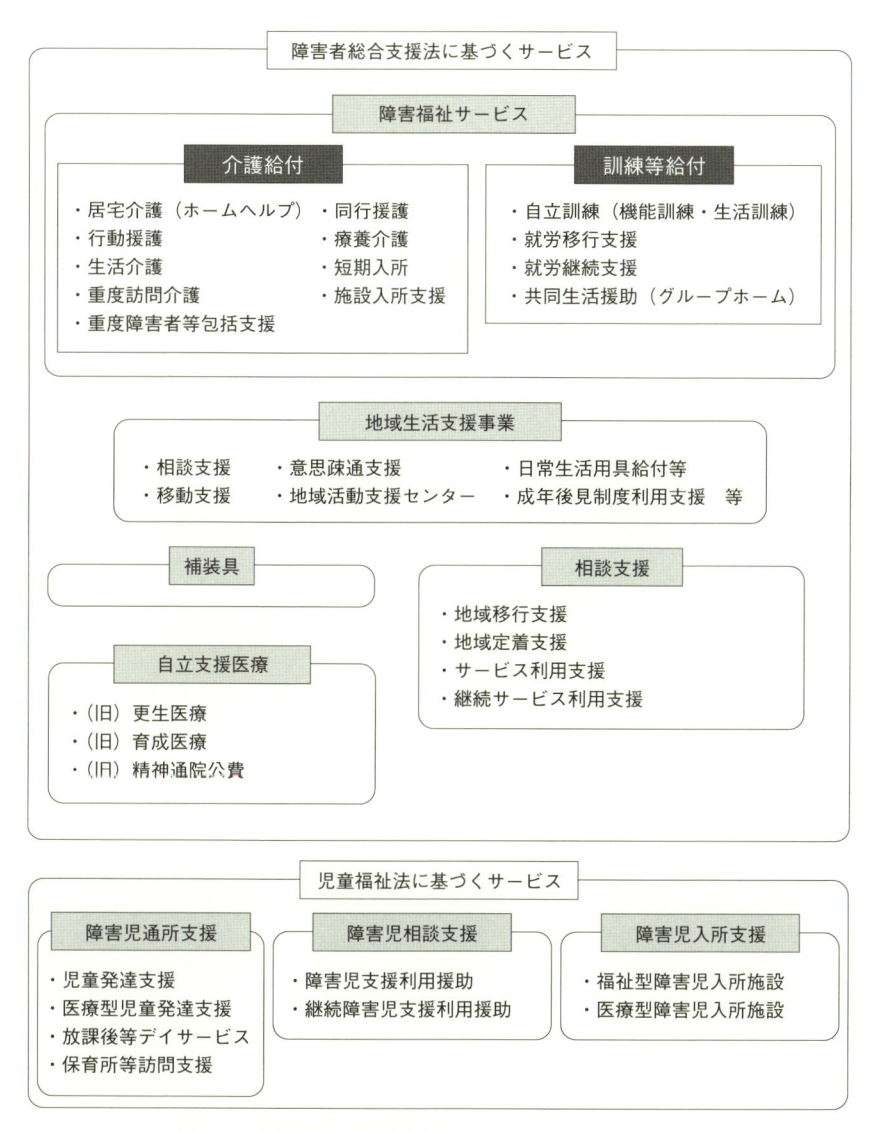

```
┌─ 障害者総合支援法に基づくサービス ──────────────────┐
│  ┌─ 障害福祉サービス ────────────────────────┐  │
│  │  ┌── 介護給付 ──┐    ┌── 訓練等給付 ──┐      │  │
│  │  │・居宅介護（ホームヘルプ）・同行援護 │ │・自立訓練（機能訓練・生活訓練）│ │  │
│  │  │・行動援護　　・療養介護           │ │・就労移行支援                  │ │  │
│  │  │・生活介護　　・短期入所           │ │・就労継続支援                  │ │  │
│  │  │・重度訪問介護・施設入所支援       │ │・共同生活援助（グループホーム）│ │  │
│  │  │・重度障害者等包括支援             │ │                                │ │  │
│  │  └─────────────────┘    └──────────────────┘      │  │
│  └────────────────────────────────────────┘  │
│                                                        │
│      ┌── 地域生活支援事業 ─────────────────┐          │
│      │・相談支援　・意思疎通支援　・日常生活用具給付等│          │
│      │・移動支援　・地域活動支援センター　・成年後見制度利用支援　等│          │
│      └──────────────────────────┘          │
│                                                        │
│  ┌─ 補装具 ─┐        ┌── 相談支援 ──┐                 │
│  │          │        │・地域移行支援 │                 │
│  └──────┘        │・地域定着支援 │                 │
│                      │・サービス利用支援│               │
│  ┌─ 自立支援医療 ─┐  │・継続サービス利用支援│           │
│  │・(旧) 更生医療 │  └──────────────┘                 │
│  │・(旧) 育成医療 │                                    │
│  │・(旧) 精神通院公費│                                 │
│  └──────────┘                                    │
└────────────────────────────────────────────┘

┌─ 児童福祉法に基づくサービス ────────────────────────┐
│ ┌─障害児通所支援─┐ ┌─障害児相談支援─┐ ┌─障害児入所支援─┐ │
│ │・児童発達支援  │ │・障害児支援利用援助│ │・福祉型障害児入所施設│ │
│ │・医療型児童発達支援│ │・継続障害児支援利用援助│ │・医療型障害児入所施設│ │
│ │・放課後等デイサービス│ └──────────┘ └──────────┘ │
│ │・保育所等訪問支援│                                  │
│ └─────────┘                                       │
└────────────────────────────────────────────┘
```

図 9-1　**障害者総合支援制度全体図**（大阪府ホームページを改変）

いう精神保健まで含めた幅広い領域を対象とすることである。WHOは1980年に発表したリハビリテーションの対象となる障害の国際分類（International Classification of Impairment, Disability and Handicap　以下ICIDHと略す）（図9-2）を改訂し，2001年に「functioning（生活機能）」という概念を盛り込んだ国際生活機能分類（International Classification of Functioning, Disability and Health　以下ICFと略す）を発表した。「生活機能」とは心身機能・身体構造，活動，参加を包括した用語であり，「障害（disability）」とは，心身機能障害，活動制限，参加制約が相互に関連し，それらと「環境要因」と「個人要因」からなる背景因子の相互作用から生み出されるとしている（図9-3）。これは，健康の構成要素として，社会参加（社会復帰）を前提にした包括的観念的枠組みであり，医療の目的に，社会参加を組み込んでいるところが重要な点である。さらに上田（1983）は「体験としての障害」を提案している（表9-3）。現代日本の，ひきこもり，自殺，虐待などの問題には，こうした視点も組み込んだ，障害の概念が必要となる。

## 2) 精神科リハビリテーション

リハビリテーション（rehabilitation）という用語は，歴史的には，中世ヨーロッパで教会から破門された人が許されて身分，地位，権利，尊厳を回復するという全人間的復権の意味合いがあった。障害者に対するリハビリテーションは，戦争により身体に障害を受けた傷病兵に対する職業訓練から始まったといわれる。米国では1918年，職業リハビリテーション法が制定され，1943年の改定により精神障害もその対象となっている。1960年代には，欧米において，脱施設化が進められ，精神科のリハビリテーションは「退院促進活動」そのものであると考えられていた。しかし1981年ウィング（Wing, J. K.）とモリス（Morris, B.）は精神科リハビリテーションについて，「精神障害に伴う社会的原因を明らかにし，予防し，最小にすると同時に，個人が自らの才能を伸ばし，それを利用して，社会的役割の成功を通じて自信と自尊心を獲得することを助ける過程である」と述べている。またアンソニー（Anthony, W. A.）は「精神障害を対象に，精神障害のある人の参加を得て，その人と状況の最大限の再建を目指して有期限で展開される，一連の訓練と支援を中核とした技術的かつ社

3. 心理社会的支援と精神科リハビリテーション 285

```
                          障害
          ┌────────────┼────────────┐
         一次的         二次的         三次的
疾患  →  機能・形態異常  →  能力障害   →  社会的不利
disease   impairment      disability      handicap
```

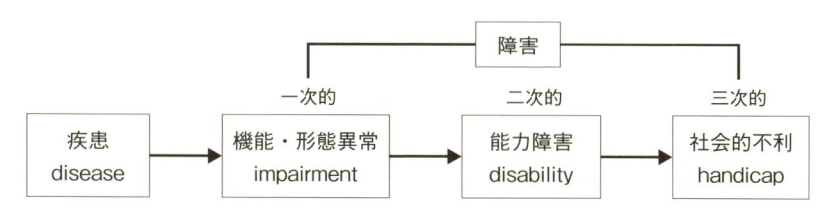

図 9-2　ICIDH による障害の国際分類（WHO, 1980）

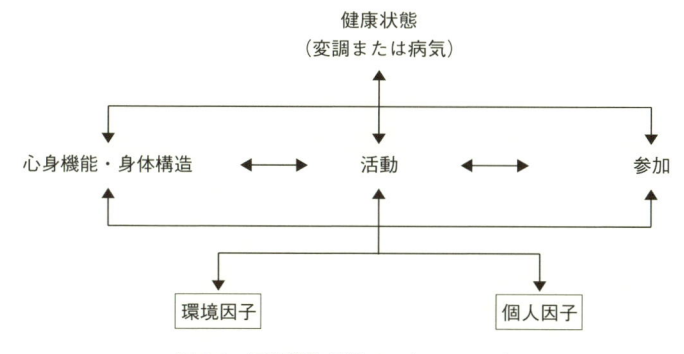

```
                  健康状態
               （変調または病気）
          ↓          ↓          ↓
    心身機能・身体構造 ←→ 活動 ←→ 参加
                       ↑
              ┌────────┴────────┐
           環境因子              個人因子
```

図 9-3　国際機能分類 ICF（WHO, 2001）

表 9-3　障害の四次元とその治療法・対応法（上田, 1983）

| 障害 | 症状 | 治療・対応 |
|---|---|---|
| 機能障害 | 精神症状，認知障害 | 薬物療法 |
| 能力障害 | 生活技能障害 | リハビリテーション，社会生活技能訓練 |
| 社会的不利 | 貧困，失業，偏見 | 社会的支持，社会資源 |
| 体験としての障害 | 挫折感，孤立 | 精神療法 |

会組織的な方策をいう」と述べ，疾病と障害は共存するも，リハビリテーションにより「より良い生活」を目標にすることを掲げている。リハビリテーションは，従来は，医学的，社会的，職業的，教育的リハビリテーションに分類されてきたが，現在は全人間的復権を促進する「統合的リハビリテーション」を目指している。

**精神科リハビリテーションの理念**
① 全人間的復権：障害をもつ患者が，人間としての尊厳をもって，権利を享受し社会生活を営む。そのためには本人の意思が最大限に尊重されなければならない。
② ノーマライゼーション（normalization）：患者の自立に大きな価値を置く。患者自身の自由意志によって地域で必要な支援を受けつつ，精神的独立性を保って自立した生活を営む。そのためには，健常者とともに患者が当たり前の生活を送れるよう，患者の社会生活能力を高めるとともに，環境調整（物理的環境）や偏見を取り除く（精神的環境）。
③ リカバリー（recovery）：病気や障害による制限はあるものの，それらにより失われた機能，生活，自尊心，人生などを，心理的社会的に再構築する。
④ エンパワーメント（empowerment）：リカバリーを進める時，専門家からの視点よりも，「患者本人が目標を目指す」ことを支援するという，援助される人の視点を重視する。患者の主体性や自己決定力を尊重し，彼らが自己効力感を高め自己主張し生きていく力を促進する。
⑤ ストレングス（strength）：「治すべき問題」だけをとらえるのでなく，患者自身がもつ「健康的な側面」や生かしうる強みに働きかける。
⑥ 生物 - 心理 - 社会モデル（bio-psycho-social model）に沿った援助。

### 3）心理社会的治療と支援

心理社会的治療には，大きく精神療法と社会療法があるが，ここでは障害に対して生活機能を回復するための社会療法としてリハビリテーション技法を取り上げる（表9-4も参照）。

① 作業療法
作業療法とは「身体や精神に障害のある人（それが予測される人）に対し，主

## 3. 心理社会的支援と精神科リハビリテーション

> **【一言】リハビリテーションにおける障害と疾患**
>
> リハビリテーション学では，疾患（disease）と，その結果生じる各種障害を区別する考えが主流であった。身体疾患において，脳梗塞という疾患と，その後遺症として起こる慢性期の障害（半身麻痺や言語障害）の区別は比較的容易であり，疾患には医学的治療，慢性期の障害に対してリハビリテーションがかかわる。しかし統合失調症のように，急性期の幻覚妄想が治まり，その後の慢性期に陰性症状が主症状であっても，幻聴などが続くことは多々ある。この場合，疾患と障害の区別が明確ではないし，共存することもある。したがって，精神科リハビリテーションでは，医療もリハビリテーションも同時進行である。

表 9-4　心理社会的治療各種技法

---

①心理教育（Psychoeducation）　「実践編第2章第2節6）　気分障害の治療」を参照

②社会生活技能訓練（Social Skills Training: SST）　「実践編第2章第1節5）　治療」を参照

③作業療法（Occupational Therapy: OT）　本章参照

④デイケア（Day Care）　本章参照

⑤包括型地域生活支援プログラム（Program for Assertive Community Treatment: ACT）
　サービスを利用者に届ける積極的なアウトリーチ型のプロブラム。多職種のスタッフチームが地域の精神医療や福祉サービスと連携し，患者の緊急対応に備えた生活現場における治療と援助をおこなう

---

体的生活を得るために，諸機能の回復，維持，開発を促す作業活動を用いて治療援助をおこなう」ことと定義されている。参加し活動することを通して，対人関係の改善，作業能力の改善，意欲・自信の回復，生活技能の獲得，社会参加への援助を目標としている。日本では1966年国家資格としての作業療法士が誕生し，1975年精神科作業療法の保険点数化が導入された。作業種目として，創作活動（絵画・陶芸・革細工など），日常活動（調理・買い物など），レクリエーション（スポーツ，ゲーム，カラオケなど），生産・職業的活動（木工，園芸など）を用い，そのための集団の場を提供する。

②デイケア

精神科デイケアには，在宅の精神障害者を対象に，医療機関の外来通院のなかで行われるものと，地域支援の一環として保健所や精神保健福祉センターなどで行われるものがある。社会生活機能の回復と自立を促し，再発予防を目的として，さまざまなプログラム（料理・音楽・茶道・スポーツからSST・集団療法・職場復帰や就労支援など）を提供している。デイケアは，精神科医，看護師，作業療法士，臨床心理技術者・公認心理師，精神保健福祉士など多職種の協働で運営され，我が国の精神科リハビリテーションの中心的役割を担う。

## 4．コンサルテーション・リエゾン精神医学

### 1）コンサルテーション・リエゾン精神医学

コンサルテーション・リエゾン精神医学（Consultation-Liaison Psychiatry 以下CLPと略す）とは，精神科が他の診療科とかかわり，身体疾患を抱えた患者の精神科的治療と心理社会的ケアをおこなう医療分野である。元来，コンサルテーション（相談）とはコンサルティが効果的に問題を解決できるように，コンサルタントがその専門的立場から援助・助言を与えることであり，一方，リエゾン（連携，つなぎ）とは，他の専門機関や専門家と連携して援助をおこなうことを意味している。したがって，他の診療科の要請に応じて，患者の精神状態や問題について精神医学的助言を与えるのがコンサルテーション，身体疾患の患者の精神医学的問題について，担当診療科チームの担当医や看護師などと連携してサポートするのがリエゾンである。最近では，常時医療チームに

表 9-5 CLP が取り扱う問題

| |
|---|
| 1. 身体疾患に起因して精神症状が発生する場合 |
| ①器質性精神障害　脳組織への器質的な侵襲による精神症状 |
| 　変性疾患（パーキンソン病，認知症性疾患），感染（脳炎，髄膜炎），頭部外傷，脳血管障害，多発性硬化症，正常圧水頭症 |
| ②症状性精神障害　脳組織への器質的な侵襲はないが，身体疾患に起因する精神症状 |
| 　感染（敗血症），代謝障害（糖尿病，腎不全，電解質異常），内分泌障害（甲状腺機能亢進症・低下症，下垂体機能障害，副甲状腺機能障害），中毒性障害（アルコール中毒，一酸化炭素中毒），循環器障害（心筋梗塞，心不全），呼吸器障害（肺気腫，呼吸不全） |
| ③薬剤性精神障害　薬剤に起因する精神障害 |
| 　精神症状の発症頻度の高いもの（副腎皮質ステロイド，抗パーキンソン薬，抗コリン薬，インターフェロン，リドカイン） |
| 　発症頻度は高くないが頻繁に処方されるもの（非ステロイド性抗炎症薬，β遮断薬，H2 受容体拮抗薬） |
| 2. 身体疾患・治療状況に対する心理的反応 |
| ①医療的ストレスの強い状態にある場合（ICU・CCU の患者，人工透析患者，術前術後の患者） |
| ②がんや HIV など難治疾患に対する心理的反応としての不安，抑うつ，適応障害 |
| ③入院環境や医療スタッフに対する心理的反応や不適応 |
| ④特殊な精神・心理状態にある患者（ミュンヒハウゼン症候群，詐病，虚偽性障害，自殺企図などの危機介入すべき患者） |
| 3. 精神障害をもつ患者に，身体疾患が合併した場合 |
| 4. 身体症状と精神症状が，もともと合併・混在している場合 |
| 　心身症，身体症状症（変換症，慢性疼痛障害），アルコール依存症 |

---

**【一言】精神科リエゾンチーム**

　我が国では 2012 年診療報酬改訂に伴い，リエゾンチーム加算が新設された。リエゾンチームとは，「一般病棟における精神医療のニーズの高まりを踏まえて，多職種で連携し質の高い精神科医療を提供する」ことを目的としている。要件として，一般病棟に入院する，せん妄や抑うつ，精神疾患，自殺企図で入院した患者などを対象として，十分な経験のある，①精神科医，②リエゾン研修を修了した看護師，③精神保健福祉士・作業療法士・薬剤師・臨床心理技術者（公認心理師）のいずれか一人，のチームによって，患者の精神症状評価，診療計画・治療評価，合同カンファレンスをおこない継続的な精神医療をおこなうこととしている。

加わり，緩和ケアチーム，移植チーム，リエゾンチームなどのように，身体医療と並行しておこなわれる活動もある。複数の専門科の集合体である総合病院にとって，これらは必要不可欠なものである。

## 2）CLPが取り扱う問題

CLPが対象とする心理的反応や精神症状は，大きく表9-5のように分類できる。

### ①身体疾患やそれに伴う薬剤に起因して精神症状が発生する場合

意識障害，認知障害（せん妄，健忘），精神症状（幻覚，妄想）などがよくみられる。特に高齢，複数の身体疾患（合併症）など脆弱性の高い患者は，症状性精神障害や薬剤性精神障害が出現しやすい。脳神経に対する侵襲や損傷による器質性精神障害は，根本的治療の困難なことが多く，症状は可逆性に乏しい。一方，症状性精神障害の場合は，原因となっている身体疾患が改善すれば精神症状も改善する。また，精神症状の原因となる薬剤は多い。しかし鑑別診断としては，もともとの精神疾患，器質性精神障害，症状性精神障害を除外してから検討する。薬剤性の場合は，症状の経過と薬剤の使用経過が一致する。

### ②身体疾患，治療状況に対する心理的反応

おそらく身体科医療スタッフが一番よくであう問題であり，抑うつ，不安，怒り，興奮，時に暴力など感情的反応や行動は，特にプライマリースタッフに向けられやすい。パーソナリティ障害やアンガー（怒り）コントロールの難しい患者の場合は，治療チーム全体に対する患者対応の助言や，スタッフ自身へのメンタルケアも必要となる。

### ③もともと精神障害の患者が，身体疾患を合併し身体科の治療を受ける場合

身体科治療の導入時点で，精神科スタッフと連携することが重要である。

### ④身体症状と精神症状が，もともと合併・混在している場合

患者が，身体症状のみにこだわり，症状に対する心理的要因の関与を否認することも多く，身体的治療が進まないことがある。心理的治療の導入の際はそうしたことも配慮する。

## 3）チーム医療

CLPはさまざまな診療科スタッフや多職種との協働作業である。近年は，役

## 4. コンサルテーション・リエゾン精神医学

**多職種の連携の必要性**
- 患者にはさまざまな側面がある
- 疾患は，患者のさまざまな側面に影響する
- 患者は，異なった治療者に異なった側面をみせる
- さまざまな側面には，それぞれの職種がチームとしてかかわる

> 精神科の治療手段は，「人間のかかわりの積み重ね」である

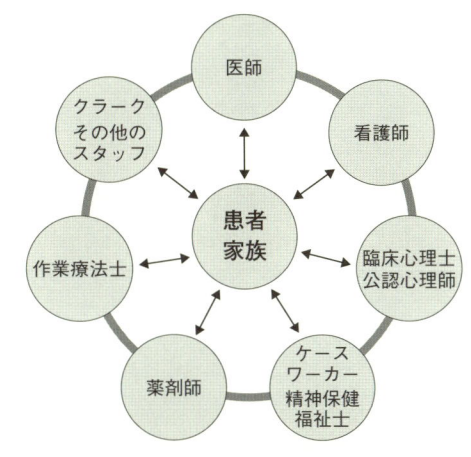

図9-4 チーム医療

表9-6 チーム医療における各職種の役割と機能 (沼, 2013)

| 職種 | 役割 |
| --- | --- |
| 主治医 | 医療や治療に対する「信頼」の象徴として機能。検査や薬剤投与の決定，入退院，行動制限など治療全般に対する管理と法的責任を負う。 |
| 看護師 | 「ケア・サポート」の象徴として機能。病棟生活の管理，患者のADLへの援助，患者同士の対人関係へのかかわりなど，治療の実行・実務的責任を負う。 |
| 臨床心理士・公認心理師 | 心理的アセスメントや心理療法を通して，患者の「悩み」をサポートし患者の「考える人」の側面に働きかけ，自覚の改善を促す。基本的には，治療の管理的な側面にはかかわらない，中立性の立場をとる。 |
| 作業療法士 | 「活動」「日常的交流」への働きかけ，作業療法をとおして患者の対人関係の観察や治療的関与をおこなう。患者の「静養」から「活動・交流」への移行を目指す。 |
| 薬剤師 | 投薬・服薬について，より中立的な立場で情報を伝達し，患者の自律的な服薬や疾病の受容を援助する。また服薬に対する「告知同意」の側面にもかかわる。 |
| ソーシャルワーカー，精神保健福祉士 | 社会的資源の紹介，資源利用の援助，家族機能を評価し，必要に応じて家族介入・援助をおこなう。精神保健支援が適切に受けられるようマネジメントし，家族や社会との関係を調整する。 |
| クラーク | 病院への支払いなど，実務的側面を担当する。患者の「医療サービスを受ける消費者」の側面に接する立場であり，クレームにかかわることも多い。 |

割の異なる職種がそれぞれの専門性を発揮して協働するチーム医療（図9-4）がクローズアップされている。患者は，生物－心理－社会と多側面をもつ存在であり，それぞれの側面に専門的な援助を連携しておこなうことがチーム医療の基本にある。特に精神科医療や緩和ケアにおいては，チーム医療のあり方が，治療レベルや治療効果に直接影響を及ぼすとさえいえる。我が国では，2002年に緩和ケアチーム，2012年には精神科リエゾンチームがそれぞれ診療報酬加算され，行政レベルにおいてもチーム医療が推進されている。より良いチーム医療のためには，以下の5原則がある。

①チームの目標を明確化
②お互いに他職種を尊重
③それぞれの職種が専門性を発揮
④それぞれの専門性をお互いに理解し共有
⑤専門的技術を効率よく提供

チーム医療における各職種役割と機能については，表9-6を参照。

## 4）緩和ケア

がん患者の緩和ケアの目的とは，がんに伴う痛みなどの身体症状をコントロールし，精神的，社会的，実存的苦痛を全人的に理解し，多職種によるチーム医療により，患者とその家族ができうるかぎり最高のQOLを実現することにある。WHO（2002）は緩和ケアの概念を「疾患の早期より，痛み，身体的問題，心理社会的問題，スピリチュアルな問題をきちんと評価しそれが障害とならないよう予防・対処することでQOLを改善するアプローチである」と定義している。病相期に関係なく治療（cure）とケア（care）を並行しておこない，切れ目のない（seamless）緩和ケア（遺族ケアも含め）を提供することを目標としている。我が国では死因の第1位はがん疾患であり，1990年の診療報酬改定における「緩和ケア病棟入院料」新設を契機として，全国に緩和ケア施設が急増した。2007年にがん対策基本法が施行，2012年にはさらに見直し，治療の初期段階から緩和ケアの実施を重点課題とし，チーム医療体制の整備を柱とした，がん対策推進基本計画が施行されている。

がん患者の精神医学的問題，心理的負担に対処する領域をサイコオンコロジ

### 【一言】ホスピス,緩和ケアの歴史

　末期がん患者の死のケアを目的とした現代ホスピスの歴史は,1960年代にさかのぼる。1967年ロンドン郊外に「セント・クリストファー・ホスピス」がC. ソンダース（Cicily Saunders）によって創立される。末期がん患者に対する鎮痛薬や治療技術・ケアを重視し,その後「ホスピス・ムーブメント」といわれる社会運動として全世界に拡がった。米国の精神医学者キューブラー＝ロス（Kuber-Ross, E.）は,重篤な病気にかかった患者が心理的にどのように変化し,死を迎えるかということをインタビューし,終末期（ターミナル）における患者のこころの動きを,1969年「死ぬ瞬間（On Death and Dying）」に著した。1970年代には「インフォームド・コンセント」「がん告知」の時代となり,がん患者の心理的・社会的問題に関心が注がれるようになる。1980年カナダのモントリオールのロイヤルヴィクトリア病院に初めての緩和ケアユニット（Palliative Care Unit: PCU）が誕生し,緩和ケアの概念が,広くいきわたるようになった。

　日本では,1981年静岡聖隷三方原病院に初めてのホスピスが作られ,1990年厚生省の診療報酬改定での緩和ケア病棟入院料の新設を契機に,全国に緩和ケア病棟やホスピスの施設が急増した。当初,緩和ケア病棟やホスピスの対象者は「治癒不可能な疾患の終末期にある患者および家族・・・」とされていた。しかし,WHOの緩和ケアに関する基本的な考え方の変化や,2006年日本での「がん対策基本法」の制定により,緩和ケアとはがん疾患に対するより早期からの緩和医療を目的とし,終末期（ターミナル）医療のみを対象とするのではなく,より包括的な考え方へと移行している。

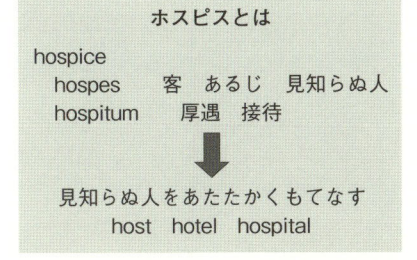

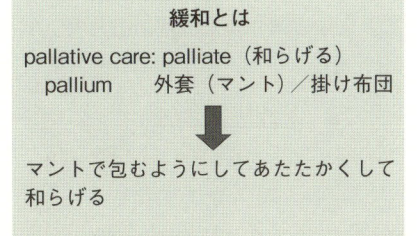

```
ホスピスとは
hospice
    hospes    客  あるじ  見知らぬ人
    hospitum  厚遇  接待
              ↓
    見知らぬ人をあたたかくもてなす
              host  hotel  hospital
```

```
緩和とは
pallative care: palliate（和らげる）
    pallium    外套（マント）／掛け布団
              ↓
    マントで包むようにしてあたたかくして
    和らげる
```

図9-5　ホスピス,緩和ケアの意味

ー（psychooncology: 精神腫瘍学）と呼ぶ。がんという病気に直面すれば，誰もが大きなショックを受けさまざまな心理的反応を示す（表9-7）。そうした心理的プロセスについて，キュブラー＝ロス（Kübler-Ross, E. 1926-2004）は，否認－怒り－取り引き－抑うつ－受容・虚脱（decathexis）という段階（死にゆく過程のチャート，図9-6）を示し，サイコオンコロジーへの道を開いた。

がん患者の精神症状としては，がんの種類を問わず，適応障害と抑うつ障害の罹患率が高く，末期になればせん妄の割合が高くなる。がんの臨床経過においても，それに伴う苦痛や不安といった心理的反応は異なってくる。特にがん告知や再発・転移など，患者の人生を一変させるような「バッドニュース」は，医療スタッフと患者の信頼関係のみならず，良好なコミュニケーションを土台として伝えられるべきである。しかしどの病期においても，適応障害，抑うつ障害，不安障害は高い頻度で生じ，患者の生き方を反映した心理的・実存的問題は起きうる可能性があり，精神状態や心理状態のアセスメントが必須である（表9-8）。アセスメントの順序は，見落としをなくすためにも丁寧にすることが肝要である。

**アセスメントの順序（見落としはないか）**

①身体症状　　痛みは？　だるさは？　吐き気は？
②精神症状　　うつ病？　不安障害？　せん妄？
③社会経済的　介護負担は？　医療費・経済状況は？
④心理的問題　病気への取り組みは？　家族・医療者との関係は？
⑤実存的問題　ライフレヴュー　生きる意味は？

■より理解を深めるための参考文献──────────────────

アルフォンス デーケン・柳田邦男（編）（2005）．〈突然の死〉とグリーフケア　春秋社
柏木哲夫（1978）．死にゆく人々のケア　医学書院
J. ランデル・M. ワイズ（著）松浦雅人・松島英介（監訳）（2002）．コンサルテーション・リエゾン精神医学ガイド　メディカル・サイエンス・インターナショナル
矢永由里子・小池眞規子（2013）．がんとエイズの心理臨床　創元社
山脇成人（監修）　内富庸介（編）（1997）．サイコオンコロジー──がん医療における心の医学　診療新社

表9-7 がんという診断に対する通常反応

| | 症状 | 期間 |
|---|---|---|
| 第1相<br>初期反応 | ショック「頭が真っ白になった」<br>否認「がんになるはずがない」<br>絶望「治療してもむだだ」 | 2〜3日 |
| 第2相<br>不快 | 不安・抑うつ気分<br>食欲低下・不眠<br>集中力の低下 | 1〜2週間 |
| 第3相<br>適応 | 新しい情報への適応<br>現実的問題への直面<br>楽観的見方ができるようになる<br>活動の再開・開発 | 2週間で開始 |

表9-8 がん患者の精神心理的状態のアセスメント

| 精神医学的状態 | うつ病　適応障害（不安　抑うつ）　自殺企図　せん妄　認知症 |
|---|---|
| 心理的問題 | 死にゆく人の望み　悲嘆や喪失のテーマ　家族間でのコミュニケーションの問題 |
| 実存の問題 | ライフレヴュー　人生の意味　倫理的問題（安楽死）　生命の危機的状況に直面 |

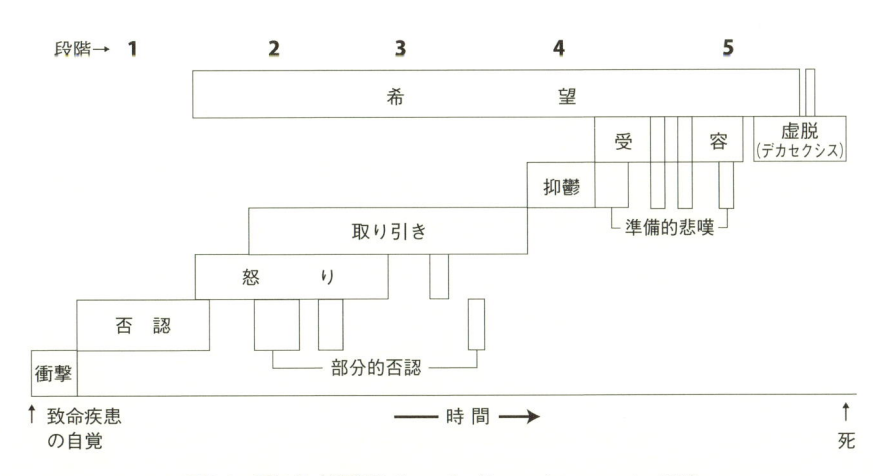

図9-6 死にゆく過程のチャート（キューブラー＝ロス, 1971）

## 引用・参考文献
### ★共通参考文献

1. American Psychiatric Association (2000). *Diagnostic and Statistical Manual of Mental Disorders, 4th ed. Text Revision: DSM-IV-TR*. Washington, DC: American Psychiatric Publishing.（高橋三郎・大野　裕・染谷俊幸（訳）(2004). DSM-IV-TR 精神疾患の診断・統計マニュアル新訂版　医学書院）
2. American Psychiatric Association (2000). *Quick Reference to the Diagnostic Criteria from DSM-IV-TR*. Washington, DC: American Psychiatric Association.（高橋三郎・大野　裕・染谷俊幸（訳）(2003). DSM-IV-TR 精神疾患の分類と診断の手引新訂版　医学書院）
3. American Psychiatric Association (2013). *Diagnostic and Statistical Manual of Mental Disorders, DSM-5*. Washington, DC: American Psychiatric Publishing.（日本精神神経学会（日本語版用語監修）　高橋三郎・大野　裕（監訳）(2014). DSM-5 精神疾患の診断・統計マニュアル　医学書院）
4. Michael, B. F., Robert, L. S., Miriam, G., & Janet, W. W. (1997). *Structured Clinical Interview for DSM-IV Axis I Disorders*. New York: Biometrics Research Department. New York State Psychiatric Institute.（高橋三郎（監修）　北村俊則・岡野禎治（監訳）(2003). 精神科診断面接マニュアル（SCID）──使用の手引き・テスト用紙　日本評論社）
5. World Health Organization (1992). *The ICD-10 Classification of Mental and Behavioural Disorders: Clinical Descriptions and Diagnostic Guidelines*. Genève: World Health Organization.（融　道男・中根允文・小見山　実（監訳）(1993). ICD-10 精神および行動の障害──臨床記述と診断ガイドライン　医学書院）
6. アレン フランセス（著）　大野　裕・中川敦夫・柳沢圭子（訳）(2014). 精神疾患診断のエッセンス──DSM-5の上手な使い方　金剛出版
7. アンドリュー シムズ（著）　飛鳥井望・野津　眞・松浪克文・林　直樹（訳）(2009). シムズ記述精神病理学　西村書店
8. 大熊輝雄（原著）「現代臨床精神医学」第12版改訂委員会（編）(2013). 現代臨床精神医学 ［改訂第12版］　金原出版
9. 小此木啓吾・深津千賀子・大野　裕（編）(1998). 心の臨床家のための必携精神医学ハンドブック　創元社
10. カール ヤスパース（著）　西丸四方（訳）(1971). ヤスパース精神病理学原論　みすず書房
11. 加藤進昌・神庭重信・笠井清登（編）(2012). TEXT 精神医学改訂第4版　南山堂
12. 上島国利・上別府圭子・平島奈津子（編）(2007). 知っておきたい精神医学の基礎知識──サイコロジストとコ・メディカルのために　誠信書房
13. 上島国利・丹羽真一（編）(2003). NEW 精神医学　南江堂
14. 北村俊則 (2013). 精神・心理症状学ハンドブック ［第3版］　平文社
15. クルト シュナイダー（著）　針間博彦（訳）(2007). クルト・シュナイダー　新版臨床精神病理学 ［原著第15版］　文光堂

16. 志水　彰・頼藤和寛・水田一郎・岩瀬真生（2011）. 精神医学への招待改訂3版　南山堂
17. 高橋俊彦・近藤三男（編）（2004）. 改訂大学生のための精神医学　岩崎学術出版社
18. 中井久夫・山口直彦（2004）. 看護のための精神医学［第2版］　医学書院
19. 西丸四方・西丸甫夫（2006）. 改訂25版精神医学入門　南山堂
20. 野村総一郎・樋口輝彦・尾崎紀夫・朝日　隆（編）（2012）. 標準精神医学第5版　医学書院
21. 濱田秀伯（2012）. 精神医学エッセンス第2版　弘文堂
22. 日野原重明・井村裕夫（監修）（2006）. 第2版看護のための最新医学講座12　精神疾患　中山書店
23. 松原達哉（編集代表）（2012）. カウンセリング実践ハンドブック　丸善
24. 山内俊雄（総編集）　岡崎祐士・神庭重信・小山　司・武田雅俊（編）（2009）. 精神科専門医のためのプラクティカル精神医学　中山書店

★基礎編
第1章
1. アンドリュー　シムズ（著）　飛鳥井望・野津　眞・松浪克文・林　直樹（訳）（2009）. シムズ記述精神病理学　西村書店　p. 2.
2. 北村俊則（1997）. 初学者のための精神症状学入門（1）　季刊精神科診断学, **8**(2), 193-207.
3. 中井久夫・山口直彦（2004）. 看護のための精神医学［第2版］　医学書院　pp. 12-14.
4. 西丸四方・西丸甫夫（2006）. 改訂25版精神医学入門　南山堂　pp. 3-6.

第2章
1. 岩井一正（2011）. 70年の沈黙を破って―ドイツ精神医学精神療法神経学会（DGPPN）の2010年総会における謝罪声明―　精神神経学雑誌, **113**(8), 782-796.
2. 内山喜久雄・上里一郎（1989）. 新看護心理学　ナカニシヤ出版　p. 39.
3. 加藤正明（編集代表）（2001）. 縮刷版精神医学事典　弘文堂　p. 444.
4. クララ　トンプソン（著）　大羽　秦・沢田丞司（訳）（1972）. 人間関係の精神分析　誠信書房
5. ジェラルド C. デビソン・ジョン M. ニール（著）　村瀬孝雄（監訳）（1998）. 異常心理学［第6版］　誠信書房　pp. 9-20.
6. 前田重治（1985）. 図説　臨床精神分析学　誠信書房　p. 9.
7. 前田重治（1992）. 精神分析の視点―心理臨床エッセー集　誠信書房　p. 33.

第3章
1. 大熊輝雄（原著）「現代臨床精神医学」第12版改訂委員会（編）（2013）. 現代臨床精神医学［改訂第12版］　金原出版　p. 3.
2. 北村俊則（1997）. 初学者のための精神症状学入門（1）　季刊精神科診断学, **8**(2), 198.
3. 西丸四方・西丸甫夫（2006）. 改訂25版精神医学入門　南山堂　pp. 12-28.

4. 福島　章（1985）. 精神医学の基礎体系　安田専門講座　精神医学の基礎知識　安田生命社会事業団　pp. 1-39.

## 第4章

1. American Psychiatric Association（2000）. *Diagnostic and Statistical Manual of Mental Disorders, 4th ed. Text Revision:DSM-IV-TR*. Washington, DC: American Psychiatric Association.（高橋三郎・大野　裕・染谷俊幸（訳）（2004）. DSM-IV-TR 精神疾患の診断・統計マニュアル新訂版　医学書院）
2. American Psychiatric Association（2013）. *Diagnostic and Statistical Manual of Mental Disorders, DSM-5*. Washington, DC: American Psychiatric Publishing.（日本精神神経学会（日本語版用語監修）　高橋三郎・大野　裕（監訳）（2014）. DSM-5 精神疾患の診断・統計マニュアル　医学書院）
3. Crits-Christoph, P., Frank, E., Chambless, D. L., Brody, C., & Karp, J. F.（1995）. Training in empirically validated treatments: What are clinical psychology students learning? *Professional Psychology: Research and Practice*, **26**, 514-522.
4. 大野　裕・斉藤直子（1998）. DSM-IV　小此木啓吾・深津千賀子・大野　裕（編）心の臨床家のための必携精神医学ハンドブック　創元社　pp. 100-104.
5. 黒木俊秀・神庭重信（2014）. DSM-5 分類　総論　精神神経学雑誌, **116**(1), 78-82.

## 第5章〜第7章（症状）

1. Das, J. P., Naglieri, J. A., & Kirby, J. R.（1994）. *Assessment of Cognitive Processes: The PASS Theory of Intelligence*. Boston, MA: Allyn & Bacon.
2. 秋山　剛・野田寿恵・沼　初枝（2006）.身体科におけるメンタルケア　日野原重明・井村裕夫（監修）　看護のための最新医学講座［第2版］12 巻　精神疾患　中山書店　pp. 90-98.
3. アルチュール ランボー（著）　金子光晴（訳）（2010）.ランボー詩集　グーテンベルグ21　デジタルブック
4. 北村俊則（1997）.初学者のための精神症状学入門（2）（3）（4）（5）（6）（7）　季刊精神科診断学, **8**(3), 315-321. **8**(4), 421-430. **9**(1), 117-136. **9**(2), 291-306. **9**(3), 405-424. **9**(4), 555-563.
5. 玉瀬耕治（2004）.性格　無藤　隆・森　敏昭・遠藤由美・玉瀬耕治（編）　心理学　北大路書房　pp. 213-234.
6. 矢崎　章（2009）.高次脳機能障害精神医学・心理学的対応ポケットマニュアル　医歯薬出版　pp. 20-21.
7. 厚生労働省　児童虐待の防止などに関する法律
<http://www.mhlw.go.jp/bunya/kodomo/dv22/01.html>

## 第8章

1. 医師の守秘義務　日本医師会
<http://www.med.or.jp/doctor/member/kiso/d12.html>

2. 医療に関する守秘義務
   <http://www.mhlw.go.jp/shingi/2004/11/dl/s1119-9e.pdf>
3. 厚生労働省　心神喪失者等医療観察法
   <http://www.mhlw.go.jp/bunya/shougaihoken /sinsin/gaiyo.html>
4. 厚生労働省　精神保健及び精神障害者福祉に関する法律
   <http://law.e-gov.go.jp/htmldata/S25/S25HO123.html>
5. 厚生労働省　発達障害者支援施策
   <http://www.mhlw.go.jp/stf/seisakunitsuite/bunya /hukushi_kaigo/shougaishahukushi/hattatsu/index.html>
6. 厚生労働省　発達障害者支援法
   <http://law.e-gov.go.jp/htmldata/H16/H16HO167.html>
7. 個人情報の保護に関する法律
   <http://law.e-gov.go.jp/htmldata/H15/H15HO057.html>
8. 消費者庁　個人情報の保護
   <http://www.caa.go.jp/seikatsu/kojin/index.html>?
9. 心神喪失者等医療観察法
   <http://law.e-gov.go.jp/htmldata/H15/H15HO110.html>
10. 法務省　成年後見制度
    <http://www.moj.go.jp/MINJI/minji17.html>

★実践編
第1章
1. 秋山　剛・野田寿恵・沼　初枝 (2006). 身体科におけるメンタルケア　日野原重明・井村裕夫 (監修)　看護のための最新医学講座［第2版］12　精神疾患　中山書店　p. 91.
2. 内山喜久雄 (2008). ケースフォーミュレーション　内山喜久雄・坂野雄二 (編)　認知行動療法の技法と臨床　日本評論社　pp. 9-16.
3. 笠原　嘉 (1997). 改訂版予診・初診・初期治療　精神科選書1　診療新社
4. 加藤　敏・八木剛平 (2009). レジリアンス―現代精神医学の新しいパラダイム　金原出版
5. 神庭重信 (2009). 診断をつけるために―精神症状の把握　山内俊雄 (総編集)　精神科専門医のためのプラクティカル精神医学　中山書店　p. 133.
6. 中井久夫・山口直彦 (2004). 看護のための精神医学［第2版］　医学書院　p. 313.
7. 中村伸一 (2002). ジェノグラムの書き方：最新フォーマット　家族療法研究, **19** (3), 57-60.
8. 沼　初枝 (2009). 臨床心理アセスメントの基礎　ナカニシヤ出版　pp. 66-67.
9. 沼　初枝 (2012). 医療における心理アセスメント　松原達哉 (編集代表)　カウンセリング実践ハンドブック　丸善　pp. 392-395.

## 第2章

1. 石郷岡 純（2009）．適切な治療のために―薬による治療　山内俊雄（総集編）　精神科専門医のためのプラティカル精神医学　中山書店　p. 404.
2. 笠原 嘉（1996）．軽症うつ病「ゆううつ」の精神病理　講談社現代新書　pp. 178, 181-182.
3. 田島美幸・大野 裕（2008）．認知療法　内山喜久雄・坂野雄二（編）　認知行動療法の技法と臨床　日本評論社　pp. 18-26.
4. 中井久夫・山口直彦（2004）．看護のための精神医学［第2版］　医学書院　p. 87.
5. 中安信夫（1990）．初期分裂病　星和書店
6. 沼 初枝・本堂徹郎・曽根原純子・秋山 剛（2005）．気分障害　坂田三允（総編集）　精神看護エクスペール 11　精神看護と家族ケア　中山書店　pp. 141-153.
7. 野田寿恵（2012）．統合失調症　松原達哉（編集代表）　カウンセリング実践ハンドブック　丸善　pp. 418-419.
8. こころの健康情報局　すまいるナビゲーター　統合失調症
   <http://www.smilenavigator.jp/tougou/index.html>
9. 日本うつ病学会　躁うつ病（双極性障害）とつきあうために
   <http://www.secretariat.ne.jp/jsmd/sokyoku/pdf/bd_kaisetsu.pdf>
10. 日本うつ病学会治療ガイドラインⅠ　双極性障害
    <http://www.secretariat.ne.jp/jsmd/mood_disorder/img/120331.pdf>
11. 日本うつ病学会治療ガイドラインⅡ　大うつ病性障害
    <http://www.secretariat.ne.jp/jsmd/mood_disorder/img/130924.pdf>

## 第3章

1. カール ヤスパース（著）　西丸四方（訳）（1971）．精神病理学原論　みすず書房　p. 93.
2. 厚生労働省精神・神経疾患研究委託費外傷ストレス関連障害の病態と治療ガイドラインに関する研究班　主任研究者　金 吉晴（2001）．心的トラウマの理解とケア　じほう　p. 59.
3. 齊藤万比古・金生由紀子（編）（2012）．子どもの強迫性障害診断・治療ガイドライン　星和書店　pp. 63-76.
4. 中井久夫（編）（1995）．1995年1月・神戸「阪神大震災」下の精神科医たち　みすず書房　p. 14.
5. 成田善弘（2002）．強迫性障害―病態と治療―　医学書院　pp. 1-8.
6. 前田重治（1985）．図説臨床精神分析学　誠信書房　p. 23.
7. 臨床精神医学編集委員会（編）（2004）．精神科臨床評価検査法マニュアル　臨床精神医学 2004年増刊号　アークメディア　pp. 267-277.

## 第4章

1. 兼本浩祐・多羅尾陽子（2007）．解離という言葉とその裾野―「リスカ」「OD」「プチ解離」　精神科治療学，**22**，269-274.
2. 高橋祥友（1997）．遁走と全生活史健忘　中谷陽二（編）　解離性障害　精神医学レヴ

ュー 22　pp. 55-62.
3. ダニエル キイス（原著）　堀内静子（訳）(1999). 24人のビリー・ミリガン　上下　ダニエル・キース文庫　早川書房
4. 津田　彰・八重美枝子・津田茂子 (1989). ストレスと不安　内山喜久雄・上里一郎（編）新看護心理学　ナカニシヤ出版　pp. 89-100.
5. 日本心身医学会教育研修委員会（編）(1991). 心身医学の新しい診療指針　心身医学, **31**, 537-576.
6. 前田重治 (1994). 続　図説　臨床精神分析学　誠信書房　pp. 99, 152-153.
7. 村松公美子 (2007). 心身症　上島国利・上別府圭子・平島奈津子（編）　知っておきたい精神医学の基礎知識　誠信書房　pp. 214-226.

## 第5章

1. 切池信夫（編）(2003). 摂食障害—治療のガイドライン　医学書院
2. 切池信夫 (2006). 摂食障害　日野原重明・井村裕夫（監修）　看護のための最新医学講座［第2版］12　精神疾患　中山書店　pp. 244-256.
3. 庄野伸幸・塚田　攻 (2012). 性同一性障害　松原達哉（編集代表）　カウンセリング実践ハンドブック　丸善　pp. 433-435.
4. 睡眠障害の診断・治療ガイドライン研究会（編）(2002). 睡眠障害の対応と治療ガイドライン　じほう
5. 性同一性障害に関する委員会 (2012). 性同一性障害に関する診断と治療のガイドライン（第4版）　精神神経学雑誌, **114** (11), 1250-1266.
6. 米国睡眠学会（著）　日本睡眠学会診断分類委員会（訳）(2010). 睡眠障害国際分類　第2版　診断とコードの手引き　医学書院
7. 山寺　亘・伊藤　洋 (2012). 不眠症候群　千葉　茂（編）　脳とこころのプライマリーケア5　意識と睡眠　シナジー社　pp. 556-563.
8. 日本うつ病学会　睡眠・覚醒リズム表
<http://www.secretariat.ne.jp/jsmd/sokyoku/pdf/suimin_kakusei_rhythm.pdf>

## 第6章

1. Binder, H. von (1935). Über alkoholische Rauschzustände. *Schweizer Archiv für Neurologie und Psychiatrie*, **35**, 209-228, & **36**, 17-51.（影山任佐（解説・訳）(1982). 精神医学, **24**, 855-866, 999-1007, 1125-1140.）
2. Ewing, J. A. (1984). Detecting Alcoholism. *The Journal of the American Medical Association*, **252**, 1905-1907.
3. 天野直二 (2013). せん妄の原因になる主な身体疾患　堀川直史（編）ジェネラル診療シリーズ　あらゆる診療科でよく出会う精神疾患を見極め，対応する　羊土社　p. 206.
4. 今井順子・天野直二 (2006). 精神疾患をどう理解するか　せん妄，健忘，認知症　日野原重明・井村裕夫（監修）看護のための最新医学講座［第2版］12　精神疾患　中山書店　p. 259.
5. 柴田展人 (2013). 認知症を疑うのはどのようなときか　堀川直史（編）ジェネラル

診療シリーズ　あらゆる診療科でよく出会う精神疾患を見極め，対応する　羊土社　p. 160.
6. 鶴田良介 (2011). この症状はせん妄なのでしょうか？　レジデントノート, **13** (7), 1236.
7. 日本総合病院精神医学薬物療法検討小委員会（編）(2005). せん妄の治療指針（日本総合病院精神医学会治療指針1）　星和書店
8. 沼　初枝 (2009). 臨床心理アセスメントの基礎　ナカニシヤ出版　pp. 92-99.
9. 日野原重明・井村裕夫（監修）(2006). 看護のための最新医学講座［第2版］12　精神疾患　中山書店　p. 259.
10. 矢崎　章 (2009). 高次脳機能障害精神医学・心理学的対応ポケットマニュアル　医歯薬出版　pp. 20-21.
11. 厚生労働省「痴呆」に替わる用語に関する検討会報告書
    <http://www.mhlw.go.jp/shingi/2004/12/s1224-17.html>

## 第7章

1. 牛島定信 (1991). 境界例の臨床　金剛出版　pp. 13-47.
2. ジョン G. ガンダーソン（著）　松本雅彦・石坂好樹・金　吉晴（訳）(1988). 境界パーソナリティ障害—その臨床病理と治療　岩崎学術出版社　pp. 6-7.
3. 中田洋二郎 (2006). 子育てと健康シリーズ26　軽度発達障害の理解と対応　大月書店　p. 17.
4. 成田善弘（編）(2006). 境界性パーソナリティ障害の精神療法—日本版治療ガイドラインを目指して　金剛出版
5. 米国知的・発達障害協会（著）　太田俊己・金子　健・原　仁・湯汲英史・沼田千妤子（訳）(2012). 知的障害—定義，分類および支援体系　第11版　日本発達障害福祉連盟　pp. 60-61.
6. 山本　力 (1989). パーソナリティ　内山喜久雄・上里一郎（編）　新看護心理学　ナカニシヤ出版　p. 39.
7. ローナ ウィング（監修）　吉田友子 (2005). あなたがあなたであるために—自分らしく生きるためのアスペルガー症候群ガイド　中央法規出版
8. 厚生労働省
    <http://www.mhlw.go.jp/shingi/2004/06/s0621-5f.html>
9. 文部科学省特別支援教育
    <http://www.mext.go.jp/a_menu/shotou/tokubetu/main.htm>

## 第8章

1. 上島国利（編）(2005). 現場で役立つ精神科薬物療法入門　金剛出版　p. 38.
2. 丹野義彦 (2001). 展望　実証にもとづく臨床心理学に向けて　教育心理学年報, **40**, 157-168.
3. 丹野義彦 (2008). 認知行動療法とは　内山喜久雄・坂野雄二（編）　認知行動療法の技法と臨床　日本評論社　pp. 2-8.

4. 中井久夫 (1970). 精神分裂病者の精神療法における描画の使用―とくに技法の開発によって得られた知見について― 芸術療法, **2**, 78-89.
5. 成田善弘 (1999). 精神療法の技法論 金剛出版 pp. 16-22.
6. 沼 初枝・秋山 剛 (2007). 医療場面における心理アセスメントの実際 森田美弥子 (編) 現代のエスプリ別冊 臨床心理査定研究セミナー 至文堂 pp. 161-174.
7. ベンジャミン J. サドック・バージニア A. サドック (編) 融 道男・岩脇 淳 (訳) (2007). カプラン臨床精神医学ハンドブック―DSM-IV-TR 診断基準による診療の手引 メディカルサイエンスインターナショナル
8. 前田重治 (1992). 心理面接の中心にあるもの 精神分析の視点 誠信書房 p. 33.
9. 山口 登・酒井 隆・宮本聖也ほか (編) (2014). こころの治療薬ハンドブック 第9版 星和書店
10. 厚生労働省 平成26年度医科診療報酬改定について
<http://www.mhlw.go.jp/file/05-Shingikai-12404000-Hokenkyoku-Iryouka/0000037464.pdf>
11. 社会保険研究所 医科診療報酬点数表 平成26年4月版

(心理検査)
1. ジョン M. デュセイ (著) 池見酉次朗 (監修) 新里里春 (訳) (2000). 新装版 エゴグラム 創元社
2. 東京大学医学部心療内科TEG研究会 (編) (2006). 新版TEG II 解説とエゴグラム・パターン 金子書房
3. 日本版WAIS-III刊行委員会 (編) (2008). WAIS-III 実施・採点の要点 日本文化科学社
4. 山中康裕 (編) (1984). 中井久夫著作集別巻 (1) H・NAKAI 風景構成法 岩崎学術出版社

## 第9章

1. 秋山 剛 (2012). チーム医療 松原達哉 (編集代表) カウンセリング実践ハンドブック 丸善 pp. 402-405.
2. 上田 敏 (1983). リハビリテーションを考える―障害者の全人間的復権 青木書店
3. エリザベス キューブラー＝ロス (著) 川口正吉 (訳) (1971). 死ぬ瞬間―死にゆく人々との対話 読売新聞社 p. 298.
4. 岡崎 渉 (2012). リハビリテーションとカウンセリング 松原達哉 (編集代表) カウンセリング実践ハンドブック 丸善 pp. 466-467.
5. 西島英利 (2002). セカンドオピニオンとは 日本医師会雑誌, **128** (6).
6. 沼 初枝 (2013). チーム医療とは 矢永由里子・小池眞規子 (編) がんとエイズの心理臨床 創元社 pp. 175-180.
7. 前田重治 (1994). 続図説臨床精神分析学 誠信書房 p. 131.
8. 淀川キリスト教病院ホスピス (編) (2007). 緩和ケアマニュアル第5版 最新医学社
9. 大阪府 「障害者の日常生活及び社会生活を総合的に支援するための法律(障害者総合支援法)」に基づく制度
<http://www.pref.osaka.lg.jp/keikakusuishin/jiritushien/>

# 事項索引

**★欧文略語**

**A**
AA 226
AC 275
ACT 287
AD/HD 46, 244, 247-249
ADAS 233
ADL 228
AI 215
AIDS 103
AN 204, 207
APA 45
ARP 224
ASD 244, 245

**B**
BADS 233
BDI-Ⅱ 202
Behave-AD 233
BMI 206, 207
BN 204, 209

**C**
CA 99
CAGE 227
CCU 199
CDR 231
CDT 231
CES-D 202
CIDI 45, 48
CDR 105
CLP 288, 290
CMI 健康調査表 202
COGNISTAT 233
CP 275
CPAP 215
CT 131

**D**
DELIRIUM 236
DIQ 99
DN-CAS 認知評価システム 99

DNA 141
DRS 234
DSM 44, 45, 130, 167
── -Ⅰ 46
── -Ⅱ 189
── -Ⅲ 30, 46
── -Ⅳ 45, 46, 151
── -5 45, 46, 48, 49, 151
DV 66

**E**
EBP 44, 45
EE 161

**F**
FAB 233
FC 275
FTM 216

**G**
GAF 45, 47, 52
GID 214
──特例法 216

**H**
HDS R 95, 231
HIV 感染 103

**I**
IC 120
ICD 30, 44, 45, 130, 167
── -8 242
── -10 45, 46, 47, 239
── -11 48
ICF 11, 52, 284, 285
ICIDH 284
ICSD 212
── -2 213
ICU 199
IP 267
IQ 99, 100, 238
──正規分布図 101
──分布 240

ITPA 99

**J**
JAS 59

**K**
K-ABC 99
──心理・教育心理アセスメントバッテリー 99

**L**
LD 244, 246, 247

**M**
M.I.N.I 48
MA 99
MAS 202
MBD 246
MCI 100, 105, 230
MMPI 202, 252
MMSE 95, 105, 231
MOCI 185
MPI 252
MRI 131
MTF 216

**N**
N-ADL 231
NaSSA 157
non-REM 211
NP 275
NPI 233

**O**
OCD 182, 183
OT 287

**P**
PASS モデル 99, 101
PCU 293
PDD 46, 242
PET 131
PMA 215

306　索　引

POMS　202
PSG　214
PTSD　174, 175

**Q**
QOL　282

**R**
RCT　268
RCU　199
REM　211
RLS　214, 215
RNA　141

**S**
SAS　212, 215
SCD　244, 247
SCID　45, 46
　── -Ⅱ　48
SDM　260
SDS　202
sex　216
SIB　233
SNRI　28, 157, 258
SPECT　131
S-R 理論　30
SSRI　28, 157, 182, 258
SST　148, 287
STAI　73, 202

**T**
TEG　274
　── Ⅱ　274

**W**
WAIS　99
　── -Ⅲ　271, 273
WHO　282
WHODAS 2.0　52
WISC　99
　── -Ⅳ　273
WMS-R　233, 273
WPPSI　273

**Y**
Y-BOCS　185

★欧文
**A**
abnormal character　106

abnorme Erlebnisreaktion　108
abreaction　60
abulia　62, 63, 144
abuse　66, 67
act　63
Activity of Daily Living　228
acute　37
Acute Stress Disorder　176
Adapted Child　275
adherence　260
adjustment disorder　108, 176
affect　62, 66
　── disturbance　136
aggression　66
agnosia　102
agora phobia　72
Agoraphobia　168
akinesis　58
akute Verwirrtheit　61
Alcohol Intoxication　222
Alcohol Use Disorder　222
Alcohol Withdrawal　222
Alcoholics Anonymous　226
alexithymia　70
allomnesia　96
alogia　80
alteration of consciousness　58
alternating personality　88
Alzheimer's disease　103
ambivalence　70, 136
amentia　58
amnesia　94
amnestic　228
Angst　72
anhedonia　70
Anorexia Nervosa　204, 206
Antisocial PD　255
Antriebsmangel　62
anxiety　72
　── attack　72
Anxiety Disorders　49, 168
aphasia　102
apraxia　102
Archetypus　26
association loosening　136
Assoziationslockerung　82
Attention Deficit/Hyperactivity Disorder　248

Attenuated Psychosis Syndrome　52
autism　136
Autism Spectrum Disorder　242, 244
autochthones Denken　86
Avoidant PD　255

**B**
bedlam　14
Begnadigungswahn　84
behavior　63
Bewußtsein　56
Beziehungswahn　84
binge eating　64
Binge-Eating Disorder　208
bio-psycho-social model　286
bipolar　150
Bipolar Ⅰ Disorder　151, 154
Bipolar Ⅱ Disorder　151, 154
Bipolar and Related Disorders　49
body　3
Body Dysmorphic Disorder　182
body mass index　206
borderline　252
Borderline PD　255
Brief Psychotic Disorder　138
Bulimia Nervosa　204, 208

**C**
care　292
catalepsy　65
catatonic syndrome　64
catharsis　60
cénestopathie　77
censorship　60
character　104
chathartic method　22
chronic　37
Circadian Rhythm Sleep Disorder　212
circumstantiality　80
clinical picture　36
clinical state　36
clouding of consciousness　56, 57
cognition　98
cognitive disorder　228

coma 57
command automatism 65
comorbidity 39, 256
complex 23, 60
compliance 260
compulsive 178
computed tomography 131
concept of reaction-type 26
conception 78
conduct 63
confabulation 79, 83, 94
conflict 63
confusion 58, 61
consciousness 56
Consultation-Liaison Psychiatry 288
conversion 24, 60, 190
Conversion Disorder 190
Cotard's syndrome 84
course 36
craving 222
Creutzfeldt-Jakob disease 103
Critical Parent 275
Cross-Cutting Symptom Measure 52
cure 292
Cyclothymic Disorder 151, 154

## D
Day Care 287
daze 172
decathexis 294
declarative memory 92
defect state 71
defense mechanism 60
deinstitutionalization 282
déjà vu 76
delirium 61, 228, 232
Delirium Rating Scale 234
delirium tremens 77
delusion of belittlement 84
delusion of control 84
delusion of jealousy 84
delusion of persecution 84
Delusional Disorder 138
delusions 82
dementia 16, 52, 100, 226, 228
Dementia praecox 16, 136

denial 60
dependence 67, 222
Dependent PD 255
depersonalization 76, 88, 196
depression 68, 69
Depressive Disorders 49
Derealization Disorder 196
Dermotozoenwahn 87
developement 9
deviation IQ 99
Diagnostic and Statistical Manual of Mental Disorders 44
Dimensions of Psychosis Symptom Severity 52
disability 284, 285
disease 32, 285
Disinhibited Social Engagement Disorder 178
disorder 32
disorientation 58, 94
Disruptive, Impulse-Control, and Conduct Disorders 49
Disruptive Mood Dysregulation Disorder 151, 156
dissociation 22, 192
Dissociative Amnesia 194
Dissociative Disorders 49
Dissociative Fugue 196
Dissociative Identity Disorder 194
disturbance of memorization 94
domestic violence 66
Doppelgänger 88
Doppel-Ich 88
dream 23
dreamy state, oneiroid state 58
drive 63
dyslexia 248
dysmorphophobia 87
dysthymia 68, 151, 156

## E
eating disorder 204
echokinesia 65
echolalia 65, 79
echophenomenon 65
echter Wahn 82

ecmnesia 96
ecstasy 70
ego 86
elation hyperthymia 68
Elimination Disorders 49
emotion 66
emotional blunting 71
emotional incontinence 70
emotional lability 70
emotional numbness 70
empathy 8, 66
empowerment 286
Enthemmung 62
Epileptoid 250
episode 37
Erklärung 9
euphoria 68
evidence-based practice 44, 45
exaltation 68
Excoriation Disorder 180
executive function 102
expectation anxiety 72
explanation 9
Expressed Emotion 161

## F
Factitious Disorder 190
false perception 76
fear 72
Feeding and Eating Disorders 49, 204
feeling 66
field of consciousness 58
flashbacks 95
flight into illness 188
flight of ideas 80
Folie à Deux 138
Free Child 275
functional 41
Functional Neurological Symptom Disorder 190
functioning 284

## G
Ganser's syndrome 102, 195
Gedankenausbreitung 87
Gedankeneingebung 87
Gedankenentzug 80, 87
Gedankenlautwerden 77

Gefühlsverödung 71
gemachter Gedanke 87
Gemachteserlebnis 88
gender 216
Gender Dysphoria 49, 214
Gender Identity Disorder 214
generalized anxiety 72
Generalized Anxiety Disorder 170
Glasgow Coma Scale 59
grandiose delusion 84

### H
Hair-Pulling Disorder 180
hallucination 76
handicap 285
Hebephrenie 16, 136
highEE 家族 161
high risk children 140
higher brain function disorder 102
Histrionic PD 255
Hoarding Disorder 180
hospice 293
Huntington's chorea 103
hyperarousal 56
hyperesthesia 76
hypermnesia 94
hypersensitivity 142
hypnosis 22, 58
hypochondriasis 87, 192
hypoestesia 76
hypomnesia 94
hypothymia 68

### I
Ichbewußtsein 86
idea 78
Identified Patient 267
Illinois Test of Psycholinguistic Abilities 99
illness 32
Illness Anxiety Disorder 190
image 76
impairment 285
impressibility 92
impulse 63
incoherence 82
informed consent 120

inhibition of thinking 80
initiative 63
insight into disease 125
Insomnia 212
instinct 63, 65
Instinkt 65
Intellectual Developmental Disorder 238
Intellectual Disability 238
intelligence 98
Intelligence quotient 99
International Classification of Functioning, Disability and Health 52, 284
International Classification of Impairment, Disability and Handicap 284
International Classification of Sleep Disorders 212
International Statistical Classification of Diseases and Related Health Problems 44
Internet Gaming Disorder 52
intoxication 223
irritability 70
isolation 60

### J
jamais vu 76
Japan Coma Scale 59
judgement 78

### K
Katatonie 16, 136
kleptomania 64
Konfabulation 79
Korsakoff's syndrome 94

### L
Learning Disability 246
learning disorder 246
leeres Lachen 79
logoclonia 79
long-term memory 92
loosening association 82
lowEE 家族 161
Lunatics Tower 14

### M
magnetic resonance imaging 131
Major Dpressive Disorder 151, 156
Major Neurocognitive Disorder 230
mania a potu, pathological intoxication 58
manisch-depressive psychose 17-18
mannerism 64
memorizing 92
memory 92
mental age 99
mental defficiency 238
mental health 26
mental retardation 100, 238
mild cognitive impairment 100, 230
Mild Neurocognitive Disorder 230
mind 3
Minimal Brain Damage Syndrome 246
Mini-Mental Status Examination 231
mixed state 68
mnestische Wahnwahrnehmung 96, 98
monopolar 150
mood 66
Mood disorders 149
mourning work 24
mutism 58, 79
mysophobia 84

### N
Narcissistic PD 255
narcolepsy 212
negativism 65
neglect 66
neologism 79
Neurocognitive Disorders 49, 228
Neurodevelopmental Disorders 49, 238
neurosis 39, 166
non-declarative memory 94
Nonsuicidal Self-Injury 52

normalization 286
Nurturing Parent 275

O
obsession 178
obsessive 178
—— ideas 84
Obsessive-Compulsive and Related Disorders 49, 180
Obsessive-Compulsive Disorder 180, 182
obsessive-compulsive neurosis 178
Obsessive-Compulsive PD 255
Occupational Therapy 287
On Death and Dying 293
one-minute-memory 94
onset 37
organic 41
orientation 58
Othello syndrome 84
outcome 37
overvalued idea 86

P
pallative care 293
Palliative Care Unit 293
Panic Attack 72, 168
Panic Disorder 168
paramnesia 96
Paranoid PD 255
paranoide Demenz 16
Paraphilic Disorders 49
parathymia 70
pareidolic illusion 76
Parkinson's disease 103
passion 66
perception 76
period 37
perservation 80
Persistent Depressive Disorder 151, 156
persona 104
personality 104
Personality Disorders 49
Personenverkennung 76
Pervasive Developmental Disorders 242

phase 37
phobia 72
pica 64
Pick's disease 103
placebo 261
polarity 68
positron emission tomography 131
post psychotic depression 70
Posttraumatic Stress Disorder 174
premenstrual Dysphoric Disorder 151
premorbid personality 104
presenile dementia 100
priming 94
primitive idealization 60
primitive reaction 108
procedural memory 94
process 9
prognosis 37
prognostic factors 37
Program for Assertive Community Treatment 287
projection 60
pseudodementia 102
pseudologia fantastica 83
pseudomnesia 96
psychoeducation 161, 287
psychogenic reaction 108
psychooncology 294
psychopathische Persönlichkeit 106
psychopathology 8
psychopathy 106
psychosis 39
psychosomatic 198
Psychosomatic disease 198
pyromania 64

Q
Quality of Life 282

R
Randomized Controlled Trial 268
rapid cycler 154
Rapid Eye Movement 211
reaction 46

—— formation 60
Reactive Attachment Disorder 178
recall 92
recovery 286
rehabilitation 284
Reizbarkeit 70
representation 76
repression 60
resilience 132
Restless Legs Syndrome 214
retention 92
retrograde amnesia 94
reversible dementia 102
Ribot's law 97
risk factors 37

S
Schizoaffective Disorder 138
Schizoid 250
—— PD 255
Schizophrenia 136
—— Spectrum and Other Psychotic Disorders 49
Schizophrenic Reaction 46
Schizophrenie 18, 136
Schizophreniform Disorder 138
Schizotypal (Personality) Disorder 138
Schizotypal PD 255
Schub 37, 109
seamless 292
Selbstgespräch 79
Selective Mutism 170
self 86
—— -awareness 87
—— -consciousness 86
semicoma 57
sensation 76
sensory deprivation 77
sensory distortion 76
separation anxiety 72
Separation Anxiety Disorder 170
Sexual Dysfunctions 49
shared decision making 260
short-term memory 92
sign 34
single photon emission CT

131
Skin-Picking  180
Sleep Apnea Syndrome  212
Sleep-Wake Disorders  49, 212
Social (Pragmatic) Communication Disorder  244
Social Anxiety Disorder  170
Social Phobia  170
Social Readjustment Rating Scale  201
social skills training  148, 287
Somatic Symptom and Related Disorders  49, 190
Somatic Symptom Disorder  190
somnolence  57
Specific Learning Disorder  248
Specific Phobia  170
Sperrung  80
splitting  60
state  34
—— anxiety  73
stereotypy  65, 80
strength  286
stress  108
—— disorder  108
Structured Clinical Interview for DSM-Ⅳ Axis Ⅰ Disorders  46
stupor  58, 63, 65
Substance-Related and Addictive Disorders  49
Suicidal Behavior Disorder  52
superimpose  39
survivor's guilt  176
symptoms  34, 37
syndrome  34
synesthesia  76

T
talkactiveness  79
temperament  104
thinking  78
thought  78
—— alienation  86
—— blocking  80

Todestrieb  65
tolerance  67
trait anxiety  73
trauma  108
Trauma-and Stressor-Related Disorders  49, 172
treatable dementia  102
trichotillomania  64, 180
twilight state  58

U
unconsciousness  60
understanding  9
use disorders  222

V
vascular dementia  103
Verbigeratin  79
Verstehen  9, 18
Verstimmung  68
Verwirrtheit  58, 61
violence  66
Vorbeireden  79

W
Wahn  82
wahnhafte Idee  82
waxy flexibility  65
well-being  32
Well-established treatments  269, 270
Weltuntergangserlebnis  83
will  63
Willenshemmung  62
witches' hammer  14
withdrawal  67, 223
—— symptom  222
word salad  79
working memory  92
Wortneubildung  79
Wortsalat  79

Z
Zustandbild  34
Zwang  178
Zwangslachen  71
Zwangstrieb  64
Zwangsweinen  71
Zykloid  250

★和文
あ
アウトリーチ型  287
アカシジア  259
悪性症候群  258
悪夢障害  213
阿闍世コンプレックス論  112, 113
アスペルガー障害（症候群）  34, 50, 100, 242-244
アタッチメント形成  177
アドヒアランス（治療継続性）  159, 260
アメリカ心理学会  269
アメンチア  58, 81
アルコール  225
——・リハビリテーション・プログラム  224
——依存患者  224
——依存症  222
——障害  224
——使用障害  222, 223
——中毒  222, 224, 225
——酩酊  61, 224, 225
——離脱  222, 225
——症候群  223, 227
アルツハイマー  226
——型認知症  100, 103, 228, 230
——病  226
アルファ波  131
アレキシサイミア（失感情症）  70
アンビバレンス  179, 180
アンヘドニア（失快楽）  70
安楽死  295
医学的疾患モデル  28
医科診療報酬  126, 133, 263-265
域外幻覚  77
意志  4, 5, 62, 63
——欠如者  107
——制止  62
——薄弱・意志欠如  62
意識  2, 5, 23, 56, 57
——混濁  56, 57, 232
——障害  56
——清明  56, 57
——の狭窄  58
——変容  58, 232

311

――野の障害　58
限界性――　88
　　――の障害　144
単一性――　88
能動性――　88
連続性――　88
異常　6, 40
　　――心理学　20
　　――性格　20, 106
　　――体験　124, 232
　　　　――反応　20, 40, 108, 166
　　――酩酊　224, 225
異食症　64, 65, 204-206
維持療法　146
依存　50, 67, 222, 256
　　――形成物質　225
一次利得　188
一級症状　19, 20, 36, 77, 136
遺伝物質　141
イド（エス）　25
易怒性　70
居眠り病　212
易疲労性　160
意味
　　――記憶　92, 93
　　――健忘　96
　　――づけ　4, 5
イミプラミン　28, 258
イメージ　4, 5
意欲　62, 63
　　――減退　62, 63
　　――高揚　62, 63
陰性症状　71, 80, 139, 143
医療行為　263
インターネットゲーム障害　52
インテーク面接　279
インフォームド・コンセント　45, 120, 260
ウェクスラー
　　――・ベルビュー成人式知能検査　99
　　――式知能検査　272, 273
　　――児童用知能検査　99
ウェルニッケ・コルサコフ脳症　227
迂遠　80
受けとめ　264
打ち消し　25, 180
内田クレペリン精神検査　272

うつ　53
　　――病　151, 155, 156
　　――病／大抑うつ障害　156
瓜二つの錯覚　76
運動失語　102
運動症群　239
運動性記憶　93, 94
運動麻痺　188
エキスポージャー　168
　　――法　184, 185
エクムネジー　96
エゴグラム　202, 274, 275
エコノモ脳炎　246, 247
エディプス・コンプレックス　23, 24
エネルギーポテンシャル減衰　62
エピソード記憶　92, 93
エビデンス（実証的な根拠）　30, 268, 270
遠隔記憶　92, 93
遠感覚　76
エンパワーメント　288
応急入院　115, 117, 283, 284
黄胆汁質　15
置き換え　25
音連合　80
大人の自分　275
オピオイド　225
オペラント（道具的）条件づけ　30, 266
親の自分　275
オランザピン　258, 259

か
外因　38
　　――性　38
　　――（身体因）精神障害　40, 41
　　――反応型　226
快感原則　25
概日リズム睡眠
　　――・覚醒障害群　213
　　――障害　212
外傷
　　――神経症　28, 108
　　――体験　174
　　――的出来事　172, 194
解体型　139
改訂長谷川式簡易知能評価スケ

ール　95, 231
外的現象　34
ガイドライン　45, 268
概念　78
　　――スキル　238
回避　175
　　――・制限性食物摂取症　204-206
　　――行動　168
解放（解除）反応　60
解離　22, 25, 188
　　――現象　22
　　――症　49
　　――性健忘　172, 194, 195
　　――性障害　67, 192
　　――性（転換性）障害　67, 167, 188
　　――性知覚麻痺　167
　　――性同一性症（障害）　21, 194, 195
　　――性遁走　193, 196
　　――ヒステリー　188, 192
会話心迫　80, 153
カウンセリング　262
　　――的態度　264
過覚醒状態　174
過感受性　142
学習
　　――障害　118, 246, 251
　　――スキル習得　250
　　――能力障害　247
　　――理論　266
　　社会的――　268
覚醒　210
確認行動　84
隔離　25, 60, 180
家系図　127
過食
　　――・排出型　206, 207
　　――エピソード　208
　　――症・大食症　204
　　――性障害　64, 65, 206, 208
仮性認知症（偽認知症）　102
画像解析　142
画像検査　128
画像診断　30, 131
家族療法　267
家族歴　126
カタトニア　139
カタルシス　60

# 312 索引

──法 24
カタレプシア 14
カタレプシー 139, 144
価値下げ 25
葛藤 63
　心的── 190
活動過剰型 232
活動減少型 232
活動と参加 11
過程モデル 140
家庭内暴力 66
カテゴリー的分類 28
過度覚醒 56
カフェイン 225
カプグラ症候群 76
過眠障害 213
からだ 3
カルバマゼピン 157
ガレノス学派 15
寛解 278
感覚 2, 5, 76
　──過敏 76, 244
　──機能 190
　　──障害 193
　　──の症状 190
　──錯誤 76
　──失語 102
　──遮断 77
　──的感情 69
　──鈍麻 76
　──の変容 76
環境因子 11
環境反応 167
看護師 291
ガンザー症候群 34, 58, 79, 102, 194, 195
患者解放 16
感情 4, 62, 66, 67
　──(情動)失禁 70
　──(情動)不安定 70
　──移入 8, 9, 66
　──荒廃 71
　──障害 136, 144
　──の平板化 71, 144
　──鈍麻 16, 71, 144
　──表出 161
　──貧困化 19
感染症 231
がん対策推進基本計画 292
観念 78

──運動失行 102
──失行 102
──奔逸 80, 81, 153
──連合 81
──の弛緩 136
感応性妄想性障害 137
鑑別診断 36, 38, 44
ガンマ波 131
緘黙 58, 79
緩和 293
　──ケア 292, 293
　──チーム 290, 292
　──病棟 293
　──ユニット 293
既往症 126
既往歴 124
記憶 92
　──減退 94
　──状態 34
　──錯誤 96
　──障害 229, 230
　──喪失 196
　──増進 94
　──的妄想知覚 96
　──的妄想着想 98
偽 ──(仮性──) 96
危険因子 37
ぎこちない行動 51
既視感 76
気質 104
器質性 41
　──健忘 94
　──精神障害 47, 129, 226, 289
　──精神病 32, 40
希死念慮 160
記述精神医学 18
記述精神病理学 8
記述的疾病分類 28
偽神経症性統合失調症 252
気づき亢進 143
機能性 41
機能性神経症状 189, 190
気分 66, 67
　──安定薬 258-260, 263
　──易変者 107
　──エピソード 150
　──(感情)障害 47
　──循環症 150
　──循環性障害 151, 154

──障害 148, 149, 150
　──の成因 158
　──の治療 158
　──爽快(高揚) 68, 69
　──沈滞 68, 69
　──倒錯(感情倒錯) 70
　──発揚── 68, 69
　──変調 68, 150
基本症状 18, 19
記銘 92, 93
　──障害 94
　──力 92
　──低下 94
虐待 66, 67
　性的── 196
逆向健忘 94, 96, 97
逆向性 194
逆行律 97
急性 37
　──一過性精神病性障害 137
　──錐体外路症状 259
　──ストレス障害 176
　──増悪 109
　──中毒 67, 224
急速交代型 154
共依存 226, 227
　──関係 227
強化 266, 268
境界 
　──症候群 252, 254
　──状態 252
　──パーソナリティ構造 106, 252
　──例(ボーダーライン) 252, 254
驚愕反応 40
共感覚 76, 77
共感的理解 264, 278
強硬症・カタレプシー 65
狭窄 58
狂者の塔 14
狂信者 107
鏡像喪失体験 88
協働 192
強迫 178
　──観念 84, 85, 179, 183
　──・恐怖症・強迫行動 84
　──行為 85, 178, 183

313

──思考　178
──症（強迫性障害）　49, 178, 180, 182
──神経症　24, 167, 178, 179
──体験　84
──泣き　71, 85
──欲動　64, 178
──笑い　71, 85
洗浄──　84
恐怖　72
──刺激　171
──症　30, 72, 85, 167
──性不安障害　167
限局性──　170, 171
高所──　73
先端──　73
広場──　72, 73, 168
──の状況　171
閉所──　73
ヘビ──　73
不潔──　84
共有精神病性障害（二人組精神病）　138
虚偽性障害　190, 191
局在性健忘　195
極性　68
拒食症　204
拒絶症　65, 144
近感覚　76
緊急措置入院　117
筋弛緩法　202
近時記憶　92, 93, 95
緊張型　139, 142
緊張病　16, 136
──症候群　64, 65
──性興奮　
──性症候群　144
──の行動　139
緊迫困惑気分　143
空笑　79, 144
空想虚言　83
クラーク　291
クライエント中心療法　264
クライン派　25
グラスゴー昏睡尺度　59
グルタミン酸仮説　142
クレッチマーの気質　105
クロイツフェルトヤコブ病　103

クロルプロマジン　28, 258
群指数　272
訓練　264
ケアマネジメント　282
経過　36
継次処理　99
芸術療法　267
痙性歩行　128
軽躁病エピソード　152, 153
傾聴　264
系統的健忘　195
系統的脱感作（療）法　30, 266, 268, 269
軽度精神遅滞　243
軽度認知症　105, 230
軽度認知障害　52, 100, 230
軽度発達障害　248
経鼻持続陽圧呼吸　215
傾眠　57
ゲシュタルト療法　202
欠陥状態　34, 150
血管性認知症　100, 103, 226, 228, 230
月経前不快気分障害　151
血中濃度　258
解毒　224
ゲノム　141
──解析　30
幻覚　76, 139, 146
──症　78
──妄想状態　34
衒奇症・わざとらしさ　64
限局性学習症　239, 248
──の診断基準　249
検閲　60
幻覚薬　25
元気　26
健康　32, 33
──状態　11
──の概念　11
──保険法　263, 264
言語蹉跌　79
言語新作　79, 144
言語性IQ　99
言語・認知障害説　242
幻視　77
現実感消失症　196
現実感喪失　172
現実原則　25
原始的防衛機制　25

原始的理想化　25, 60
原始反応　108
幻触　77
顕示欲者　107
幻想的状態　20
減弱精神病症候群　52
現代型うつ病　163
幻聴　77
見当識　58, 59
──障害　229, 230
減動増動状態　34
現病歴　124
健忘　94
──性障害　228
──の種類　97
幻味　77
眩惑　172
5因子モデル　105
行為　62, 63
──障害　239
抗うつ薬　157, 258-260
構音障害　128, 230
効果研究　268
高機能自閉症　100, 243
拘禁状況　195
拘禁反応　40
攻撃性　66
後見　118, 119
恍惚　70
抗コリン作用　258, 259
高次脳機能障害　102, 228
抗酒薬　259, 260
恒常性維持機能　210
甲状腺機能低下症　231
口唇期　181
構成失行　102
抗精神病薬　146, 147, 258-260
向精神薬　259, 260
考想　78
構造化診断面接　46
構造化面接　45, 130
構造分析　274
構造理論　23, 25
交代勤務睡眠障害　212
交代人格　88, 194
抗てんかん薬　259, 260
後天性　240, 241
行動　
──主義　30, 266
──症候群　47

――制限　115, 282
　　変容技法　30
　　変容法　269
　　療法　30, 266, 269
　　理論　266
抗認知症薬　259, 260
荒廃　104
広汎性発達障害　46, 50, 239, 242, 243
　　高機能――　243
抗不安薬　258-260
肛門期　180, 181
肛門性格　180
合理化　25
高罹病危険児　140
交流分析　202, 274
語間代　79
誤記憶　96
呼吸関連睡眠障害　213
国際疾病分類　44
国際障害分類　284, 285
国際生活機能分類　11, 282, 284, 285
黒胆汁質　15
告知義務　114
こころ　3
心の理論　242
語唱　79, 81
個人因子　11
個人情報　121
　　――保護法　121
誇大型　144, 145
5大疾病　150
固着　180
古典的条件づけ　266
子どもの自分　275
言葉のサラダ　79, 81, 144
コミュニケーション症群　239
孤立　176
コルサコフ症候群　79, 94, 95
混合型　232
混合状態　68
コンサルテーション　288
　　――・リエゾン　280
　　――精神医学　288, 289
昏睡　57, 224, 235
コンプライアンス（服薬遵守）　159, 260
コンプレックス　23, 60
　去勢――　23, 60

昏眠　57
昏迷　58, 63, 65, 139, 144
　　――状態　64
昏蒙　57

さ
サーカディアンリズム　210
災害　173
サイコオンコロジー　292
再重度精神遅滞　7, 101
再生　93
再体験　174
再認　93
再燃・再発　159, 162
再発危険因子　159
再発防止療法　146
再発予防効果　258
催眠　22, 58
　　――法　22
　　――療法　267
作業療法　112, 148, 286, 287
　　――士　288, 291
　　――精神科――　288
作為体験　19, 64, 88, 144
作為思考　86, 87, 89
作為症　189, 190
錯乱　58, 61
　　――状態　34, 81
作話　79, 83, 94, 95
　空想――　79, 95
　当惑――　79, 95
させられ体験　64, 86, 88, 144
させられ思考　86, 87, 89
錯覚　76
作動記憶　92
詐病　83, 194
サルペトリエール　14
　　――学派　22
残遺型　139
算数障害　239, 249
三環系抗うつ薬　157, 258
懺悔心　113
シータ波　131
ジェット・ラグ　212, 217
ジェノグラム　126, 127
自我（エゴ）　25, 56, 86, 87, 181
　　――意識　56, 86
　　――の障害　144
　　――状態　276

――心理学　26, 27, 266
　　――派　27
　　――漏洩症状　90
　超――（スーパーエゴ）　25, 181
　二重――　88, 144
視覚　77
　　――喪失　193
歯科的矯正器具　215
時間体験　77
弛緩法　268
自記式臨床評定　52
子宮　188
刺激性　70
自己
　　――意識　86
　　――催眠法　267
　　――視線恐怖　90
　　――実現　278
　　――臭恐怖　90
　　――心理学　266
　　――洞察　264
　　――保存　65
　　――誘発性嘔吐　206-208
思考　4, 5, 78
　　――化声　19, 77
　　――形式　80, 81
　　――散乱　81
　　――制止　80
　　――の全能　179
　　自生――　86, 143, 144
　　自動――　268
　　――吹入　19, 87, 89
　　――制止　80
　　――奪取　19, 80, 87, 89, 144
　　――伝播　87, 89
　　――途絶　80, 144
　　――内容　81, 82
　　――の体験様式　84
　　――の流れ　80, 81
　　――の貧困　80, 81
　　――への干渉　19
　　――滅裂　81
　　――抑制　80
自尊心　153
嗜好性障害　49
時差症候群　212
自殺行動障害　52
支持　262
　　――的精神療法　264

315

──的療法　146
四肢麻痺　24, 193
思春期やせ症　204
自傷行為　52
自傷他害　117
　──の恐れ　281
ジストニア　192
視診　124
自信欠乏者　107
持続的健忘　195
持続性抑うつ障害（気分変調症）
　　151, 156
持続性妄想性障害　137
私宅監置　112, 115
疾患　32, 34
　──別カテゴリー　50
　──への逃避　188
失見当識　58, 94
失語　102, 128, 226, 229
失行　102, 226, 229
失声　24, 193
実証的　28
　──な研究　30
　──な証拠に基づく実践
　　45
失調感情障害　137
失調歩行　128
失調感情障害　137
嫉妬型　145
失認　102, 226, 229
　　視覚──　102
　　視空間──　102
　　聴覚──　102
疾病　32
　──概念　6, 16
　──分類　16
　──モデル　16, 17, 35
失立失歩　193
実用スキル　238
児童虐待　67
児童分析　266
児童福祉法　283
死にゆく過程のチャート　294,
　　295
死の欲動　65
支配（優格）観念　86, 87
自発性　63
自閉　19, 136, 144, 242
　──症　50, 243
　　──概念　242, 245

──研究　242
──スペクトラム障害
　100
──スペクトラム症（自閉症
　スペクトラム障害）　50,
　51, 100, 239, 242-244
──的孤立　242
──的精神病質　242
嗜癖　223
　──性障害群　222
シモンズ病　204
社会
　──恐怖　170
　──生活技能訓練　287
　──的コミュニケーション
　　50, 51, 244, 245
　　──能力　51
　──的（語用論的）コミュニ
　　ケーション症　244, 247
　──的再適応評価尺度　201
　──的スキル　238
　──的入院　282, 285
　──不安症　169, 171
　──復帰　28
　──活動　148
　──支援　282
　──施設　114, 280, 285
社交不安症　170
社交不安障害　170
周期　37
　──性四肢運動障害　214
醜形恐怖　90
　──症　87, 181, 182
重症度　51
　──検査　126
　──尺度　53
重症筋無力症　192
集団精神療法　267
集団認知行動療法　269
執着性格　107, 250
重篤気分調節症　151, 156
重度ストレス反応　167
重度精神遅滞　7, 101
シュープ　37, 109
十分に確立された治療法　45,
　269, 270
周辺症状　229
終末期　293
自由連想　27
　──法　24, 266

主観症状　124
熟眠障害　213
主治医　291
主症状　34, 36
主訴　126
種族保存　65
シュナイダーの精神病質人格
　62
守秘義務　121
腫瘍　231
循環気質　148
循環病質　250
昇華　25
障害　32, 284
　──者基本法　114, 115
　──者総合支援法　283
生涯発達アプローチ　48
浄化法　22
条件づけ　266
症候群　34
症状　34, 35, 37
　──学　32-34
　──重症度尺度　52
　──精神病　40
　──性精神障害　129, 288
　──評価　44, 45
使用障害　222
情性欠如者　107
小精神療法　161, 162
焦燥感　70
状態像　34
状態不安　72, 73
情緒障害　239
情動　66, 67
　──失禁　230
　──障害　232
　──麻痺　70
衝動　63
　──性，衝動行為　64
　──制御　49
　飲みたいという──　222
常同　80
　──運動症　239
　──症　65
小児自閉症　239
情熱　66, 67
情報処理障害仮説　142
小離脱　227
症例アンナ・O　24
症例オオカミ男　179

# 316 索引

症例シュレーバー 179
症例ドラ 179
症例ネズミ男 179
症例ハンス 179
症例レオニー 21
初期症状 142
初期統合失調症（初期分裂病）
　　142, 143
食行動障害 49, 205
職場復帰援助プログラム 162
食欲 64
書字表出障害 239
触覚 77
　——過敏 244
徐波 131
初老期認知症 100
自律訓練法 202, 267
自立支援医療 283
自律神経徴候 172
支離滅裂 80-82, 144
思路 80
心因 38
　——性 24, 38
　——健忘 94
　——非てんかん発作 193
　——朦朧状態（憑依状態）
　　88
　——反応 40, 108, 166
　——論 20, 26
人格 104
　——荒廃 16
　——水準 109
　——の先鋭化 230
　——反応 108
　——崩壊 109
心気症 87, 167, 190, 192
神経
　——学的検査 128
　——学的症状 190
　——心理検査 231, 233, 270
　——衰弱状態 34
　——性過食症 64, 65, 204,
　　205, 208
　——生化学的研究 142
　——生物精神医学モデル
　　28
　——性やせ症 64, 65, 204,
　　205
　——伝達物質 28
　——認知障害 48, 49, 52

神経症 20, 46, 166, 167
　——概念 24, 166
　——性障害 47, 167, 188
　——的防衛機制 25
　——パーソナリティ構造
　　106
　不安—— 24, 167
神経発達症 238
　——群/神経発達障害群
　　49
神経発達障害 48
　——仮説 140, 141
人権保護 282
進行麻痺 16, 17, 35, 130, 131
心身医学 24, 26, 198, 199
　——療法 265
心身機能 11
心身症 198, 199
心神喪失 116, 117
　——者等医療観察法 116,
　　117
心神二元論 3
心神耗弱 116
身体
　——型 145
　——構造 11
　——疾患 129
　——醜形恐怖障害 182
　——症状 188
　——症 49, 190, 191
　——的感情 69
　——的機能障害 188
　——的現在症 128
　——表現性障害 47, 167
　——への被影響体験 19
　——離人症 88
診断 32
　——基準 44, 46
　——面接 45, 124
　——フォーミュレーション
　　46
　——的理解 278
　——分類 46
　——基準 44
　——面接 124
心的エネルギー 192
心的外傷 49, 172
　——記憶 22
　——後ストレス障害 174
心的感情 69

心的緊張 22
心的装置 23
人道の看護 112
侵入的 174, 175
新版K式発達検査 270
新版TEG 276
　——Ⅱ 272
神秘体験 70
人物誤認 76
新フロイト派 26
信頼性 30
心理
　——教育 161, 287
　——劇（サイコドラマ）
　　267
　——検査 270
　——自動症 22
　——的外傷の出来事 175
　——社会的原因 240
　——社会的治療 287
　——的緊張 192
　——的自動症 22
　——的反応 108, 129
　——発達の障害 239
　——療法 262
心療内科 198
随意運動 190, 191
　——障害 193
遂行機能障害 102
　——障害症候群の行動評価
　　233
錐体外路症状 258
睡眠 210
　——・覚醒障害群 49, 212
　非24時間—— 212
　——-覚醒周期 235
　——覚醒リズム表 219
　——関連運動障害 214
　——関連呼吸障害 212
　——関連低喚気 213
　——経過図 211
　——時随伴症 214
　——群 213
　——時無呼吸症候群 215
　——障害 210, 212
　——国際分類 212
　——相後退症候群 212
　——日誌 214, 217, 219
　——ポリグラフィー 130,
　　210, 214

317

――薬　259, 260
数唱　逆唱　95
スキーマ　268
鈴木ビネー式知能検査　99
スタンフォード・ビネー式知能
　　　検査　99
ストレス　108
　　――因　49, 174
　　　　――関連障害群　47, 172
　　　　――子　176
　　――関連障害　167, 176
　　――障害　108
　　――対処能力　162
　　――反応　28
ストレッサー　201
ストレングス　286
スピリチュアル　292
性　214
　身体的――　216
　心理社会的――　216
　　――嗜好障害　217
　　――転換治療　216
　生物学的――　216
性愛　24
性格　104
　　――の異常　40
生活機能　284
生活技能訓練　148
生活の質　282
生活歴　126
性機能不全（群）　49, 217
正規分布図　7
制限型　206, 207
脆弱性　38, 132
　　――・ストレスモデル　38,
　　　　140, 161
成熟拒否　208
正常　6
　　――圧水頭症　231
正常変異性　241
　　――原因　240
精神
　　――医学　10, 17
　　――医療審査会　115
　　――（心理）現象　32
　　――運動興奮　63, 64
　　――運動焦燥　153
　　――運動制止　63, 64
　　――衛生鑑定医　115
　　――衛生法　114, 115

　　――機能　32
　　――現象　2, 6, 8, 10, 11
　　――刺激薬　225
　　――腫瘍学　294
　　――症状　10, 129
　　――衰弱　22, 192
　　――生物学　26
　　――生理性の不眠　212
　　――的感情　69
　　――的機能障害　188
　　――内界　124
　　――薄弱　238
　　――病院法　115
　　――病後抑うつ　70
　　――病者監護法　112, 115
　　――病者収容病院　14
　　――病の防衛機制　25
　　――病パーソナリティ構造
　　　　106
　　――病理学　8
　　――薬理学　28
　　――力動論　24
精神科
　　――専門療法　264, 265
　　――治療　278
　　――デイケア　114
　　――リエゾンチーム　289,
　　　　292
　　――リハビリテーション
　　　　282, 284, 288
精神作用物質　66
　　――使用　47
精神疾患　32
　　――簡易構造化面接　48
精神障害　2, 32
　　――者授産施設　148
　　――者生活訓練施設　148
　　――者福祉　114
　　――の診断・統計マニュア
　　　　ル　44
精神遅滞　47, 100, 101, 103,
　　　　238, 239, 241
　　――の原因　241
精神年齢　99
　　――や知能指数　100
精神病質　106, 250, 251
　　――人格　106, 107
　　――論　20
精神分析　20, 22, 24, 26, 27,
　　　　254

　　――学　8
　　――的精神療法　256, 264,
　　　　266
　　――入門　24
　　――療法　24, 266
　　――標準型　265
精神保健　26, 114
　　――指定医　115, 280, 281
　　――審判員　116
　　――福祉士　291
　　――福祉法　114, 115, 280,
　　　　281
　　――法　114, 115
精神療法　260, 262
　　――技法　264
　　――の基本要因　262
　通院・在宅――　265
　通院集団――　265
　入院――　265
　入院集団――　265
生存者の罪悪感　176
静的　9
性同一性障害　216-218
　　――者別取扱特例法（GID特
　　　　例法）　218
　　――の治療　216
成年後見制度　118
　　――（法定制度）　119
成年後見人　118
正の強化　268
生物学的エビデンス　50
生物学的指標　52
生物学的精神医学　28, 30
生物‐心理‐社会モデル　286
性別違和　49, 216, 217
性別適合手術　216
生理‐心理‐社会‐実存的アプ
　ローチ　199
世界保健機関　45
　　――能力低下尺度　52
世界没落体験　83
セカンドオピニオン　280, 281
脊髄液検査法　130
摂食障害　49, 204
絶食療法　202
窃盗癖　64
説明　9
　　――と同意　120
セルフ・コントロール　202
セロトニン・ドーパミン遮断薬

318　索　引

　　　147
セロトニン・ノルアドレナリン
　　　再取り込み阻害薬　157,
　　　258
前意識　23
前駆期　142
全健忘　94, 96
前向健忘　96, 97
前向性　194
潜在性統合失調症　252
全人的援助　278
全生活史健忘　96, 194, 195
戦争神経症　26
選択健忘　96
選択性緘黙　170, 239
選択的健忘　195
選択的セロトニン再取り込み阻
　　　害薬　157, 182, 258
先天性　241
　　　――語盲　246
前頭側頭葉型認知症　100, 228,
　　　230
前頭葉機能検査　233
全人間的復権　286
全般性健忘　195
全般性不安　72
　　　――症　169, 170, 171
　　　――障害　170
潜伏期　181
せん妄　58, 61, 78, 228, 230,
　　　232, 235
　　　振戦――　61, 77, 227
　　　――の危険因子　235
　　　――の原因　236
　　　――の診断基準　235
素因　38
躁　53
　　　――うつ病　16, 148
　　　――的防衛　25
　　　――病エピソード　150, 153
　　　――病治療薬　258
爽快（高揚）気分　68
想起　92
早朝覚醒　213
早期幼児自閉症　242
双極Ⅰ型障害　151, 154, 155
双極Ⅱ型障害　151, 154, 155
双極性　68, 150
　　　――障害　49, 50, 150, 151
操作的診断　44

　　　――基準　44
　　　――分類　44, 45
喪失　295
双生児研究　140
早発性痴呆　16, 104, 136
早発痴呆　136
双方向性の治療決定　260
相貌失認　102
挿話　37
ソーシャルワーカー　291
速波　131
素行症　49
疎通性　125

た
第一世代抗うつ薬　157
第1世代抗精神病薬　258
退院促進活動　284
体格と性格　20
体感　77
　　　――異常　77
　　　――症　77
退却神経症　163
退行　25, 180
　　　――期メランコリー　150
対象関係　
　　　――学派　27
　　　――論　25, 266
代償行為　208, 209
対象なき知覚　76
対人関係　
　　　――学派　27
　　　――機能評価　52
　　　――技法　162
　　　――療法　269
　　　――論　268
対人相互反応　245
耐性　50, 67
滞続言語　79
体内時計　210
第二世代抗うつ薬　157
第2世代抗精神病薬　146, 258
大脳巣症状　102, 226, 230
大麻　225
代理受傷　177
大離脱　227
対話形式の幻聴　19
ダウン症候群　34
他害行為　116, 117
多血質　15

多元受容体標的化抗精神病薬
　　　147
多幸気分　224
多幸症（上機嫌）　68
多軸診断　45, 47, 48
多重人格　197
　　　――障害　167
多職種　290-292
脱施設化　282, 284
脱抑制　63, 224
　　　――社会関係障害　178
妥当性　30
多動・衝動性　248, 249
多動性障害　239
多動性反応　247
田中ビネー式知能検査　99
田中ビネー知能検査V　270
タバコ　225
多発性硬化症　192
多弁　79, 153
溜め込み症　180, 181
単一エピソード　149, 156
短期記憶（即時記憶）　92, 93,
　　　95
短期精神病性障害　138
単極性　68, 150
男根期　181
炭酸リチウム　157, 258
単純酩酊　224, 225
断酒会　226
短絡行為　64
短絡反応　108
チーム医療　10, 290, 291
知覚　4, 76
　　　――脱失　167, 193
　　　――変容　76
　　　――麻痺　20, 188, 193
知性化　25
チック症群（障害）　239
秩序破壊　49
知的障害　100, 103, 238-240
　　　――の危険因子　241
知的能力　7
　　　――障害（群）　238, 239
　　　――の診断基準　241
知能　98
　　　――検査　98, 99, 126
　　　――指数　99, 238, 240
　　　――の異常　40
　　　――の障害　103

319

——の平均分布図　243
——を意味する英語　98
遅発性ジスキネジア　259
遅発性錐体外路症状　259
痴呆　228, 229
治癒　280
注意欠陥障害　247
注意欠如・多動症（障害）　46, 239, 244, 246-248
注意散漫　153
中核症状　229
中枢性過眠症　212
中枢性睡眠時無呼吸　213, 215
中等度精神遅滞　7, 101
中毒　50
——症状　224
——精神病　40
中途覚醒　213
チューリッヒ学派　19
聴覚　77
——過敏　244
——失認　102
長期記憶　92, 93
徴候　34, 35
重畳　39
治療ガイドライン　268
治療者 - 患者関係　256
陳述記憶　92, 93
鎮静の投与法　146
追想　92-94
追体験　66
通院治療　280
常同　80
——症　65
つまずき言語　79
デイケア　287, 288
——・ナイトケア　148
定型抗精神病薬（第 1 世代）　147
ディステミア親和型うつ病　163
ディスレクシア（読字障害）　251
ディメンジョナルなプロフィール　52
デオキシリボ核酸　141
適応機能障害　238, 241
適応機能水準　240
適応障害　108, 176
テストバッテリー　272

手続き記憶　94
デルタ波　131
転移　25, 27, 266
電解質異常　206
転換　25, 60, 188
——性障害　189, 190
——性ヒステリー　188
——ヒステリー　22, 24, 188
転帰　16, 37
転導性亢進　80
伝統的（病因論的）
——診断分類　38
——病因論　30
ドイツ精神医学　16
同意　281
同一視（化）　25
同一性　194, 196
——の破綻　195
投映法　272
投影性同一視　25
東京府癲狂院　112
統合失調
——感情障害　138
——症　18, 47, 136, 137
——型障害　47, 137
——スペクトラム障害　49, 136
——の基本症状と副症状　19
——の成因　140
——様障害　138
動作性 IQ　99
洞察　262
同時健忘　96, 97
同時処理　99
——・継次処理　101
投射（投影）　25, 60
逃避　25
——型うつ病　163
——反応　172
頭部単純 X 線撮影　128, 131
動物磁気　20
トークン　268
トークンエコノミー　268, 269
ドーパミン仮説　28, 142
独語　79, 144
読字障害　239, 249, 250
特性不安　72, 73
特性論　104, 105
特定の恐怖症　169

特定用語　50
特別支援教育　248
ドッペルゲンガー　88
ドパミン D2 受容体　258
トラウマ（心的外傷）　28, 108, 172, 178
——反応　172
取り入れ　25
遁走　197

**な**
内因　38
——性　38
——うつ病　38, 107
——（機能性）精神障害　40
——精神病　32, 150
内観法　267
内的現象　34
内的体験　32
ナルコレプシー　212, 213
二級症状　19
二次的トラウマ　176
二重見当識　90
二重身　88
二重人格　194
二次（疾病）利得　188, 194
日常生活動作　228
日本昏睡スケール　59
日本総合病院学会ガイドライン　234
入院
　医療保護——　115, 117, 281, 282
　応急——　281, 282
　——形態　114, 281
　——処遇　115
　——措置　115, 117, 281, 282
　——生活技能訓練療法　265
　——治療　160, 280, 282
　——同意　115
　——任意　115, 117, 281, 282
　——費公費負担　115
入眠障害　213
ニュルンベルク綱領　120
任意後見制度　118
人間学的精神病理学　8
人間モデル　28
認識　98
認知　98

320　索引

──機能検査　126, 228
──機能障害　226
──行動療法　202, 265, 268, 269
──障害　102, 228
視空間──　230
──性記憶　93, 94
──の偏り　268
──療法　30, 161, 162, 265, 268
認知症　52, 100, 103, 226, 228-230
　可逆──　102
　治療可能な──　102
　──とせん妄を見分ける　236
　──の原因　103
　変性性──　226
　老年性──　226
ネグレクト　177
粘液質　15
脳血管障害　231
能動意識の障害　144
脳内セロトニン　180
脳波　131
──検査　130
ノーマライゼーション　118, 285, 286
ノルアドレナリン作動性／特異的セロトニン作動性抗うつ薬　157
ノンコンプライアンス　261
ノンレム睡眠　210-212

は
パーキンソン病　103
パーキンソン歩行　128
パーソナリティ（人格）　104, 250
──検査　126
──の変化　226
パーソナリティ障害　49, 52, 106, 108, 109, 250, 252, 254
　依存性──　255
　演技性──　255
　回避性──　255
　境界性──　108, 255
　脅迫性──　255
　猜疑性／妄想性──　255
　自己愛性──　255

シゾイド──　255
統合失調型──　138, 255
──の診断基準　254
──のための基礎分類　253
──の分類　255
反社会性──　255
バイオフィードバック療法　202
排出行動　206
排泄症群　49
ハイデルベルク学派　18
梅毒　131
梅毒性疾患　130
梅毒の病原体　131
バウム・テスト　272
破瓜型　139, 142
破瓜病　16, 136
爆発者　107
爆発反応　108
暴露　175, 185
箱庭療法　267
発症形態　37
発生的　9
発達協調運動症　239
発達固着　252
発達障害　118, 119
　特異的──　239
　──児　118
　──者支援法　118, 119
発展　9
発動性欠乏　62
バッドニュース　294
抜毛症　64, 181, 182
発揚者　107
パニック
　状況依存性──　169
　状況準備性──　169
　──症　168
　──／パニック障害　168
　──障害　28
　──の種類　169
　──発作　72, 168
　──（不安発作）　166
　──様　172
　予期しない──　168, 169
ハミルトンうつ病評価尺度　157
ハラスメント　66
パラノイア反応　83
パラフィリア障害群　49, 217

バルプロ酸　157
パレイドリア　61, 76
ハロペリドール　258
反響
　──言語　65, 79
　──行為　65
　──症状　65
　──動作　79
反芻症　204, 205
判断　4, 78
反跳性不安　258, 259
ハンチントン病　52, 103, 231
反動形成　25, 60, 180
反応　46
　──型　16
　──性アタッチメント（愛着）障害　177, 239
　「──」の抑制型と脱抑制型　178
　──の異常　40
　──妨害　185
反復エピソード　149, 156
反復行動　51, 183
反復的な行動　50
反復パターン　244, 245
被愛型　145
被暗示性　64
被影響性　64
被害型　145
微細脳機能障害　247
微細脳損傷　247
──症候群　246
非自殺的な自傷行為　52
非指示的カウンセリング　264
非指示的態度　264
ヒステリー　22, 167, 188
　──概念　188
　──研究　22, 108, 166
　──現象　26
　──症状　20, 22
　──神経症　188, 189
　──性格　250
　──性神経症　189
非生物的手法　8
ビセトール　14
　──収容施設　16
ビタミンB12欠乏症　231
被注察感　143
悲嘆　295
非陳述記憶　93, 94

ビッグ・ファイブ 104
ピック病 79, 103
非定型抗精神病薬（第2世代） 147, 258
否定的な認知 268
否認 25, 60
ビネー・シモン知能検査 99
皮膚かきむしり症 181, 182
ヒポコンドリー性格 112
憑依状態 88
　心因性―― 88
憑依体験 195
評価尺度 30
描画法 274
病期 37
病気 32
　――不安症 189-192
表現 264
　――療法 267
病識 125
表象 4, 76
病前性格 104, 107, 250
病相 37
病像 36
病的
　――過程 9
　――賭博 64
　――パーソナリティ特性 52
　――酩酊 58, 224, 225
　――抑うつ 68, 69
病理性原因 240
広場恐怖症 72, 168, 169
広場不安 70
不安 72
　――症群／不安障害群 49, 168
　――神経症 24, 167
　――-反応習慣 268
　――発作 72
　――浮動性―― 72
風景構成法 273, 274
フェノチアジン誘導体 147
賦活効果 146
賦活（アクチベーション）症候群 258, 259
複合（ハイブリッド）方式 52
複雑酩酊 224, 225
副症状 18, 19, 36

不潔恐怖 84
不随意運動 128
プチ解離 194
不治の患者 20
不注意 248, 249
プチ解離 194
ブチロフェノン誘導体 147
物質
　――依存 50, 223
　――関連障害 49, 222, 223
　――使用障害 50, 222, 223
　――摂取 67
　――中毒 223
　――誘発性障害 223
　――乱用 50, 223
　――離脱 223
部分健忘 94, 96
部分的対象関係 252
部分ドーパミンアゴニスト 147
普遍的無意識 26
不眠症 212, 215, 217
不眠障害 213
プライミング 94
プラセボ効果 261
ブラックアウト 96
フラッシュバック 95, 175
ブリケ症候群 190
文化的定式化面接 54
分子遺伝学 52
　――研究 140, 141
分時記憶 94
分析心理学 27, 266
分離個体化 106
分離不安 72
　――症 170
　――障害 170, 239
分裂機制（スプリッティング） 60
分裂病質 250
ペアレントトレーニング 248
米国精神医学会 45
米国知的・発達障害協会 240
閉塞性睡眠時無呼吸 215
閉塞性睡眠時無呼吸低呼吸 213
併存 39, 256
ベータ波 131
ベトナム帰還兵 29, 172
ベドラム 14

ヘルシンキ宣言 120
ペルソナ 104
変換症 188-193
偏差知能指数 6, 99, 272
ベンザミド誘導体 147
変性疾患 230
　神経―― 231
変性性認知症 226
ベンゾジアゼピン誘導体 258
変像症 76
ベントン視覚記名力検査 272
防衛機制 25, 60, 166
包括型地域生活支援プログラム 287
放火癖 64
茫乎 232
報酬 266
ボーダーライン障害の概念 253
法定後見制度 118
暴力 66
保険点数算定 264
保険診療 263
保佐 118, 119
保持 92, 93
補助 118, 119
補償 25
ホスピス 293
　――・ムーブメント 293
保続 80
ホメオスタシス（恒常性維持機能） 198, 210
ホメオスタシス研究 198
本人歴 126
本能 63
　――衝動 23

ま
魔女狩り 14
魔女の槌 14
末期がん患者 293
的外れ応答 79, 195
まとまりのない会話 139
まとまりのない行動 139
まとまりのない発語 139
マニア 14
マニー 148
麻痺 174
慢性 37
　――幻触症 77

322 索 引

――硬膜下血腫　231
味覚　77
未視感　76
未熟型うつ病　163
身調べ　267
見捨てられ不安　106
見捨てられ抑うつ　252
無為　62, 63, 144
無意識の葛藤　264
無意識　23, 56, 60
　　個人的――　26
　　普遍的――　26
無感動　71
無けいれん通電療法　159, 160
夢幻様状態　58
無拘束看護　112
無呼吸指数　215
無言症・緘黙　79
無作為化対照試験　268
むずむず脚症候群　213-215
むちゃ食い　206
無動　58
夢遊状態　20
無力者　107
明識困難　57
明晰性　56
酩酊期　224
命令自動　65
メチルフェニデート　246
メランコリア　14
　　――親和型うつ病　163
メランコリー　148
　　――好発型　252
　　――親和型性格　107, 250
妄覚　76
妄想　82, 139
　　誇大――　84
　　関係――　84
　　血統――　84
　　好訴――　84
　　罪業――　84
　　嫉妬――　84
　　疾病――　84
　　赦免――　84
　　宗教――　84
　　心気――　84
　　真性――（原発妄想，一次妄想）　82, 83
　　説明――　82-84
全体感情　83, 84

　　注察――　84
　　迫害――　84
　　発明――　84
　　被影響――　84
　　被害――　84
　　微小――　84
　　否定――　84
　　被毒――　84
　　皮膚寄生虫――　87
　　憑依――　84
　　貧困――　84
　　変身――　84
　　妊娠――　84
　　――型　139
　　――気分　82, 83, 144
　　――主題　145
　　――性障害　47, 138
　　――知覚（知覚と意味づけ，二分節性）　19, 82, 83, 85, 144
　　――痴呆　16
　　――主題　144
　　――着想（一分節性）　19, 82, 83, 85, 144
　　――的曲解　83
　　――の形式　82
　　――の主題　84
　　――様観念（続発妄想，二次妄想）　82, 83
　　ものとられ――　84
　　恋愛――　84
もうろう　20
　　――状態　58
モデリング　268
喪の作業　24
森田神経質　112, 267
森田療法　112, 113, 267
問診　124
問題解決訓練　162

や
薬剤師　291
薬剤性精神障害　129, 289
薬剤性パーキンソン症状　259
薬物療法　28, 146, 258
矢田部・ギルフォード性格検査　202
有害刺激　266
有害（副）作用　259
有機溶剤　225

遊戯療法　266, 267
弓なり緊張　193
夢　23, 60
　　――判断　23
　　――分析　24, 266
ユングのタイプ（内向型・外交型）　105
養子研究　140
幼児性欲　24
陽性症状　143, 258
ヨーガ　202
予期不安　72, 168
抑圧　24, 25, 60
抑うつ
　　――エピソード　152, 153
　　――気分　68
　　――者　107
　　――障害　150
　　――群　49, 50, 151, 156
　　――神経症　38, 163
抑制消失（脱抑制）　62
欲動　23, 62, 63
予後　16, 37
　　――因子　37
欲求　4, 64
　　自己破壊――　66
　　生理的――　65
　　対人的――　65
呼び水　94
夜と霧作戦　20
四環系抗うつ薬　157, 259
4体液質　14
　　――性格分類　15

ら
ライフイベント　200, 201
ライフサイクル　10
ライフスパン　50
ライフレヴュー　294
ラモトリギン　157
乱用　67
リエゾン　288
　　――チーム　290
　　――加算　289
リカバリー　286
力動心理学　27
力動精神医学　24, 26, 28, 106
力動的精神病理学　8
離人感　76, 174
　　――・現実感消失症　196

離人症　88, 144, 167
リスト・カッティング　194
リスペリドン　258
離脱　50
　──症候群　258
　──症状　67, 222, 259
リチウム　259
リバウンド現象　259
リハビリテーション　114, 148, 284, 286, 287
　職業──法　284
　統合的──　286
　──技法　286
　──治療　224
　──的理解　278
リビドー（性的エネルギー）　180, 181
リボの法則　97
了解　9

──心理学　18
──不能性　18
両価傾向　64
両価性（両面感情）　19, 70, 136
リラクゼーション　202, 268
臨床
　──心理アセスメント　270
　──心理学　24
　──心理士　270, 291
　──心理・神経心理検査　134
　──精神病理学　18
　──像　36
類型論　104, 105
類てんかん病質　250
レイプ被害女性　29
レジリエンス　132
レストレスレッグス症候群（む

ずむず脚症候群）　213-215
レット症候群　239
レビー小体　230
　──型認知症　100, 228, 230
レビー小体病　231
レム睡眠　210-212
　──行動障害　213, 214
連合弛緩　81, 82
連鎖研究　140
連想　4
蝋屈症　65
老年性認知症　226
ロールシャッハ・テスト　272, 273
ロンドン塔　14

# 人名索引

## あ

アイゼンク（Eysenck, H.）　252, 266
上里一郎　27
秋山　剛　129
アクスライン（Axline, V. M.）　267
アスペルガー（Asperger, H.）　242, 245
アセリンスキー（Aserinsky, E.）　211
阿部隆明　163
天野直二　232, 235
アリストテレス（Aristotelēs）　3
アルツハイマー（Alzheimer, A.）　226
アレキサンダー（Alexander, F.）　26, 198
アンソニー（Anthony, W.）　284
アンダーソン（Anderson, C. M.）　161
アンナ（Anna O.（Bertha Pappenheim））　21, 22, 24
石郷岡　純　147
今井順子　232
ウィニコット（Winnicott, D. W.）　27
ウィリアムズ（Williams, D.）　245
ウィング（Wing, J. K.）　284
ウィング（Wing, L.）　242
ウェクスラー（Wechsler, D.）　99
ウェストファル（Westphal, C.）　168
上田　敏　284, 285
ウォルピ（Wolpe, J.）　29, 30,

266
内山喜久雄　27
エー（Ey, H.）　57
エスキロール（Esquirol, J.-É.-D.）　16
エリクソン（Erikson, E. H.）　26, 27
大熊輝雄　32
小此木啓吾　112, 113

## か

カーク（Kirk, S. A.）　99, 246, 247
カールバウム（Kahlbaum, K. L.）　136, 148
カーンバーグ（Kernberg, O. F.）　106, 250, 252, 253
笠原　嘉　161-163
加藤　敏　132
加藤正明　17

# 索引

カナー（Kanner, E.） 242, 245
カプラン（Kaplan, H. I.） 262
上島国利 261
ガル（Gull, W. W.） 204
ガレノス（Galenus） 14, 15
カレン（Cullen, W.） 166
河合隼雄 26
ガンザー（Ganser, S. J. M.） 195
ガンダーソン（Gunderson, J. G.） 252, 253
神庭重信 132
キイス（Daniel, K.） 197
北村俊則 35, 36
キャッテル（Cattell, R.） 105
キャノン（Cannon, W. B.） 198
キュブラー・ロス（Küber-Ross, E.） 293-295
切池信夫 211
クラーマン（Klerman, G. L.） 269
クライン（Klein, M.） 27, 253, 266
グリージンガー（Griesinger, W.） 16
グリンカー（Grinker, R. R.） 250, 252, 253
クレイトマン（Kleitman, N.） 211
呉 秀三 17, 112, 113, 115
クレッチマー（Kretschmer, E.） 20, 83, 104-106, 108, 250, 251
クレペリン（Kraepelin, E.） 16-18, 46, 106, 112, 136, 148, 250, 251
ゴールトン（Galton, F.） 98
古沢平作 112, 113
コスタ（Costa, P. T.） 105
コッホ（Koch, J. A.） 106
コフート（Kohut, H.） 26, 266

**さ**

サドック（Sadock, B. J.） 262
サドック（Sadock, V. A.） 262
サリバン（Sullivan, H. S.） 27, 266
ジェイコブソン（Jacobson, E.） 202
ジェームズ（James, W.） 197

柴田展人 231
シムズ（Sims, A.） 9, 57
下田光造 107, 250
シモン（Simon, T.） 99
シモンズ（Simmonds, M.） 204
ジャネ（Janet, P.） 21, 22, 24, 57, 166, 188, 192
シャルコー（Charcot, J.-M.） 21, 22, 24, 108, 166, 188
シュテルン（Stern, W.） 99
シュトラウス（Strauss. A. A.） 246, 247
シュナイダー（Schneider, K.） 18, 19, 36, 62, 77, 83, 106, 107, 112, 136, 144, 146, 166, 226, 250, 251
シュルツ（Schultz, J. H.） 202, 267
スィーガル（Segal, H.） 27
スキナー（Skinner, B. F.） 29, 30
鈴木治太郎 99
スティル（Still, G. F.） 246, 247
スペンサー（Spencer, H.） 98
セリエ（Selye, H.） 198
ソンダース（Saunders, C.） 293

**た**

ターマン（Terman, L. M.） 99
高橋祥友 197
ダス（Das, J. P.） 99, 101
田中寛一 99
玉瀬耕治 105
樺味 伸 163
辻 平治郎 105
鶴田良介 236
デカルト（Descartes） 3
ディルタイ（Dilthey, W.） 18
デビソン（Davison, G. C.） 15
テレンバッハ（Tellenbach, H.） 107, 163, 250
土居健郎 112
ドレー（Delay, J.） 28, 258
トンプソン（Thompson, C.） 27

**な**

ナイト（Knight, R.） 250, 252
中井久夫 3, 137, 173, 274
中村伸一 127
中安信夫 142, 143
ナグリエリ（Naglieri, J. A.） 99
成田善弘 266
ニール（Neale, J. M.） 15
西丸四方 34
沼 初枝 129, 231, 233, 291
野口英世 131
野田寿恵 129

**は**

パーソンズ（Persons, F.） 262
パールズ（Perls, F.） 202
バーン（Berne, E.） 202
ハインロート（Heinroth, J. C. A.） 198
ハルトマン（Hartmann, H.） 27
バンデューラ（Bandura, A.） 268
ビクター（Victor, M.） 227
ヒットラー（Hitler, A.） 20
ビネー（Binet, A.） 98, 99
ピネル（Pinel, P.） 16, 17
ヒポクラテス（Hippokratēs） 14, 16, 148, 188
広瀬達也 163
ビンスワンガー（Binswanger, L.） 8, 19
ビンダー（Binder, H.） 225
ファルレ（Falret, J.-P.） 148
フェダーン（Federn, P.） 27
フォスター（Foster, J.） 29
福島 章 37, 41
フッサール（Husserl, E.） 8
ブラッドレイ（Bradley, C.） 246
プラトン（Platōn） 3
フリース（Fließ, W.） 24
ブロイアー（Breuer, J.） 21, 22, 24
フロイト（Freud, A.） 26, 27, 266
フロイト（Freud, S.） 18, 20, 22-24, 26, 27, 57, 60, 65, 87,

112, 166, 178-181, 188, 190, 250, 262, 264, 266
ブロイラー（Bleuler, E.） 18, 19, 24, 136
フロム（Fromm, E. S.） 26, 27
フロム・ライヒマン（Fromm-Reichmann, F.） 27
ヘッカー（Hecker, E.） 136
ベック（Beck, A. T.） 161, 202, 268
ヘミングウェイ（Hemingway, M.） 29
ホーナイ（Horney, K.） 26, 27
ホール（Hall. K.） 245
ホール（Hall, G. S.） 26
ボス（Boss, M.） 8, 19
堀内静子 197
ホロウィツ（Horowitz, M. J.） 95
ボンヘッファー（Bonhoeffer, K.） 226

**ま**
マーラー（Mahler, M. S.）

106
マイヤー（Meyer, A.） 26, 27, 112
前田重治 181, 263, 278, 279
マクレー（McCrae, R. R.） 105
マスターソン（Masterson, J. F.） 252
マッケーナ（McKenna, P. J.） 87
松浪克文 163
丸井清泰 112
ミンコフスキー（Minkowski, E.） 8
村松公美子 199
メスメル（Mesmer, F. A.） 20
モーガン（Morgan. W. P.） 246
モートン（Morton, R. I.） 204
モリス（Morris, B.） 284
森田正馬 112, 113, 267
モレル（Morel, B. A.） 142

**や**
八木剛平 132

ヤスパース（Jaspers, K.） 8, 18, 57, 82, 86, 87, 108, 178
山口直彦 3, 137
ユング（Jung, C. G.） 19, 24, 26, 27, 104, 105, 264
吉本伊信 267

**ら**
ライシャワー（Reischauer, E. O.） 115
ライル（Reil, J. Ch.） 17
ラター（Rutter, M.） 242
ラッセル（Russell, G.） 204
ランボー（Rimbaud, A.） 77
レオンハルト（Leonhard, K.） 150
ロールシャッハ（Rorschach, H.） 19, 272
ロジャーズ（Rogers, C.） 264

**わ**
ワイスマン（Weissman, M. M.） 269
和田さゆり 105
ワトソン（Watson, J. B.） 28, 29

**著者紹介**

沼　初枝（ぬま　はつえ）

立正大学心理学部教授

NTT東日本関東病院精神神経科　臨床心理士

主著に，『臨床心理アセスメントの基礎』（ナカニシヤ出版，2009年），「医療場面における心理アセスメントの実際」（現代のエスプリ別冊『臨床心理査定セミナー』至文堂，2007年），「チーム医療とは」（矢永由里子・小池眞規子編『がんとエイズの心理臨床』創元社，2013年），「医療カウンセリングの理論と実践（沢宮容子・沼　初枝編著）」（松原達哉編集代表『カウンセリング実践ハンドブック』丸善，2011年）ほか。

---

心理のための精神医学概論

| | |
|---|---|
| 2014年11月10日 | 初版第1刷発行 |
| 2019年4月10日 | 初版第2刷発行 |

（定価はカヴァーに表示してあります）

著　者　沼　初枝
発行者　中西　良
発行所　株式会社ナカニシヤ出版
〒606-8161　京都市左京区一乗寺木ノ本町15番地
Telephone　075-723-0111
Facsimile　075-723-0095
Website　http://www.nakanishiya.co.jp/
Email　iihon-ippai@nakanishiya.co.jp
郵便振替　01030-0-13128

装幀＝白沢　正／印刷・製本＝ファインワークス
Copyright © 2014 by H. Numa
Printed in Japan.
ISBN978-4-7795-0895-0

◎「DSM-5」は American Psychiatric Publishing により米国で商標登録されています。
◎本書のコピー，スキャン，デジタル化等の無断複製は著作権法上での例外を除き禁じられています。本書を代行業者等の第三者に依頼してスキャンやデジタル化することはたとえ個人や家庭内の利用であっても著作権法上認められておりません。